高等学校安全科学与工程系列教材

中国劳动关系学院"十四五"规划教材

职业卫生评价
理论与方法

◎ 任国友　窦培谦　主编

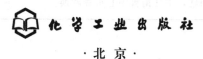

化学工业出版社

·北京·

内容简介

《职业卫生评价理论与方法》是高等学校职业卫生工程和安全工程专业核心课程教材，是中国劳动关系学院"十四五"规划教材。

全书共分七章，分别是职业病危害评价基础、职业病危害评价方法、职业病危害因素识别与分析、职业病危害评价内容、评价报告编制与质量控制、职业病危害评价报告实例及职业病危害综合评价及其应用。本书以企业正常工作状态下的职业病危害因素为研究对象，以构建科学合理的职业卫生评价方法为主线，抓住了职业病防治工作的关键问题，系统探讨了生产企业职业病危害评价的理论方法和技术规范。

本书可供高等学校安全工程和职业卫生工程专业学生使用，也可作为预防医学本科专业学生以及政府公共卫生、企业职业卫生检测与评价从业人员参考用书。

图书在版编目（CIP）数据

职业卫生评价理论与方法/任国友，窦培谦主编. —北京：
化学工业出版社，2021.10（2024.10重印）
ISBN 978-7-122-39546-7

Ⅰ. ①职… Ⅱ. ①任…②窦… Ⅲ. ①劳动卫生-卫生管理-
高等学校-教材 Ⅳ. ①R13

中国版本图书馆 CIP 数据核字（2021）第 138484 号

责任编辑：高　震　杜进祥　　　　　　文字编辑：段日超　师明远
责任校对：刘　颖　　　　　　　　　　装帧设计：韩　飞

出版发行：化学工业出版社（北京市东城区青年湖南街 13 号　邮政编码 100011）
印　　装：北京盛通数码印刷有限公司
787mm×1092mm　1/16　印张 12¾　字数 298 千字　　2024 年 10 月北京第 1 版第 5 次印刷

购书咨询：010-64518888　　　　　　售后服务：010-64518899
网　　址：http://www.cip.com.cn
凡购买本书，如有缺损质量问题，本社销售中心负责调换。

定　　价：58.00 元　　　　　　　　　　　　　　　　版权所有　违者必究

前　言

职业病防治事关劳动者身体健康和生命安全，事关经济发展和社会稳定大局。党中央、国务院高度重视职业病防治和职业病防治技术支撑体系建设工作。 2002 年国家实施了《中华人民共和国职业病防治法》，有效预防、控制和消除职业病危害，防治职业病，保护了劳动者健康及其相关权益。 2009 年，国务院发布了《国家职业病防治规划》，并于 2016 年修订，进一步加强职业病防治工作，保护劳动者健康。同时， 2016 年中共中央、国务院颁布了《 "健康中国 2030" 规划纲要》进一步强化了行业自律和监督管理职责，推动企业落实主体责任和职业病危害源头治理。 2020年，国家卫生健康委出台《关于加强职业病防治技术支撑体系建设的指导意见》进一步强化了职业病防治技术支撑体系建设。

当前，各地区、各有关部门依法履行职业病防治职责，强化行政监管，防治体系逐步健全，监督执法不断加强，源头治理和专项整治力度持续加大，用人单位危害劳动者健康的违法行为有所减少，工作场所职业卫生条件得到改善。职业病危害检测、评价与控制，职业健康检查以及职业病诊断、鉴定、救治水平不断提升，职业病防治机构、化学中毒和核辐射医疗救治基地建设得到加强，重大急性职业病危害事故明显减少。职业病防治宣传更加普及，全社会防治意识不断提高。但是，当前我国职业病防治还面临着诸多问题和挑战。一是职业病危害依然严重。全国每年新报告职业病病例近 3 万例，分布在煤炭、化工、有色金属、轻工等不同行业，涉及企业数量多。二是用人单位主体责任落实不到位。部分用人单位主要负责人法治意识不强，对改善作业环境、提供防护用品、组织职业健康检查投入不足。三是职业卫生监管和职业病防治服务能力不足。部分地区基层监管力量和防治工作基础薄弱，对危害信息掌握不全，对重点职业病及职业相关危害因素监测能力不足。四是新的职业病危害问题不容忽视。随着新技术、新工艺、新设备和新材料的广泛应用，新的职业病危害因素不断出现，对职业病防治工作提出新挑战。

职业病防治的关键在于预防，预防的源头在作业现场。职业卫生评价理论方法与技术是职业病防治工作的一个关键方法与技术，在用人单位预防、控制、消除职业病危害，监管部门监测职业病危害等方面发挥着不可替代的作用。

职业卫生评价理论与方法既是理论上一个新的研究领域，也是实践中一个重大的现实课题。本书理论和实践相结合，对作业场所职业卫生评价的有关问题做了回答。本书以企业正常工作状态下的职业病危害因素为研究对象，以构建科学合理的职业卫生评价方法为主线，抓住了职业病防治工作的关键问题，系统探讨了生产企业职业病危害评价的理论方法和技术。

全书共分七章，各章主要内容如下：

第一章 职业病危害评价基础。主要介绍了职业病危害评价的目的与原则、职业病危害评价范围与单元、职业病危害评价的法律依据、评价机构与资质要求；分析了职业病危害评价通用内容和建设项目工程图纸的读识要点；探讨了职业病危害评价、预评价和控制效果的基本流程。

第二章 职业病危害评价方法。从应用角度分析了检查表法、类比法、职业卫生调查法、工程分析法、检测检验法等理论方法及应用实例。

第三章 职业病危害因素识别与分析。从定性和定量两个方面，客观分析职业病危害因素分类，重点分析了正常生产状况下职业病危害因素识别和特殊环境职业病危害因素识别要点，并以石油和天然气开采业、机械设备制造业和电子设备制造业为例进行了典型行业职业病危害因素识别应用。

第四章 职业病危害评价内容。主要介绍职业病危害因素评价、总体布局和工艺设备布局评价、建筑卫生学和辅助用室评价、职业病防护设施评价、应急救援设施评价、个体防护用品评价、职业健康监护评价和职业卫生管理评价及其实践应用。

第五章 评价报告编制与质量控制。主要介绍评价报告编制及其评价质量控制体系。

第六章 职业病危害评价报告实例。主要介绍了职业病危害预评价、控制效果评价和现状评价报告。

第七章 职业病危害综合评价及其应用。主要介绍了职业病危害综合评价方法种类、模糊综合风险评估法及其应用。

本书的部分内容为中国劳动关系学院2021年校级教育教学改革项目"劳动素养评估视角下的安全工程专业劳动教育改革与实践"（项目编号：JG2124）和中国劳动关系学院2021年教育部教育教学改革专项项目-特色项目-学科带头人工作室建设项目（项目编号：JYJG202174）的阶段研究成果。

当前，职业卫生评价职能由应急管理部划转为国家卫生健康委员会，不仅对职业卫生评价理论与方法提出了新的要求，而且相关的法律法规标准不断更新，本书的编写只是职业卫生评价理论与方法的初步总结，难免存在疏漏、不当之处，敬请读者多提宝贵意见。

任国友
于北京中关村
2021年7月

目 录

第五章　评价报告编制与质量控制　　119

第六章　职业病危害评价报告实例　　128

第七章　职业病危害综合评价及其应用　　182

第一章 职业病危害评价基础

职业病危害评价（也称职业卫生评价，assessment of occupational hazard，AOH），是对职业病危害因素接触水平、职业病防护设施与效果、其他相关职业病防护措施与效果以及职业病危害因素对劳动者的健康影响情况等做出综合评价。职业病危害评价一般包括建设项目的职业病危害预评价（preliminary assessment of occupational hazard，PAOH，简称预评）、职业病危害控制效果评价（effectiveness assessment for occupational hazard control，EAOHC，简称控评）和职业病危害现状评价（assessment of occupational hazard in current condition，AOHCC，简称现评）。预评是可能产生职业病危害的建设项目，在可行性论证阶段，对建设项目可能产生的职业病危害因素、危害程度、对劳动者健康影响、防护措施等进行预测性卫生学分析与评价。控评是建设项目竣工验收前，对工作场所职业病危害因素、职业病危害程度、职业病防护措施及效果、对劳动者健康的影响等做出综合评价。现评是在正常生产状况下，对用人单位工作场所职业病危害因素及其接触水平、职业病防护设施及其他职业病防护措施与效果、职业病危害因素对劳动者的健康影响等进行综合评价。

第一节 职业病危害评价概述

一、职业病危害评价的意义、目的与原则

1. 职业病危害评价的意义

（1）用法律手段强化建设单位的职业病防治意识，积极预防、控制和消除建设项目产生的职业病危害；

（2）贯彻"预防为主、防治结合"的职业病防治方针，建立用人单位负责、行政机关监管、行业自律、职工参与和社会监督的机制，实行分类管理、综合治理；

（3）预防、控制和消除职业病危害的有效途径；

（4）直接或间接提高企业的经济效益。

2. 职业病危害评价的目的

（1）国家实施职业病前期预防政策的必要途径是推动职业病防护设施与建设项目的主体工程同时设计、同时施工、同时投入生产和使用；

（2）为了贯彻落实国家有关职业卫生的法律、法规、规章和标准，从源头控制和消除职业病危害，防治职业病，保护劳动者健康；

（3）为建设项目职业病危害分类管理和职业病防护设施设计、职业病防护设施的竣工验收以及用人单位职业卫生管理提供依据。

3. 职业病危害评价的原则

（1）贯彻落实"预防为主、防治结合"的方针；

（2）遵循科学、客观、公正、真实的原则；

（3）控制效果评价工作应在正常生产状态下进行；

（4）遵循国家法律法规的有关规定。

二、职业病危害评价范围与单元

1. 评价范围划分方法

不同的评价类型评价范围往往不同。预评价的评价范围原则上以拟建项目可行性研究报告中提出的建设内容为准，并包括建设项目建设施工过程职业卫生管理要求的内容。对于改建、扩建建设项目和技术改造、技术引进项目，评价范围还应包括建设单位的职业卫生管理基本情况以及所有设备设施的利旧内容。控制效果评价的评价范围以建设项目实施的工程内容为准。对于改、扩建和技术引进、技术改造的项目，还应包括有关的利旧内容。一般来说，评价范围应从"人、机、物、料、环"5个方面来进行确定。

（1）人。指作业人员，包括建设项目中所有接触职业病危害的劳动者，按工作性质划分，包括生产人员、巡检人员、检维修人员、管理人员等；按劳动用工形式划分，包括正式工、合同工、临时工、派遣工、外委工等。在实际评价工作中，往往只考虑主要生产工艺岗位的操作人员，而忽视了巡检、检维修人员，或只考虑被评价单位的本单位的员工，而忽略了派遣工、外委工等外包人员的做法，都是不正确的。

（2）机。狭义指机器和工具等，广义指工艺过程，包括建设项目中所有的生产设备（或工艺）和辅助设备（或工艺）。评价过程中，往往只关注主要生产工艺过程，如机械加工所涉及的车床、刨床、铣床、磨床等生产设备，而忽略了辅助检维修工艺过程，如定期维护所使用的磨床等。对于技术改造项目而言，我们往往只对新增工艺设备进行评价，而很少考虑新增设备与原有设备可能存在相互影响。

（3）物。指建筑物，应包括建设项目中从事各类生产活动的建筑物和构筑物。按用途划分，包括生产厂房、辅助生产厂房、动力用厂房、办公用房、生活用房、储存用房屋、运输用房屋等；按层数划分，包括单层厂房、多层厂房、混合层次厂房；按生产状况划分，包括铸造厂房、机加工厂房、焊接厂房、喷漆厂房、装配厂房等。建筑物是具备一定服务功能的载体，是为特定的生产、生活活动提供服务的，往往与"人、机、料"等要素紧密联系，因此在评价中，也必须与"人、机、料"等要素进行综合分析与评价。对于一些搬迁项目改造而言，可能建设内容只是建设厂房等建（构）筑物，"人、机、料"等要素均不发生变化，但在确定评价范围时，不可能抛开"人、机、料"等要素而只对建筑物本身进行评价，否则就会给出错误的结论。此外，对于一些可能存放有害物料的仓库（如化学品库、废料库等），或可能产生有害因素的密闭空间等场所（窖井、管廊等），虽然没有生产过程，但是也可能存在或产生职业病危害因素，当作业人员在这些场所活动时，也可能接触有害物质甚至中毒，因此，该类建筑物也应当纳入评价范围内。

（4）料。指物料，包括建设项目生产过程中使用的所有原料、辅料，生产的产品、联产品、副产品和中间产品。评价过程中，应当对所有的物料进行识别和分析，避免遗漏。

（5）环。指建设项目所在地的周边环境，包括自然环境和社会环境。对于一个建设项目而言，它不是孤立的，不能只考虑围墙内部的自身环境，还必须考虑与其周边环境的联系与影响。

总之，依据职业病危害评价的类别，合理、准确地确定评价范围，不仅能够保证评价内容完整，防止重要内容的缺失，而且能够使评价工作目标明确，达到事半功倍的效果。

2. 评价单元划分方法

评价单元（assessment unit，AU）是根据建设项目的特点和评价的要求，将生产工艺、设备布置或工作场所划分成若干相对独立的部分或区域。作为评价对象的建设项目，一般是由相对独立、相互联系的若干部分（子系统、单元）组成，各部分的功能、存在的物质及可能产生的职业病危害因素、危险性和危害性均不尽相同。以整个系统作为评价对象实施职业病危害评价时，可按照一定原则将评价对象分成若干有限、确定范围的单元分别进行评价，再综合为对整个建设项目、装置（系统）的评价。评价单元一般以生产工艺、工艺装置、职业病危害因素的类别和分布的有机结合进行划分，还可以按评价的需要将一个评价单元再划分为若干子评价单元或更细的单元。由于至今尚无一个明确通用的"规则"来规范评价单元的划分方法，因此会出现不同的评价人员对同一个评价对象划分出不同的评价单元的现象。由于评价目标不同，各评价方法均有自身的特点，只要达到评价目的，评价单元划分并不要求绝对一致。在进行职业病危害评价时，往往按照职业病危害因素的类别划分评价单元，也可按照生产工艺、工艺装置的分布进行评价单元的划分。常用的评价单元划分原则和方法如下。

（1）以工艺特征划分评价单元。

① 工艺功能区划分法。化工企业厂区总平面应根据厂内各生产系统及安全、卫生要求进行功能明确、分区合理的布置，分区内部和相互之间保持一定的通道和间距。为迅速排放可燃有毒气体，防止其弥漫，厂区的长轴与主导风向最好垂直或呈≥45°夹角，可利用穿堂风，加速气流扩散。根据工厂各组成部分的性质、使用功能、交通运输联系及防火防爆要求，一般可分成以下几部分：

第一功能区：工艺装置区。工艺装置是一个易燃、易爆、有毒的特殊危险的地区，为了尽量减少其对工厂外部的影响，一般布置在厂区的中央部分，根据工艺流程的流向和运转的顺序规划机器设备的位置，以不交叉为原则，按照从原料投入到中间制品，再到成品的顺序进行布置规划。工艺装置区宜布置在人员集中场所及明火或散发火花地点的全年最小频率风向的上风侧；在山区或丘陵地区，还应避免布置在窝风地带，以防止火灾、爆炸和毒物对人体的危害。要求洁净的工艺装置应布置在大气含尘浓度较低、环境清洁的地段，并应位于散发有害气体、烟、雾、粉尘的污染源全年最小频率风向的下风侧。例如，空气分离装置，应布置在空气清洁地段并位于散发乙炔、其他烃类气体、粉尘等场所的全年最小频率风向的下风侧。不同过程单元间可能会有交互危险性，过程单元间要隔开一定的距离。危险区的火源、大型作业、机器的移动、人员的密集等都是应该特别注意的事项；应与居民区、公路、铁路等保持一定的安全距离；当厂区采用阶梯式布置时，阶梯间应有防止液体泄漏的措施。

第二功能区：原料及成品储存区。配置规划时应注意避免各装置之间的原料、中间产品和成品之间的交叉运输，且应规划成最短的运输路线；储存甲、乙类物品的库房、罐区、液化烃储罐宜归类分区布置在厂区边缘地带；成品、灌装站不得规划在通过生产区、罐区等一类的危险地带；液化烃或可燃液体罐组，不应毗邻布置在高于装置、全厂性重要设施或人员集中场所的位置上，并且不宜紧靠排洪沟。

第三功能区：辅助生产区。维修车间、化验室和研究室等要远离工艺装置区和储存区。维修车间存在火源，同时人员密集，应该置于工厂的上风区域。研究室按照职能情况应与其他管理机构毗邻，但研究室偶尔会有少量毒性或易燃物释放进入其他管理机构，所以两者之间也应留有一定的距离。废水处理装置是工厂各处流出的毒性或易燃物汇集的终点，应该置于工厂的下风远程区域。高温焚烧炉等的安全问题应结合工厂实际慎重考虑。作为火源，应将其置于工厂的上风区，但是严重的操作失误会使焚烧炉喷射出相当量的易燃物，对此则应将它置于工厂的下风区。一般把焚烧炉置于工厂的侧面风区域，与其他设施隔开一定的距离。

第四功能区：公用设施区。公用设施区应该远离工艺装置区、储存区和其他危险区，以便遇到紧急情况时仍能保证水、电、汽等的正常供应。锅炉设备、总配变电所和维修车间等因有成为引火源的危险，所以要设置在处理可燃流体设备的上风向。全厂性污水处理场及高架火炬等设施，宜布置在人员集中场所及明火或散发火花地点的全年最小频率风向的上风侧。采用架空电力线路进出厂区的总变配电所，应布置在厂区边缘，并位于全年最小频率风向的下风侧。辅助生产设施的循环冷却水塔（池）不宜布置在变配电所、露天生产装置和铁路冬季主导风向的上风侧和受水雾影响设施全年主导风向的上风侧。

第五功能区：运输装卸区。良好的工厂布局不允许铁路支线通过厂区，可以把铁路支线规划在工厂边缘地区解决这个问题。对于罐车和罐车的装卸设施常做类似的考虑。在装卸台上可能会发生毒性或易燃物的溅洒，装卸设施应该设置在工厂的下风区域，最好是在边缘地区。原料库、成品库和装卸站等机动车辆进出频繁的设施，不得设在必须通过工艺装置区和罐区的地带，与居民区、公路和铁路要保持一定的安全距离。

第六功能区：管理和生活区。厂前区宜面向城镇和工厂居住区一侧，尽可能与工厂的危险区隔离。最好设在厂外管理区、生活区一般应布置在全年或夏季主导风向的上风侧或全年最小频率风向的下风侧。工厂的居住区、水源地等环境质量要求较高的设施与各种有害或危险场所应按有关标准规范设置防护距离，并应位于附近不洁水体、废渣堆场的上游、上风位置。

【示例】 焦化项目示例：按照功能区划分为煤化工工艺装置区（备煤车间、焦炉车间、干熄焦车间）、公辅设施区单元。

② 布置相对独立性划分法。该方法是按照布置的相对独立性，将机械加工车间、热处理车间、电焊车间、涂装车间、总装车间等生产车间各划分评价单元。

③ 工艺条件划分法。该方法是以建设项目操作温度、压力范围不同划分评价单元，也可以按开车、加料、卸料、正常运转、添加辅料、检修等不同作业条件划分评价单元。

（2）以职业病危害因素为主划分评价单元。该方法是将具有共同职业病危害因素的场所和装置划分为一个单元。在建设项目职业病危害评价时，可将有毒物质、生产性粉尘、噪声、高温、非电离及电离辐射危害的作业各划为一个评价单元。

【示例】 燃煤火力发电机组项目示例：按照工序划分为备煤制粉、锅炉与汽轮机、发电与输变电、给排水及化学水处理、脱硝、脱硫、电除尘、检维修单元。

三、职业病危害评价通用程序与内容

（一）职业病危害评价的通用程序

依据《职业病危害评价通则》（GBZ/T 277—2016）中的有关规定，建设项目职业病危害评价工作程序（见图 1-1）主要包括以下内容。

1. 第一阶段：准备阶段

主要包括：收集资料、前期调查、职业病危害因素分析、编制评价方案及确定评价方案。

（1）资料收集。

① 项目的技术文件。主要包括：项目的相应立项、设计文件及有关批复。

② 项目的技术资料。主要包括：

a. 项目概况；

b. 生产过程中使用的原料、辅料、中间品及产品等；

c. 生产工艺、生产设备；

d. 有关设备、化学品的中文说明书；

e. 劳动定员及工作制度；

f. 职业病危害防护措施；

g. 相关设计图纸（项目区域位置图、总体布局图、生产工艺流程图等）；

h. 有关职业卫生现场检测资料；

i. 有关劳动者职业健康监护资料；

j. 其他资料。

③ 相关法律、法规、标准。主要包括：国家、地方、行业有关职业卫生方面的法律、法规、规章、标准和规范。

（2）前期调查。采用工程分析、职业卫生调查等方法，调查和分析工程概况、总体布局、生产工艺和设备及布局、生产过程的原辅料及产品、工作制度与工种（岗位）设置、职业病防护设施与应急救援设施、个人使用的职业病防护用品、建筑卫生学、辅助用室、职业卫生管理、职业健康监护等情况，识别生产工艺过程、劳动过程、生产环境中可能产生或存在的职业病危害因素，并确定主要职业病危害因素及其来源、发生（散）方式以及影响人员等。

（3）职业病危害因素分析。在前期调查的基础上，分析接触职业病危害因素作业的工

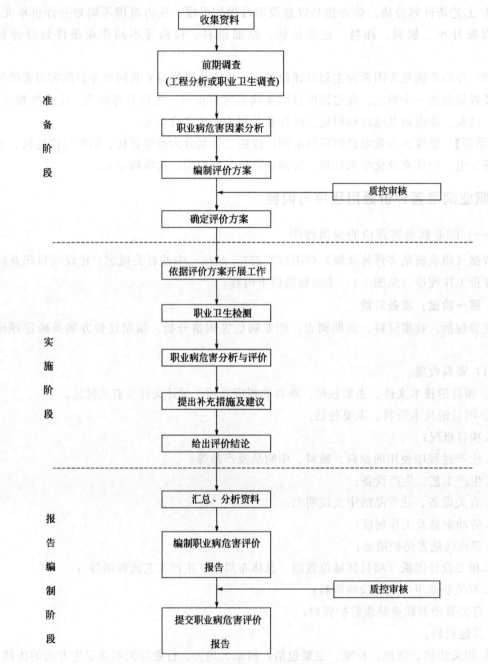

图 1-1　职业病危害评价工作程序图

种（岗位）及其工作地点、接触方式、接触时间与频度，以及所接触职业病危害因素的特性、侵入途径、可能引起的职业病及其他健康影响等。

（4）编制、确定评价方案。职业病危害评价方案包括概述、评价依据、评价范围与评价单元、评价内容与评价方法、前期调查结果与职业病危害因素分析结果、检测方案以及评价工作的组织计划等。

2. 第二阶段：实施阶段

主要包括：职业卫生检测、职业病危害分析与评价、提出补充措施及建议和给出评价结论。

（1）职业卫生检测。按照检测方案实施检测，并整理和分析各类接触职业病危害因素作业工种（岗位）的职业病危害因素接触水平、职业病防护设施以及建筑卫生学等其他内容的检测结果。

（2）职业病危害分析与评价。根据职业病危害评价的类别，选择适当的评价方法，并结合相关标准要求，对职业病危害因素接触水平、职业病防护设施设置、个人使用的职业病防护用品配备、应急救援设施设置等评价内容的符合性或有效性进行评价。

（3）提出补充措施及建议。在全面分析、评价的基础上，针对职业病防护措施存在的不足，从职业病防护设施、个人使用的职业病防护用品、应急救援设施、总体布局、生产工艺及设备布局、建筑卫生学、辅助用室、职业卫生管理、职业健康监护等方面，综合提出控制职业病危害的具体补充措施及建议。

（4）给出评价结论。在全面总结评价工作的基础上，归纳各项评价内容的评价结果，对建设项目或用人单位职业病防治工作的符合性或有效性做出总体评价。

3. 第三阶段：报告编制阶段

主要包括：汇总、分析资料，编制职业病危害评价报告，提交职业病危害评价报告。

（1）汇总、分析资料。汇总、分析准备与实施阶段获取的各种资料、数据。

（2）编制职业病危害评价报告。根据职业病危害评价的类别，编制职业病危害评价报告。

（二）职业病危害评价的通用内容

依据《职业病危害评价通则》（GBZ/T 277—2016）中的有关规定，建设项目职业病危害评价内容主要包括以下内容。

（1）职业病危害因素分析与评价。接触职业病危害因素作业工种（岗位）的职业病危害因素接触水平。

（2）职业病防护设施评价。职业病防护设施设置的符合性和有效性。

（3）职业病防护用品评价。个人使用的职业病防护用品配备的符合性和有效性。

（4）应急救援设施评价。应急救援设施设置的符合性和有效性。

（5）总体布局评价。总体布局的符合性。

（6）生产工艺及设备布局评价。生产工艺及设备布局的符合性。

（7）建筑卫生学评价。采暖、通风、空气调节、采光照明、微小气候、建筑结构等建筑卫生学的符合性。

（8）辅助用室评价。车间卫生用室（浴室、更/存衣室、盥洗室以及在特殊作业、工种或岗位设置的洗衣室）、生活用室（休息室、就餐场所、厕所）、妇女卫生室等辅助用室的符合性。

（9）职业健康监护评价。职业健康检查的实施、职业健康监护档案的管理以及检查结果的处置等职业健康监护的符合性。

（10）职业卫生管理评价。职业卫生管理组织机构及人员，职业病防治计划与实施方案，职业卫生管理制度与操作规程，职业病危害因素监测、检测与评价，职业病危害告知，职业病危害警示标识与中文警示说明，职业卫生培训，职业病危害事故应急救援预案，职业病危害申报，职业卫生档案，职业病防治专项经费等各项职业卫生管理措施的符合性。此外，还包括职业卫生专项投资分析与评价等其他应评价的内容。

（三）职业病危害预评价的程序与内容

依据《建设项目职业病危害预评价报告编制要求》（ZW-JB-2014-004）中的有关规定，职业病危害效果评价的程序与内容包括：

1. 第一阶段：准备阶段

（1）收集资料。

① 项目建议书、可行性研究报告。

② 建设项目的技术资料，主要包括：建设项目概况；生产工艺、生产设备；辐射源项资料；生产过程拟使用的原料、辅料及其用量，中间品、产品及其产量等；劳动组织与工种、岗位设置及其作业内容、作业方法等；各种设备、化学品的有关职业病危害的中文说明书；拟采取的职业病危害防护措施；有关设计图纸（建设项目区域位置图、总平面布置图等）；有关职业卫生现场检测资料（类比工程）；有关劳动者职业健康检查资料（类比工程）；其他有关评价所需的技术资料。

③ 国家、地方、行业有关职业卫生方面的法律、法规、标准、规范。

（2）选择类比企业。依据自然环境状况、生产规模、生产工艺、生产设备、生产过程中的物料与产品、职业病防护措施、管理水平等方面的相似性，选择与拟评价建设项目具有良好可比性的类比企业（对于改、扩建项目，应该优先选择原工程作为类比工程），并进行初步调查。

（3）编制预评价方案。按照《建设项目职业病危害风险分类管理目录（2021年版）》的分类，职业病危害严重和较重的建设项目应当编制预评价方案，其他建设项目可根据预评价的需要决定是否编制评价方案。

在对收集的技术资料进行研读与初步调查分析的基础上，编制预评价方案并对其进行技术审核。评价方案应包括以下主要内容：

① 概述。简述评价任务由来以及建设项目性质、规模、地点等基本情况。

② 编制依据。列出适用于评价的法律法规、标准和技术规范等。

③ 评价方法、范围及内容。根据建设项目的特点，确定评价范围和评价内容，选定适用的评价方法。

④ 项目分析。初步进行工程分析、辐射源项分析、职业病危害因素识别分析，并确定评价单元以及职业病危害防护措施分析的内容与要求等。

⑤ 类比企业调查、检测方案。确定类比企业职业卫生调查以及收集职业病危害因素检测资料的内容与要求等。如果类比企业没有可收集的检测资料时，应确定类比企业职业病危害因素检测的项目、方法、检测点、检测对象和样品数等检测方案内容。

⑥ 组织计划。主要包括评价程序、质量控制措施、工作进度、人员分工、经费概算等内容。

2. 第二阶段：实施阶段

（1）工程分析。通过工程分析明确拟建项目工程概况、生产工艺与设备布局、辐射源项概况、生产过程中的物料与产品等的名称和用（产）量、总平面布置及竖向布置、生产工艺流程和设备布局、建筑卫生学、建设施工工艺等内容的基本情况，并初步识别各评价单元可能存在的主要职业病危害因素及其来源、理化性质与分布。对于改建、扩建建设项目和技术引进、技术改造项目还应明确工程的利旧情况。

工程分析的详细内容如下。

① 工程概况。包括项目名称、项目性质、生产规模、建设地点、自然环境概况、项目组成及主要工程内容、生产制度、岗位设置、主要技术经济指标等。

a. 项目名称。应与委托单位提供的建设项目可行性论证文件所用名称一致。

b. 项目性质。一般分为新建、改建、扩建、技术引进和技术改造等。

c. 自然环境概况。包括拟建项目所在地区的气象条件（风向、风速、气温、相对湿度），以及是否位于自然疫源地、地方病区等与职业病危害相关的情况。

d. 建设地点。项目建设地点应按行政区划说明地理位置（经纬度）并附项目所在区域位置图。

e. 生产规模。根据项目性质分别列出产品方案和生产规模。

f. 生产制度。轮班制，全年生产作业时间以 h/a 为单位，同时说明作业天数。

g. 岗位设置。包括生产作业岗位名称及生产作业人数，辅助岗位名称及人数，管理人员等。

h. 项目组成及主要工程内容。包括整个建设项目范围内各子项目名称和主要工艺装置、设备设施等内容。其中：生产装置包括装置名称、生产规模及主要工程内容；辅助装置包括为生产配套的各辅助装置名称、生产规模及主要工程内容；公用工程包括给水、排水、供热、供电、供燃气工程等；总图运输包括原料及辅料形态、燃料仓库、储罐、堆场以及码头工程、运输工程等。

i. 主要技术经济指标。主要是建设项目总的技术经济指标，包括工程总投资、工程用地面积、建筑面积、职业病防护设施投资概算等。

② 生产过程拟使用原料、辅料的名称及用量，产品、联产品、副产品、中间品的名称和产量，健康危害说明书（中文）。

③ 总平面布置及竖向布置。从建筑卫生学和相关的勘察规划设计等方面概述布置原则，并附总平面布置和竖向布置图。

④ 生产工艺流程和设备布局。

a. 生产工艺流程。包括工艺技术及其来源、生产装置的生产过程概述、辅助装置的工艺过程概述、生产装置的化学原理及主要化学反应、生产工艺及设备的先进性（机械化、密闭化、自动化及智能化程度）等。

b. 生产设备及布局。包括主要生产设备及其产生职业病危害设备的健康危害说明书（中文）以及设备布局情况。

⑤ 建筑卫生学。主要包括建筑物的间距、朝向、采光与照明、采暖与通风及主要建筑物（单元）的内部布局等。

⑥ 辐射源项概况。主要包括辐射源装置的结构、与辐射有关的主要参数、辐射源的位置分布、放射性同位素或放射性物质中核素的名称、状态、活度、能量等指标，以及不同运行状态下的主要辐射源、辐射种类、产生方式和辐射水平等，如放出放射性核素时，还应给出核素的名称、状态、活度和能量等指标。

（2）类比调查。类比调查适用于采用类比法进行职业病危害预评价工作的建设项目。

① 类比企业职业卫生调查。主要内容包括：类比企业存在的职业病危害因素及其分布；类比企业各种职业病危害作业的工种（岗位）及其相关的工作地点（工序）、作业方法以及作业的频度与时间；类比企业职业病危害防护设施设置；类比企业职业病危害个人防护用品的配备与使用；类比企业应急救援设施设置及职业健康监护等。

② 类比企业职业病危害因素检测。尽可能收集类比企业近年主要职业病危害因素的检测资料，明确所存在职业病危害因素的分布及其浓度（强度）等。没有可收集的检测资料时，应按照确定的检测方案对类比企业存在的主要职业病危害因素进行现场检测。

（3）职业病危害评价

① 职业病危害因素识别与评价。按照划分的评价单元，在工程分析和类比调查的基础上，识别拟建项目生产工艺过程、生产环境、劳动过程以及建设施工过程可能存在的主要职业病危害因素及其来源、理化性质与分布，并分析其职业病危害作业的工种（岗位）、工作地点及其作业方法、接触时间与频度，以及可能引起的职业病及其他健康影响等。

按照划分的评价单元，根据类比检测结果并对照《工作场所有害因素职业接触限值 第1部分：化学有害因素》（GBZ 2.1）或《工作场所有害因素职业接触限值 第 2 部分：物理因素》（GBZ 2.2）标准等，评价各个职业病危害作业工种（岗位）及其相关工作地点的职业病危害因素的预期接触水平。对于没有类比检测数据的职业病危害因素，可根据各种定性定量分析方法，来推测其工作地点的职业病危害因素的接触水平。

当类比检测工作场所职业病危害因素的接触水平超过《工作场所有害因素职业接触限值 第1部分：化学有害因素》（GBZ 2.1）或《工作场所有害因素职业接触限值 第 2 部分：物理因素》（GBZ 2.2）标准规定时，应分析超标原因，并提出针对性的控制措施建议。

② 职业病防护设施分析与评价。按照划分的评价单元，分析建设项目的运行与建设施工过程可能存在的职业病危害因素发生（散）源或生产过程以及可行性研究报告中提出的相应职业病防护设施的设置状况，根据该发生（散）源或生产过程的职业病危害因素的理化性质、类比检测的接触水平以及《排风罩的分类及技术条件》（GB/T 16758）等相关标准要求，评价拟设置职业病防护设施的合理性与符合性，并提出针对性的防护设施设置建议。

③ 个人使用的职业病防护用品分析与评价。按照划分的评价单元，分析建设项目的运行与建设施工过程可能存在的职业病危害作业工种（岗位）以及可行性研究报告中提出的相应防护用品的配备状况，根据该工种（岗位）及其相关工作地点的作业环境状况、职业病危害因素的理化性质、类比检测的接触水平以及《个体防护装备选用规范》（GB/T 11651）或《呼吸防护用品的选择、使用与维护》（GB/T 18664）等相关标准要求，评价拟配备职业病防护用品的合理性与符合性，并提出针对性的防护用品配备建议。

④ 应急救援设施分析与评价。按照划分的评价单元，分析建设项目的运行与建设施工过程可能存在的发生急性职业损伤的工作场所以及可行性研究报告中提出的相应应急救援设施的设置状况，根据该工作场所导致急性职业损伤职业病危害因素的理化性质和危害特点、可能发生泄漏（逸出）或聚积的状况以及相关职业卫生法规标准要求等，评价拟设置应急救援设施的合理性与符合性。

⑤ 总体布局分析与评价。依据工程分析以及职业病危害因素识别与评价的结果，分析可行性研究报告中提出的总体布局情况，并对照《工业企业总平面设计规范》（GB 50187）、《生产过程安全卫生要求总则》（GB/T 12801）及《工业企业设计卫生标准》（GBZ 1）等相关职业卫生法规标准要求，评价总体布局的符合性。

⑥ 生产工艺及设备布局分析与评价。依据工程分析以及职业病危害因素识别与评价的结果，分析可行性研究报告中提出的生产工艺及设备布局情况，并对照《生产设备安全卫生设计总则》（GB 5083）及《生产过程安全卫生要求总则》（GB/T 12801）等相关职业卫生法规标准要求，评价生产工艺及设备布局的符合性。

⑦ 建筑卫生学要求评价。依据工程分析以及职业病危害因素识别与评价的结果，分析可行性研究报告中提出的建筑卫生学状况，并对照《生产过程安全卫生要求总则》（GB/T 12801）及《工业企业设计卫生标准》（GBZ 1）等相关职业卫生法规标准要求，评价建筑卫生学要求的符合性。

⑧ 辅助用室分析与评价。根据职业病危害因素的识别与评价确定不同车间的车间卫生特征等级，分析可行性研究报告中提出的辅助用室建设状况，并对照《工业企业设计卫生标准》（GBZ 1）等相关职业卫生法规标准要求，评价工作场所办公室、卫生用室（浴室、存衣室、盥洗室、洗衣房）、生活用室（休息室、食堂、厕所）、妇女卫生室、应急救援站等辅助用室设置的符合性。

⑨ 职业卫生管理分析与评价。分析拟建项目的职业卫生管理机构与人员的配置、职业卫生管理制度和操作规程、职业卫生培训、职业病危害因素检测、健康监护、警示标识设置等，根据相关职业卫生法规标准要求，评价拟采取职业卫生管理措施的符合性。

⑩ 职业卫生专项投资分析与评价。分析拟建项目可行性研究报告提出的职业卫生专项投资概算，评价其满足职业卫生"三同时"、职业病防护设施设计与建设等预算需求的符合性。

（4）控制职业病危害的补充措施建议。在对拟建项目全面分析、评价的基础上，针对可行性研究报告中存在的不足，综合提出控制职业病危害的具体补充措施，应尽可能明确提出各类职业病防护设施的设置地点、设施种类、技术要求等具体措施建议，以便供设计单位在编写职业病防护设施设计专篇时使用。

针对建设项目施工过程的职业卫生管理，应根据职业病危害因素、防护措施等内容的分析与评价结果，从建设工程的发包、施工组织设计、防护设施与主体工程的施工过程以及施工监理等方面，提出原则性的措施建议。

（5）给出评价结论。确定拟建项目的职业病危害类别；明确拟建项目在采取了可行性研究报告和评价报告所提防护措施的前提下，是否能满足国家和地方对职业病防治方面法律、法规、标准的要求。

3. 第三阶段：报告编制阶段

（1）汇总实施阶段获取的各种资料、数据，完成建设项目职业病危害预评价报告书与资料性附件的编制。

（2）建设项目职业病危害预评价报告书应全面、概括地反映对拟建项目预评价工作的结论性内容与结果，用语规范、表述简洁，并单独成册。

（3）资料性附件应包括评价依据，评价方法，工程分析，辐射源项分析，类比调查分析与职业病危害评价的分析，检测、检查、计算等技术性过程的内容，以及地理（区域）位置图、总平面布置图等原始资料和其他应该列入的有关资料。

（四）职业病危害效果评价的程序与内容

依据《建设项目职业病危害控制效果评价报告编制要求》（ZW-JB-2014-003）中的有关规定，职业病危害效果评价的程序与内容包括：

1. 第一阶段：准备阶段

（1）收集资料与初步现场调查。建设项目职业病危害控制效果评价应对项目的试运行情况进行初步现场调查，并收集以下主要资料。

① 职业病危害预评价报告书、政府监管部门对项目可行性研究阶段及设计阶段的审查意见。

② 建设项目的技术资料，主要包括：

a. 建设项目概况；

b. 生产过程的物料、产品及其有关职业病危害的中文说明书；

c. 生产工艺；

d. 辐射源项；

e. 生产设备及其有关职业病危害的中文说明书；

f. 采取的职业病危害防护措施；

g. 有关设计图纸；

h. 有关职业卫生现场检测资料；

i. 有关劳动者职业健康检查资料；

j. 职业卫生管理的各类资料。

③ 项目试运行情况。

④ 国家、地方、行业有关职业卫生方面的法律、法规、标准、规范。

⑤ 项目建设施工期的建设施工单位有关工作场所职业卫生检测与职业健康监护等相关资料。

（2）编制职业病危害控制效果评价方案。按照《建设项目职业病危害风险分类管理目录（2021年版）》的分类，职业病危害较重和严重的建设项目应当编制控制效果评价方案，其他建设项目可根据控制效果评价的需要决定是否编制评价方案。

在对收集的有关资料进行研读与初步现场调查的基础上，编制控制效果评价方案并对其进行技术审核。评价方案应包括以下主要内容。

a. 概述。简述评价任务由来、评价目的等。

b. 编制依据。列出适用于评价的法律法规、标准和技术规范，职业病危害预评价报告书，卫生行政部门对项目在可行性研究阶段及设计阶段的审查意见等。

c. 评价方法、范围及内容。根据建设项目的特点，选定适用的评价方法，确定评价范围、评价单元和评价内容。

d. 建设项目概况及试运行情况。简述建设项目性质、规模、地点等基本情况以及建设情况、试运行情况等。

e. 职业卫生调查内容。在分析预评价报告和建设项目有关资料的基础上，确定职业病危害因素及其分布、职业病防护设施与应急救援设施的设置与运行维护、个人使用的职业病防护用品的配备与使用管理、健康监护的实施与结果处置以及职业卫生管理措施的建立与实施等调查内容。

f. 职业卫生检测方案。确定职业病危害因素检测的项目、方法、检测点、检测对象和样品数等；确定所需检测的职业病防护设施及其检测的项目、方法等；确定建筑卫生学检测的方法、仪器、条件、频次、检测点设置等内容。

g. 组织计划。主要包括质量控制措施、工作进度、人员分工、经费概算等。

2. 第二阶段：实施阶段

（1）职业卫生调查。

a. 项目概况与试运行情况调查。主要调查工程性质、规模、地点、建设施工阶段工作场所职业病危害因素检测、职业健康监护等职业卫生管理情况、"三同时"执行情况及工程试运行情况等。

b. 总体布局和设备布局调查。调查项目的总体布局和设备布局情况。

c. 职业病危害因素调查。调查生产工艺过程中存在的职业病危害因素及其来源、理化性质与分布以及生产环境和劳动过程中的职业病危害因素，开展工作日写实并调查劳动定员以及职业病危害作业的相关情况。

d. 职业病防护设施与应急救援设施调查。调查生产工艺过程、生产环境和劳动过程中存在的职业病危害因素发生（散）源或生产过程及其产生职业病危害因素的理化性质和发生（散）特点等，以及所设置各类职业病防护设施的种类、地点及运行维护状况等；调查生产工艺过程、生产环境和劳动过程中存在的可导致急性职业损伤的职业病危害因素及其理化性质和危害特点、可能发生泄漏（逸出）或聚积的工作场所等，以及所设置各类应急救援设施的种类、地点及运行维护状况等。

e. 个人使用的职业病防护用品调查。调查各类职业病危害作业工种（岗位）及其相关工作地点的环境状况、所接触职业病危害因素的理化性质、作业人员实际接触职业病危害因素状况等，以及各类职业病危害作业工种（岗位）所配备防护用品的种类、数量、性能参数、适用条件及防护用品使用管理制度等。

f. 建筑卫生学调查。调查建筑结构、采暖、通风、空气调节、采光照明、微小气候等建筑卫生学情况。

g. 辅助用室调查。调查工作场所办公室、生产卫生室（浴室、存衣室、盥洗室、洗衣房）、生活室（休息室、食堂、厕所）、妇女卫生室、医务室等辅助用室情况。

h. 职业卫生管理情况调查。调查职业卫生管理组织机构及人员设置情况、职业病防治计划与实施方案及其执行情况、职业卫生管理制度与操作规程及执行情况、职业病危害因素定期检测制度、职业病危害的告知情况、职业卫生培训情况、职业健康监护制度、职业病危害事故应急救援预案及其演练情况、职业病危害警示标识及中文警示说明的设置状况、职业病危害申报情况、职业卫生档案管理、职业病危害防治经费等。

i. 职业健康监护情况调查。调查职业健康检查的实施范围与种类、健康监护档案管理以及职业禁忌证和职业病患者的处置情况。

（2）职业卫生检测。

a. 职业病危害因素检测。依据评价方案实施现场职业病危害因素检测，并按照划分的评价单元，整理和分析其所存在的职业病危害作业工种（岗位）及其相关工作地点的作业方法、接触时间与频度以及接触水平检测结果等，并分析各个职业病危害因素可能引起的职业病以及其他健康影响等。

b. 职业病防护设施检测。依据评价方案实施现场职业病防护设施检测，并按照划分的评价单元，整理和分析其所设置的职业病防护设施及其位置、性能参数的检测结果以及该工作场所职业病危害因素的检测结果等。

c. 建筑卫生学检测。依据评价方案实施现场建筑卫生学检测，并按照检测内容整理和分析检测结果。

（3）职业病危害评价。

a. 职业病危害因素评价。按照划分的评价单元，针对其存在的各类职业病危害作业工种（岗位）及其相关工作地点，根据职业病危害因素的检测结果并对照《工作场所有害因素职业接触限值 第 1 部分：化学有害因素》（GBZ 2.1）或《工作场所有害因素职业接触限值 第 2 部分：物理因素》（GBZ 2.2）标准等，评价职业病危害因素接触水平的符合性。

作业人员接触职业病危害因素的浓度或强度超过标准限值时，应分析超标原因，并提出针对性的控制措施建议。

b. 职业病防护设施评价。按照划分的评价单元，针对其设置的各类职业病防护设施，根据其职业病防护设施调查结果、作业现场职业病危害因素检测结果、职业病危害防护设施检测结果以及职业健康监护调查结果等，并对照《排风罩的分类及技术条件》（GB/T 16758—2008）等相关标准要求，评价职业病防护设施设置的合理性与有效性。

工作场所职业病危害因素的浓度或强度超过《工作场所有害因素职业接触限值 第 1 部分：化学有害因素》（GBZ 2.1）或《工作场所有害因素职业接触限值 第 2 部分：物理因素》（GBZ 2.2）标准限值时，应分析其所设置职业病防护设施存在的问题，并提出针对性的防护设施改善建议。

c. 个人使用的职业病防护用品评价。按照划分的评价单元，针对其存在的各类职业病危害作业工种（岗位），根据个人使用的职业病防护用品调查结果、职业病危害因素调查与检测结果以及职业健康监护调查结果，并对照《个体防护装备选用规范》（GB/T 11651）或《呼吸防护用品的选择、使用与维护》（GB/T 18664）等相关标准要求，评价所配备个人使用职业病防护用品的符合性与有效性。

对防护用品配备存在问题的，应提出针对性的改善措施建议。

d. 总体布局与设备布局评价。根据总体布局和设备布局的调查结果，对照《工业企业总平面设计规范》（GB 50187）、《生产过程安全卫生要求总则》（GB/T 12801）、《工业企业设计卫生标准》（GBZ 1）、《生产设备安全卫生设计总则》（GB 5083）等相关职业卫生法规标准要求，评价总体布局及设备布局的符合性。

e. 建筑卫生学评价。根据建筑卫生学的调查与检测结果并对照《生产过程安全卫生要求总则》（GB/T 12801）及《工业企业设计卫生标准》（GBZ 1）等相关标准要求，评价建设项目的建筑结构、采暖、通风、空气调节、采光照明、微小气候等建筑卫生学的符合性。

　　f.辅助用室评价。根据职业卫生调查确定不同车间的车间卫生特征等级，结合辅助用室调查结果并对照《工业企业设计卫生标准》（GBZ 1）等相关职业卫生法规标准要求，评价建设项目的工作场所办公室、生产卫生室（浴室、存衣室、盥洗室、洗衣房）、生活室（休息室、食堂、厕所）、妇女卫生室、医务室等辅助用室的符合性。

　　g.职业卫生管理评价。根据职业卫生管理情况的调查结果，对照相关职业卫生法规标准要求，评价建设项目及其建设施工阶段各项职业卫生管理内容的符合性。

　　h.职业健康监护评价。根据职业健康监护调查结果和职业病危害因素调查结果等，对照相关职业卫生法规标准要求，评价职业健康检查的实施、职业健康监护档案的管理以及检查结果的处置等的符合性。

　　（4）提出措施建议。在对建设项目全面分析、评价的基础上，针对试运行阶段存在的职业病防护措施的不足，从职业卫生管理、职业病防护设施、个体防护、职业健康监护、应急救援等方面，综合提出控制职业病危害的具体补充措施与建议，以便建设单位在整改过程中予以实施。

　　（5）给出评价结论。在全面总结评价工作的基础上，归纳建设项目的职业病危害因素及其接触水平、职业病防护设施、个人使用的职业病防护用品、建筑卫生学及辅助用室、职业卫生管理等的评价结果，指出存在的主要问题，对该建设项目职业病危害控制效果做出总体评价，并阐明是否达到建设项目职业病防护设施竣工验收的条件。

　　3. 第三阶段：报告编制阶段

　　（1）汇总实施阶段获取的各种资料、数据，完成建设项目职业病危害控制效果评价报告书与资料性附件的编制。

　　（2）建设项目职业病危害控制效果评价报告书应全面、概括地反映对建设项目控制效果评价工作的结论性内容与结果，用语规范、表述简洁，并单独成册。

　　（3）资料性附件应包括评价依据，职业卫生调查分析，辐射源项分析，职业病危害因素的有害性分析，职业病危害因素与建筑卫生学等检测过程、数据计算过程及其他评价内容的调查、分析过程等技术性过程内容，以及建设项目立项文件、地理（区域）位置图、总平面布置图等原始资料和其他应该列入的有关资料。

第二节　职业病危害评价的依据

　　建设项目职业病危害评价是一项政策性很强的工作，其本质是一种符合性评价。因此，建设项目职业病危害评价应依据我国现行的有关职业病防治的法律、法规、规章、标准和技术规范，建设项目基础资料，国内外文献资料及与评价工作有关的其他资料等予以实施。

一、法律依据

　　1. 法律法规

　　（1）常用法律。《职业病防治法》是我国预防、控制和消除职业病危害，防治职业病，保护劳动者健康及其相关权益的一部专门法律。该法对职业病防治工作确立了"预防为主、防治结合"的基本方针，明确了"用人单位负责、行政机关监管、行业自律、职工参与和社会监督"的机制，并实行"分类管理、综合治理"。在建设项目职业病危害管理及评价方面，《职业病防治法》明确规定如下：

第十七条　新建、扩建、改建建设项目和技术改造、技术引进项目（以下统称建设项目）可能产生职业病危害的，建设单位在可行性论证阶段应当进行职业病危害预评价。

医疗机构建设项目可能产生放射性职业病危害的，建设单位应当向卫生行政部门提交放射性职业病危害预评价报告。卫生行政部门应当自收到预评价报告之日起三十日内，作出审核决定并书面通知建设单位。未提交预评价报告或者预评价报告未经卫生行政部门审核同意的，不得开工建设。

职业病危害预评价报告应当对建设项目可能产生的职业病危害因素及其对工作场所和劳动者健康的影响作出评价，确定危害类别和职业病防护措施。

建设项目职业病危害分类管理办法由国务院卫生行政部门制定。

第十八条　建设项目的职业病防护设施所需费用应当纳入建设项目工程预算，并与主体工程同时设计，同时施工，同时投入生产和使用。

建设项目的职业病防护设施设计应当符合国家职业卫生标准和卫生要求；其中，医疗机构放射性职业病危害严重的建设项目的防护设施设计，应当经卫生行政部门审查同意后，方可施工。

建设项目在竣工验收前，建设单位应当进行职业病危害控制效果评价。

医疗机构可能产生放射性职业病危害的建设项目竣工验收时，其放射性职业病防护设施经卫生行政部门验收合格后，方可投入使用；其他建设项目的职业病防护设施应当由建设单位负责依法组织验收，验收合格后，方可投入生产和使用。卫生行政部门应当加强对建设单位组织的验收活动和验收结果的监督核查。

第二十六条　用人单位应当实施由专人负责的职业病危害因素日常监测，并确保监测系统处于正常运行状态。

用人单位应当按照国务院卫生行政部门的规定，定期对工作场所进行职业病危害因素检测、评价。检测、评价结果存入用人单位职业卫生档案，定期向所在地卫生行政部门报告并向劳动者公布。

职业病危害因素检测、评价由依法设立的取得国务院卫生行政部门或者设区的市级以上地方人民政府卫生行政部门按照职责分工给予资质认可的职业卫生技术服务机构进行。职业卫生技术服务机构所作检测、评价应当客观、真实。

发现工作场所职业病危害因素不符合国家职业卫生标准和卫生要求时，用人单位应当立即采取相应治理措施，仍然达不到国家职业卫生标准和卫生要求的，必须停止存在职业病危害因素的作业；职业病危害因素经治理后，符合国家职业卫生标准和卫生要求的，方可重新作业。

第二十七条　职业卫生技术服务机构依法从事职业病危害因素检测、评价工作，接受卫生行政部门的监督检查。卫生行政部门应当依法履行监督职责。

第六十九条　建设单位违反本法规定，有下列行为之一的，由卫生行政部门给予警告，责令限期改正；逾期不改正的，处十万元以上五十万元以下的罚款；情节严重的，责令停止产生职业病危害的作业，或者提请有关人民政府按照国务院规定的权限责令停建、关闭：

① 未按照规定进行职业病危害预评价的；

② 医疗机构可能产生放射性职业病危害的建设项目未按照规定提交放射性职业病危害预评价报告，或者放射性职业病危害预评价报告未经卫生行政部门审核同意，开工建设的；

③ 建设项目的职业病防护设施未按照规定与主体工程同时设计、同时施工、同时投入生产和使用的；

④ 建设项目的职业病防护设施设计不符合国家职业卫生标准和卫生要求，或者医疗机构放射性职业病危害严重的建设项目的防护设施设计未经卫生行政部门审查同意擅自施工的；

⑤ 未按照规定对职业病防护设施进行职业病危害控制效果评价的；

⑥ 建设项目竣工投入生产和使用前，职业病防护设施未按照规定验收合格的。

第七十九条 未取得职业卫生技术服务资质认可擅自从事职业卫生技术服务的，由卫生行政部门责令立即停止违法行为，没收违法所得；违法所得五千元以上的，并处违法所得二倍以上十倍以下的罚款；没有违法所得或者违法所得不足五千元的，并处五千元以上五万元以下的罚款；情节严重的，对直接负责的主管人员和其他直接责任人员，依法给予降级、撤职或者开除的处分。

第八十条 从事职业卫生技术服务的机构和承担职业病诊断的医疗卫生机构违反本法规定，有下列行为之一的，由卫生行政部门责令立即停止违法行为，给予警告，没收违法所得；违法所得五千元以上的，并处违法所得二倍以上五倍以下的罚款；没有违法所得或者违法所得不足五千元的，并处五千元以上二万元以下的罚款；情节严重的，由原认可或者登记机关取消其相应的资格；对直接负责的主管人员和其他直接责任人员，依法给予降级、撤职或者开除的处分；构成犯罪的，依法追究刑事责任：

① 超出资质认可或者诊疗项目登记范围从事职业卫生技术服务或者职业病诊断的；

② 不按照本法规定履行法定职责的；

③ 出具虚假证明文件的。

（2）常用国务院文件。国务院办公厅印发的《国家职业病防治规划（2009—2015年）》（国办发〔2009〕43号）是我国第一部五年职业病防治规划；国务院办公厅印发的《国家职业病防治规划（2016—2020年）》（国办发〔2016〕100号）第一次明确了相关部门责任，各有关部门要严格贯彻《职业病防治法》，履行法定职责，加强协同配合，切实做好职业病防治工作。

（3）常用法规。

《使用有毒物品作业场所劳动保护条例》（国务院令第352号）

《中华人民共和国尘肺病防治条例》（国发〔1987〕第105号）

（4）常用部门规章。

《工作场所职业卫生管理规定》（国家安全生产监督管理总局令第47号，2012年修正）

《职业病危害项目申报办法》（国家安全生产监督管理总局令第48号）

《用人单位职业健康监护监督管理办法》（国家安全生产监督管理总局令第49号）

《职业卫生技术服务机构监督管理暂行办法》（国家安全生产监督管理总局令第80号）

《建设项目职业病防护设施"三同时"监督管理办法》（国家安全生产监督管理总局令第90号）

2. 标准与技术规范

（1）常用职业卫生标准。

GBZ 1《工业企业设计卫生标准》

GBZ 2.1《工作场所有害因素职业接触限值 第1部分：化学有害因素》

GBZ 2.2《工作场所有害因素职业接触限值 第2部分：物理因素》

GBZ/T 277《职业病危害评价通则》

AQ/T 8009《建设项目职业病危害预评价导则》

GBZ/T 196《建设项目职业病危害预评价技术导则》

AQ/T 8010《建设项目职业病危害控制效果评价导则》

（2）常用其他相关标准。

GB 5083《生产设备安全卫生设计总则》

GB/T 12801《生产过程安全卫生要求总则》

GB 50187《工业企业总平面设计规范》

GB 50019《工业建筑采暖通风与空气调节设计规范》

GB 50033《建筑采光设计标准》

GB 50034《建筑照明设计标准》

3. 技术资料及相关文件

主要包括可行性研究报告、初步设计等设计文件；建设项目立项审批文件；政府监管部门审核、审查文件；建设项目试运行情况的有关资料；建设项目职业病危害预评价报告书和职业病防护设施设计专篇；职业卫生调查、职业卫生检测和职业健康监护资料等内容。

二、机构资质的申请人条件和办理程序

依据2020年12月31日国家卫生健康委员会发布的《职业卫生技术服务机构管理办法》（国家卫健委令第4号）规定，职业卫生技术服务机构，是指为用人单位提供职业病危害因素检测、职业病危害现状评价、职业病防护设备设施与防护用品的效果评价等技术服务的机构。国家对职业卫生技术服务机构实行资质认可制度。职业卫生技术服务机构应当依照本办法取得职业卫生技术服务机构资质；未取得职业卫生技术服务机构资质的，不得从事职业卫生检测、评价技术服务。职业卫生技术服务机构的资质等级分为甲级和乙级两个等级。甲级资质由国家卫生健康委认可及颁发证书。乙级资质由省、自治区、直辖市卫生健康主管部门认可及颁发证书。取得甲级资质的职业卫生技术服务机构，可以根据认可的业务范围在全国从事职业卫生技术服务活动。取得乙级资质的职业卫生技术服务机构，可以根据认可的业务范围在其所在的省、自治区、直辖市从事职业卫生技术服务活动。

1. 申请职业卫生技术服务机构资质的申请人应当具备的条件

依据《职业卫生技术服务机构管理办法》第九条规定，申请职业卫生技术服务机构资质的申请人，应当具备下列条件：

（1）能够独立承担民事责任；

（2）有固定工作场所，实验室、档案室等场所的面积与所申请资质、业务范围相

适应；

（3）具有符合要求的实验室，具备与所申请资质、业务范围相适应的仪器设备；

（4）有健全的内部管理制度和质量保证体系；

（5）具有满足学历、专业、技术职称等要求的专业技术人员。申请甲级资质的，专业技术人员不少于三十名；申请乙级资质的，专业技术人员不少于十五名；

（6）有专职技术负责人和质量控制负责人。申请甲级资质的，专职技术负责人具有高级专业技术职称和五年以上职业卫生相关工作经验；申请乙级资质的，专职技术负责人具有高级专业技术职称和三年以上职业卫生相关工作经验，或者中级专业技术职称和八年以上职业卫生相关工作经验。质量控制负责人具有高级专业技术职称和三年以上相关工作经验，或者中级专业技术职称和五年以上相关工作经验；

（7）具有与所申请资质、业务范围相适应的检测、评价能力。申请甲级资质的，机构主要负责人和关键岗位负责人应当具有从事职业卫生技术服务工作五年以上工作经历；

（8）截至申请之日五年内无严重违法失信记录；

（9）正常运行并可以供公众查询信息的网站；

（10）法律、行政法规规定的其他条件。

2. 申请职业卫生技术服务机构资质的申请人应当提交的材料

依据《职业卫生技术服务机构管理办法》第十一条规定，申请职业卫生技术服务机构资质的申请人应当提交下列材料：

（1）法定代表人或者主要负责人签署的申请表；

（2）法定代表人或者主要负责人签署的知悉承担职业卫生技术服务的法律责任、义务、权利和风险的承诺书；

（3）营业执照或者其他法人资格证明；

（4）工作场所产权证明或者租赁合同；

（5）专业技术人员、专职技术负责人、质量控制负责人的名单及其技术职称证书、劳动关系证明；

（6）仪器设备清单、工作场所布局与面积示意图；

（7）在申请职业卫生技术服务业务范围内，能够证明具有相应业务能力的其他材料。

3. 申请职业卫生技术服务机构资质的办理程序

（1）申请人按照本办法第五条的规定向相应资质认可机关提出申请，并提交《职业卫生技术服务机构管理办法》第十一条第一款规定的材料；

（2）资质认可机关应当自收到申请材料之日起五个工作日内作出是否受理的决定。对材料齐全、符合规定形式的，应当予以受理，并出具书面受理文书；对材料不齐全或者不符合规定形式的，应当当场或者在五个工作日内一次性告知申请人需要补正的全部内容；决定不予受理的，应当向申请人书面说明理由；

（3）资质认可机关应当自受理资质申请之日起二十个工作日内，依据职业卫生技术服务机构资质认可技术评审准则，组织对申请人进行技术评审，并根据技术评审结论作出资质认可决定。决定认可的，应当自作出决定之日起十个工作日内向申请人颁发资质证书；决定不予认可的，应当向申请人书面说明理由。二十个工作日内不能作出认可决定的，经资质认可机关负责人批准，可以延长十个工作日，并应当将延长期限的理由告知申请人。

第三节　建设项目工程图纸的读识

建设项目是指新建、扩建、改建项目和技术改造、技术引进项目。

一、建设工程的基本常识

1. 建设项目的建设阶段

建设项目一般分为以下三个阶段：

（1）规划阶段。主要包括项目建议书编制、可行性研究。

（2）设计阶段。主要包括方案设计、初步设计、扩大初步设计、施工图设计。

（3）施工阶段。主要包括投标、施工、完工、设施管理。

2. 建筑行业常用术语

（1）项目建议书。项目建议书（又称立项申请）是拟建项目单位向项目管理部门申报的项目申请，是项目建设筹建单位或项目法人，根据国民经济的发展、国家和地方中长期规划、产业政策、生产力布局、国内外市场、所在地的内外部条件，提出的某一具体项目的建议文件，是对拟建项目提出的框架性的总体设想。

（2）可行性研究。可行性研究是通过对项目的主要内容和配套条件，如市场需求、资源供应、建设规模、工艺路线、设备选型环境影响、盈利能力等，从技术、经济、工程等方面进行调查研究和分析比较，并对项目建成以后可能取得的经济、社会、环境效益进行预测，为项目决策提供依据的一种综合性的系统分析方法。

（3）方案设计。方案设计是依据可行性研究报告设计任务书而编制的文件。它由设计说明书、设计图纸、投资估算、透视图四部分组成，一些大型或重要的建筑，根据工程的需要可加做建筑模型。建筑方案设计必须贯彻国家及地方有关工程建设的政策和法令，应符合国家现行的建筑工程建设标准、设计规范和制图标准以及确定投资的有关指标、定额和费用标准规定。建筑方案设计的内容与深度应符合有关规定的要求。建筑方案设计一般应包括总平面、建筑、结构、给水排水、电气、采暖通风及空调、动力和投资估算等专业，除总平面和建筑专业应绘制图纸外，其他专业以设计说明简述设计内容，但当仅以设计说明还难以表达设计意图时，可以用设计简图进行表示。

（4）初步设计。初步设计是根据批准的可行性研究报告或方案设计而编制的初步设计文件，是建筑设计的一个中间环节。初步设计文件由设计说明书（包括设计总说明和各专业的设计说明书）、设计图纸、主要设备及材料表和工程概算书四部分内容组成。

（5）扩初设计。扩大初步设计（简称"扩初设计"）是指在初步设计方案设计基础上的进一步设计，但设计深度还未达到施工图的要求，也可以理解成设计的初步深入阶段。

（6）施工图。初步设计和扩初设计都是介于方案和施工图之间的过程，施工图是最终用来施工的图纸。施工图设计是根据已批准的初步设计或设计方案而编制的可供进行施工和安装的设计文件。施工图设计内容以图纸为主，应包括封面、图纸目录、设计说明（或首页）、图纸、工程预算等。

（7）工程变更。工程变更是指设计变更、进度计划变更、施工条件变更以及原招标文件和工程量清单中未包括的"增减工程"。

（8）建设方案的经济评价。建设方案的经济评价是项目建议书和可行性研究报告的重要组成部分，其任务是在完成市场预测、厂址选择、工艺技术方案选择等研究基础上，对拟建项目投入产出的各种经济因素进行调查研究，计算及分析论证，比选推荐最佳方案。它包括财务评价和国民经济评价。

（9）可行性研究评估。根据委托人的要求，在可行性研究的基础上，按照一定的目标，由另一咨询单位对投资项目的可靠性进行分析判断，权衡各种方案的利弊，向业主提出明确的评估结论。

3. 卫生学评价常用术语

（1）技术经济指标。技术经济指标主要是指建设项目总的技术经济指标，它一般包括工程总投资、工程用地面积、建筑面积、绿化面积等。其中，工程总投资一般是指进行某项工程建设花费的全部费用，即该建设项目（工程项目）有计划地进行固定资产再生产和形成最低量流动资金的一次性费用总和。

（2）公用工程。建设项目所涉及的公用工程通常包括给水、排水、供热、供电等工程。

（3）其他术语。总平面布置是根据自然条件、周边环境以及项目自身特性等，在一块场地上对所设计的建筑物进行布置和处理。竖向布置是指在一块场地上进行垂直于水平面方向的布置和处理。

二、工程图纸的基本知识

1. 工程图纸的基本知识

（1）图纸大小。工程图纸一般根据实际需要采用不同的图纸尺寸，图纸的大小称为图幅，在实际应用中通常采用表 1-1 中规定的图幅尺寸。

表 1-1　图幅尺寸

图幅代号	A_0	A_1	A_2	A_3	A_4	A_5
工程名称	零号图	1 号图	2 号图	3 号图	4 号图	5 号图
宽(B)×长(L)	841×1189	594×841	420×594	297×420	210×297	148×210

注：宽和长的尺寸单位为 mm。

（2）比例。图纸的比例是指图形与实物相对应的线形尺寸之比。在实际应用中通常采用表 1-2 中规定的常用比例和特殊条件下可用比例。表中的"n"为整数。

表 1-2　常用比例

种类	常用比例	必要时可增加的比例
放大比例	5：1(5×10^n)：1	3：1(3×10^n)：1
	2：1(2×10^n)：1	2.5：1(2.5×10^n)：1
缩小比例	1：5 1：(5×10^n)	1：3 1：(3×10^n)
	1：2 1：(2×10^n)	1：2.5 1：(2.5×10^n)

（3）线形。所有的实物在图纸上都以图形来表示，而图形的基本构成为点和线。为了

反映一个复杂的实体的外形与构造，国家根据不同的需要规定了不同的线形，即通过控制线的粗细和线的形状来表示。表1-3摘录了不同线形的主要适用范围。

表1-3　不同线形及其用途

名称	形式	线宽	用途
粗实线	————————	b	可见轮廓线
细实线	————————	$b/3$	尺寸线、尺寸界线、剖面线、引出线、分界线、范围线
波浪线	～～～～	$b/3$	断裂处边界线、视图和剖视图分界线
双折线	∿∿∿∿	$b/3$	断裂处边界线
虚线	- - - - - -	$b/3$	不可见轮廓线
细点划线	—·—·—·—·	$b/3$	轴线、对称中心线
粗点划线	▬·▬·▬·▬	b	有特殊要求的表面的表示线
双点划线	—··—··—··	$b/3$	假想投影轮廓线、中断线、极限位置轮廓线

（4）尺寸标注。工程图纸中，图样各部分实际大小及其相对位置，必须用尺寸数字表明。尺寸数字是图样的组成部分，表示实际大小，与图形的大小无关。图样尺寸以标注尺寸数字为准，不得从图上直接量取。图样上的尺寸单位，除标高及总平面图中的尺寸以米为单位外，其他都是以毫米为单位。图样尺寸应包括尺寸界限、尺寸线、尺寸起止符号和尺寸数字，具体如图1-2所示。

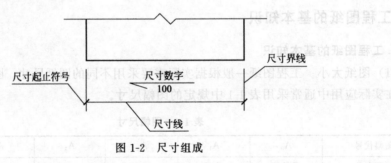

图1-2　尺寸组成

（5）剖切符号。由剖切位置线及投影方向线组成，均为粗实线绘制。需要转折剖切时，转角处外侧注写与该符号相同的编号，剖切一般在±0.000标高的平面图上表示，具体如图1-3所示。

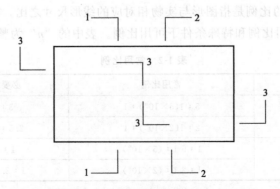

图1-3　割视的剖切符号

（6）图例。对于工程制图，在很多场合下都无法画出实际的事物，在图纸上只能用一个符号对其进行表示，该符号即为图例。因此，在这种场合下，读图之前必须首先掌握图纸上所用的图例及其所代表的含义，这样才能正确地识图。表1-4～表1-6列举了工艺流程图中装备机械常用的图例。

表1-4　工艺流程图中装备机械图例

类别	代号	图例
塔	T	填料塔　板式塔　喷洒塔
反应器	R	固定床反应器　列管式反应器　流化床反应器　搅拌式反应釜
工业炉	F	箱式炉　圆筒炉　圆筒炉
火炬烟囱	S	烟囱　火炬
换热器	E	换热器(简图)　固定管板式列管换热器　U形管式换热器　浮头式列管换热器　套管式换热器　釜式换热器　板式换热器　螺旋板式换热器　翅片管换热器　蛇管式(盘管式)换热器　喷淋式冷却器　刮板式薄膜蒸发器　列管式(薄膜)蒸发器　抽风式空冷器　送风式空冷器　带风扇的翅片管式换热器

类别	代号	图例
泵	P	离心泵　水环式真空泵　旋转泵 齿轮泵　螺杆泵　往复泵 隔膜泵　液下泵　喷射泵　漩涡泵
压缩机	C	鼓风机　(卧式)　(立式) 旋转式压缩机　离心式压缩机 往复式压缩机　二段往复式压缩机(L型)　四段往复式压缩机
起重运输机械	L	手拉葫芦(带小车)　单梁起重机(手动)　电动葫芦　单梁起重机(电动)　旋转式起重机 悬臂式起重机 吊钩桥式起重机　带式输送机　刮板输送机　斗式提升机　手推车
称量机械	W	带式定量给料称　地上衡
其他机械	M	压滤机　转鼓式(转盘式)过滤机　有孔壳体离心机 无孔壳体离心机　螺杆压力机　挤压机
容器	V	锥顶罐　(地下/半地下) 池、槽、坑　浮顶罐　圆顶锥底容器　蝶形封头容器　平顶容器 干式气柜　湿式气柜　球罐　卧式容器　卧式容器 填料除沫分离器　丝网除沫分离器　旋风分离器　干式电除尘器

续表

类别	代号	图例		
容器	V	湿式电除尘器	固定床过滤器	带滤筒的过滤器
动力机	MESD	Ⓜ 电动机　Ⓔ 内燃机、燃气机　Ⓢ 汽轮机　Ⓓ 其他动力机	离心式膨胀机、透平机	活塞式膨胀机

表 1-5　工艺流程图中管道、管件、阀门及管道附件图例

名称	图例	备注	名称	图例	备注
闸阀			疏水阀		
截止阀			底阀		
节流阀			直流截止阀		
球阀			呼吸阀		
旋塞阀			阻火器		
隔膜阀			视镜、视钟		
角式截止阀			消声器		在管道中
角式节流阀			消声器		放大气
角式球阀			限流孔板		
三通截止阀			爆破片		
三通球阀			喷射器		
三通旋塞阀			文氏管		
四通截止阀			Y 形过滤器		
四通球阀			锥形过滤器		方框 5mm×5mm
四通旋塞阀			T 形过滤器		方框 5mm×5mm
升降式止回阀			罐式(篮式)过滤器		方框 5mm×5mm
旋启式止回阀			管道混合器		
蝶阀			膨胀节		
减压阀			喷淋管		
角式弹簧安全阀		阀出口管为水平方向	焊接连接		仅用于表示装备管口与管道为焊接连接
角式重锤安全阀		阀出口管为水平方向	螺纹管帽		

名称	图例	备注	名称	图例	备注
法兰连接			进、出装置或主项的管道、仪表信号线的图纸接续标志,相应图纸编号填在空心箭头内	进 40 3 6 出 3 40 6	尺寸单位:mm。在空心箭头上方注明来或去的该位号、管道号或仪表位号
软管接头					
管端盲板					
管端法兰(盖)			同心异径管		
管帽					
物料管道		粗实线			
物料管道		中粗线			
引线、装备、管件、阀门、仪表等图例		细实线	偏心异径管	(底平) (顶平)	
原有管道		管线宽度与其相接的新管线宽度相同	圆形盲板	(正常开启) (正常关闭)	
可拆短管			8字盲板	(正常关闭) (正常开启)	
伴热(冷)管道					
电伴热管道			放空帽(管)	(帽) (管)	
夹套管					
管道隔热层			漏斗	(敞口) (封闭)	
翅片管					
柔性管			鹤管		
管道相连					
管道交叉(不相连)			安全淋浴器		
地面		仅用于绘制地下半地下装备	洗眼器		
流向箭头				C.S.O	未经批准,不得关闭(加锁或铅封)
坡度	$i=0.3\%$			C.S.C	未经批准,不得开启(加锁或铅封)

表1-6 装备、管道布置图上用的图例

名称	图例	备注	名称	图例	备注
钢梁		混凝土楼板涂红色	素土地面		
楼梯	下 上 上 下		混凝土地面		
直梯	平面 立面		钢筋混凝土		
地沟混凝土盖板			安装孔、地坑		
柱子	混凝土柱 钢柱	剖面涂红色	电动机	M	
管廊		小圆直径为3mm也允许按柱子截面形状表示	圆形地漏		
单轨吊车	平面 立面		仪表盘配电箱		
桥式起重机	立面 平面		双扇门		剖面涂红色
旋臂起重机	立面 平面		单扇门		剖面涂红色
铁路	平面	线宽0.9mm	空门洞		剖面涂红色
吊车轨道及安装梁	T.B. 平面		窗		剖面涂红色
坐标原点		圆直径为10mm	栏杆	平面 立面	
方向标	N 0° 270° 90° 3mm 180°	圆直径20mm	花纹钢板	局部表示网格线	
			篦子板	局部表示篦子	
砾石（碎石）地			楼板及混凝土梁		剖面涂红色

(7) 指北针与风玫瑰图。一是指北针。一些工程平面图纸中往往会标识指北针，用于表示图形或建筑的方位。

二是风玫瑰图。在极坐标底图上点绘出的某一地区在某一时段内各风向出现频率的统计图，因图形似玫瑰花朵，故名为"风玫瑰图"。最常见的风玫瑰图是一个圆，圆上引出16条放射线，它们代表16个不同的方向，每条直线的长度与这个方向的风的频度成正比。风玫瑰图所示风向是从外周向中心吹入的方向，风向频率最高的方位，表示该风向为当地主导风向，在图中表示的线段最长。部分图中会同时标有实线和虚线图形，它们分别表示常年主导风向和夏季主导风向。一般，审查建筑平面布置是否符合卫生学要求，有时需要通过风向玫瑰图来判断，因此从事建设项目卫生学评价的工作人员应该对风玫瑰图有一个透彻的理解和掌握，并能熟练运用。图1-4为某地区年向风玫瑰图。

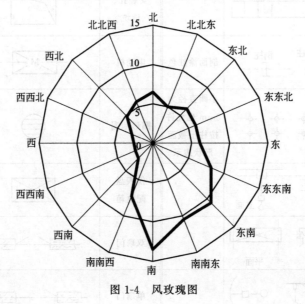

图 1-4 风玫瑰图

2. 工程图纸的基本类型

评价过程中的工程图一般分为工艺图和建筑工程图纸。

(1) 工艺图。常用的工艺图包括工艺流程框图、工艺流程图、物料流程和工艺设备布置图。

工艺流程框图是一种示意性的工艺流程图，主要用来说明所选用的生产工艺加工过程的大概情况，即从原料开始，经过几个主要的加工过程，最终得到成品的一般过程，见图1-5。

工艺流程图是根据产品工艺过程实际运转状况（简称工况），按照生产过程的前后顺序，把生产设备的外形、安装高度按比例绘制而成。

物料流程图是针对某化工过程在工艺路线、原料路线、生产能力、年操作日等确定后进行物料衡算和热量衡算时绘制的。

工艺设备布置图实际上就是厂房内外各种生产设备的位置图，它是把工艺流程图上的各种生产设备，根据其实际大小和安装高度等数据，按比例精确地画在平面图或立面图的适当位置上，以便工程师根据工艺需要来设计厂房。

(2) 建筑工程图纸。常用的建筑工程图纸包括初步设计图纸、扩初设计图纸和工程施工图纸。

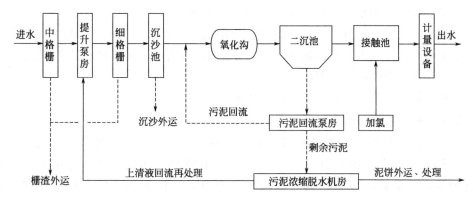

图 1-5　某污水处理工艺流程框图

　　初步设计图纸主要是根据业主单位提出的设计任务和要求，初步绘画出的草图。它和有关文件只能作为研究和审批使用，不能作为施工依据。

　　扩初设计图纸是根据初步设计阶段确定的内容，进一步解决建筑、结构、材料、设备（水、电、暖通等）的技术问题，并绘制成技术图纸。

　　工程施工图纸主要是为满足工程施工中的各项具体技术要求，提供一切准确可靠的施工依据。施工图纸主要包括全套工程图纸、相关配套的有关说明和工程概算。全套工程图纸是施工单位进行施工的依据。工程施工图全部由设计院出图。

　　一般工程施工图纸由两大部分组成，即文字部分与图纸部分。文字材料部分包括图纸目录、总施工说明。图纸目录说明该工程是由哪几个工种的图纸所组成，各工种图纸的名称、张数和图纸顺序。总施工说明主要说明工程概况和总体要求，具体分为：工程设计依据（包括建筑面积、造价以及有关的地质、水文、气象资料），工程设计标准（包括建筑标准、结构荷载等级、抗震要求、采暖通风要求、照明标准等）和施工要求（包括施工技术和材料等的要求）。图纸部分大致可分为：建筑总平面图，建筑、结构、给排水、电气设备、暖通施工图这几部分。另外，还有一类建筑工程图纸，即建设项目的竣工图纸。由于施工过程中业主修改等原因会出现不少设计变更，因此工程完成后交由施工单位按有关要求编制竣工图纸，并送档案局存档备案。

三、常用工程图纸的读识

　　工程图纸是工程设计、指导施工和设施维护管理工作中必不可少的工具资料。

　　1. 工艺流程图、物料流程图的读识要点

　　（1）阅读文字说明。要读懂工艺流程图，必须先仔细阅读有关工艺设计的文字说明。工艺设计的文字说明主要包括：生产工艺技术概况，原料、半成品、成品的理化性质、质量规格要求，自动化控制设备选型等。涉及化工生产的建设项目，还会列出生产的化学反应方程式。在阅读化学反应方程式的说明书时，首先应掌握化学反应原理，主反应与副反应产物的理化特性（包括毒性），分析生产过程中可能产生的职业病危害因素及产生在哪些岗位。

　　（2）对照文字识图。在读识工艺流程图时，宜将图纸上的内容与文字说明对照阅读，以加速对工艺设计的理解，也可较为容易地发现设计中存在的卫生问题。

　　（3）明确图例符号。化工类工艺流程图，经常因设计单位不同，同一种设备的图例符号也可能不完全相同。因此，阅读工艺流程图时，应明确图纸中各图例符号所代表的内容。

（4）明确工艺图中物料的流向。通常物料的流向采用箭头表示，如物料采用管道输送，则用实线表示；若为人工作业时，采用粗短的虚线表示。读图时，应特别注意这些作业岗位可能存在的职业病危害因素。

（5）核对检查。重复以上步骤，核对检查 2～3 次。

2. 工艺设备布置图的读识要点

（1）核对设备数量。工艺流程图上对于同一道工序中的同一型号的设备，通常只画一个外形图，而在设备布置图上则必须一个不漏地全部画出来，这可对照流程图上标注的设备数量进行核对。通过核对设备数量，可便于识别作业岗位存在的职业病危害因素。

（2）了解设备安装标高。工业生产设备在厂房内的安装标高是根据工艺要求来确定的。同一层厂房内往往会设置一个或几个不同标高的操作平台，因此，读图时应了解这些设备安装的高度是否符合生产工艺的要求或满足相应的卫生要求。

（3）注意设备间距。生产设备的间距太小，不仅影响正常操作与维修，而且还会影响作业人员的安全与健康。特别是一些发热设备和产生剧毒物质等的生产设备，应有宽敞的安装位置与足够的空间，必要时应将此类设备与其他作业岗位隔离。读图时，要重点分析这些设备的位置设置是否能满足相应的卫生要求。

（4）了解生产设备与辅助设备的关系。在工艺设备图上除了把各种设备全部描绘出外，还必须把相关的辅助设备，包括除尘、净化等防护设施，同时绘制在相应的位置上，以便卫生评价、监督或有关部门评价，或审核设计单位是否按国家有关尘、毒治理措施必须与主体工程同时设计、同时施工、同时投产的"三同时"要求进行设计。此外，从卫生防护的角度出发，对于除尘器、净化装置、各类吸风罩等防护设备，不宜与经常操作的生产设备安装在同一位置，以免引起作业环境的二次污染。

（5）阅读工艺立面图。工艺立面图与建筑立面图较为相似。阅读工艺立面图主要是了解工艺设备在高度方向上的安装位置、尺寸与固定方法等内容，以全面了解整个工艺设备的立面布局。

（6）核对检查。重复以上步骤，核对检查 2～3 次。

3. 建筑施工图纸的读识要点及示例

（1）阅读图纸的目录。根据图纸目录了解工程图纸的概况，包括图纸张数、图幅大小及名称、编号等信息。

（2）阅读总平面图和施工总说明。阅读总平面图可了解项目的总体布局，如用地范围、建筑物定位；建筑物的首层地面、室外地坪、道路的绝对标高、地面坡度及排水方向等；建筑物的朝向；道路、管网布置等内容。通过阅读施工总说明则可了解工程的概况，如工程设计单位、建设单位新建房屋的位置、周围环境、施工技术要求等。同时阅读各工种的施工说明以明确相应的图例符号。

（3）阅读有代表性的图纸。建筑平面图是建筑物最基本的设计图纸之一，也是工程图纸中最能直观反映建筑物特征的图纸。读图时，要逐一分析建筑形状与建筑物间距、各层建筑的功能布局、建筑面积与层高设置、门窗设置、日照采光等内容是否符合相应的卫生要求。

（4）阅读辅助性图纸。对于平面图上无法表达清楚的部分，根据平面图上的提示（如剖面位置等符号）和图纸目录找出该平面图的辅助图纸进行阅读，以全面了解整个工程的建筑情况。这些辅助图纸包括立面图、剖面图等。

（5）核对检查。重复以上步骤，核对检查 2～3 次。

【示例】 某写字楼总平面图见图 1-6。

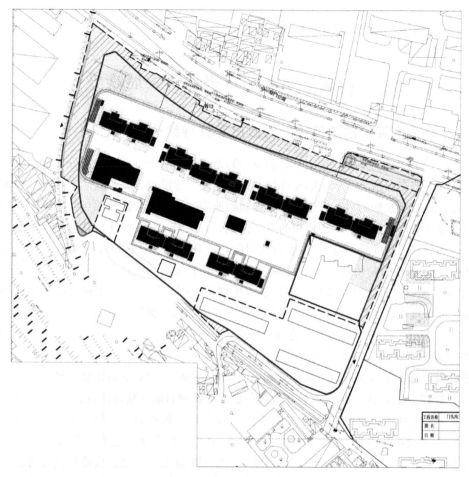

图 1-6　某写字楼总平面图

4. 空调通风系统工程图纸的读识要点

（1）阅读图纸的目录。根据图纸目录了解该工程图纸的概况，包括图纸张数、图幅大小及名称、编号等信息。

（2）阅读设计施工说明。了解空调工程概况，包括空调系统的形式、划分、主要设备及其布置，了解室内外空调设计参数，冷、热源情况，风、水系统的形式和控制方法，消声、隔振、保温、管道管件材料等。分析确定代表性图纸及图纸中的典型或重要部分，图纸的阅读就从这些重要的图纸开始。

（3）阅读有代表性的图纸。根据图纸目录和第（2）步骤查找出这些图纸阅读。代表性空调工程图纸应反映空调系统布置、空调机房布置、冷冻机房布置。因此，识图时应重点阅读系统图、流程图、总平面图及各种平面图。

（4）阅读辅助性图纸。对于平面图上无法表达清楚的部分，根据平面图上的提示（如剖面位置等符号）和图纸目录找出该平面图的辅助图纸进行阅读，这些辅助图纸包括立面图、侧立面图、剖面图等。

（5）阅读其他内容。工程识图中除了阅读平面图、剖面图，还需要阅读设备材料表和一些必要的详图，以便于掌握工程全部的内容。对于初次接触空调工程图纸的读者，识图的难点在于如何区分各种管道。

（6）核对检查。重复以上步骤，核对检查 2～3 次。

第四节　职业病危害评价发展趋势

一、职业病危害评价的法律规制与政府监管持续改进

建设项目的职业病危害评价工作是职业病防治工作的一个重要组成部分，是以职业卫生学为主线多学科交织融合所形成的专业技术科学体系。建设项目职业病危害评价是从源头预防、控制、消除职业病的根本措施，也是推动职业病防护设施与建设项目的主体工程同时设计、同时施工、同时投入生产和使用的重要措施。1994 年 6 月 30 日，卫生部颁布了《工业企业建设项目卫生预评价规范》，标志着我国的建设项目危害评价工作已经走向规范发展之路。2002 年《职业病防治法》出台之后，相继制定了《建设项目职业病危害预评价导则》（AQ/T 8009）、《建设项目职业病危害控制效果评价导则》等职业卫生相关法律法规和标准的颁布，有力地推动了我国建设项目职业病危害评价工作，也使得这项工作逐步法制化、规范化。2012 年《工作场所职业卫生监督管理规定》（国家安全生产监督管理总局令第 47 号）中第 20 条第 2 款规定：职业病危害严重的用人单位，应当委托具有相应资质的职业卫生技术服务机构，每 3 年至少进行 1 次职业病危害现状评价。《职业病防治法》经历了 2011 年、2016 年、2017 年、2018 年陆续修订，继续保留了建设项目职业病防护设施"三同时"要求，即建设项目职业病防护设施必须与主体工程同时设计、同时施工、同时投入生产和使用。2017 年对《建设项目职业病防护设施"三同时"监督管理办法》进行了修订，重申了建设单位的主体责任，安全监管部门在减少行政审批事项的同时，将会加大监管执法力度。明确了建设单位负责人组织职业卫生专业技术人员开展有关评价报告和职业病防护设施设计评审，向安全监管部门报送验收方案，形成书面报告等责任，并要求通过公告栏、网络等方式公布有关工作信息，接受劳动者和安全监管部门的监督。这项改革减轻了企业负担，赋予企业更多的建设项目职业病防护设施"三同时"自主管理权。

另外，政府职业卫生监管职能也经历了多次划转，也在一定程度上影响了职业卫生监管及职业病防治工作的有效开展。1998 年我国政府机构改革，将原由劳动部承担的职业卫生监察职能变为由卫生部承担；2003 年的机构改革将作业场所职业卫生监督监察职责划到国家安监局，2005 年明确将此项职能划归国家安监总局，2010 年将主要职业卫生监督管理职能划转到国家安监总局。2018 年我国进行机构改革后，成立国家卫生健康委员会，全面统筹负责职业安全与健康监管工作。

二、安全评价与职业病危害评价的融合

首先，安全评价与职业病危害评价程序基本类似。其次，评价类型基本相同。安全评

价按照实施阶段的不同分为三类：安全预评价、安全验收评价、安全现状评价。职业病危害评价按照实施阶段的不同分为三类：职业病危害预评价、职业病危害控制效果评价、职业病危害现状评价。最后，评价内容及方法存在交叉重叠，安全评价与职业病危害评价工作均是在分析评价对象的"人、机、物、料、环"等内容的基础上实施的，两者在建设项目选址、总体布局、生产工艺及设备布局、安全设施与职业病防护设施、事故及应急、管理措施等方面均存在交叉和重叠；两者的评价方法种类较多，且存在相互交叉和借鉴使用的情况。其中，检查表法为两者最常用方法，且适用于评价各阶段；类比法在职业病危害预评价中使用较多，也适用于安全预评价；作业条件危险性评价（LEC）、故障树分析（FTA）等方法也可应用于职业病危害风险评估中。

在安全生产领域的建设项目"三同时"行政审批方面，国家安全监管总局明确提出了积极探索和推进矿山、危险化学品、冶金等领域职业卫生与安全生产工作相融合。为进一步简化、完善安全生产领域的建设项目行政审批程序，上海市、新疆维吾尔自治区等在部分行业领域开展了安全评价与职业病危害评价的"二合一"探索工作。安全评价与职业病危害评价的融合将大大简化安全生产领域的建设项目"三同时"工作程序、减少审批事项，对提高安全监管部门工作效率和减轻企业负担具有重要意义。

三、职业病危害防治措施从"有没有"向"行不行"转变

评价工作人员应深入现场调查分析，进行必要的测试或检测，工作重点要从职业病危害防治措施"有没有"向"行不行"转变。现状评价报告的内容除反映法律法规等符合性的对标检查之外，更应该深入评估用人单位职业卫生管理工作及职业病危害防护设施的有效性和针对性，全面、深入、真实地反映用人单位的实际情况，给出针对性、实用的措施建议。

四、职业卫生评价知识框架

知识框架见图1-7。

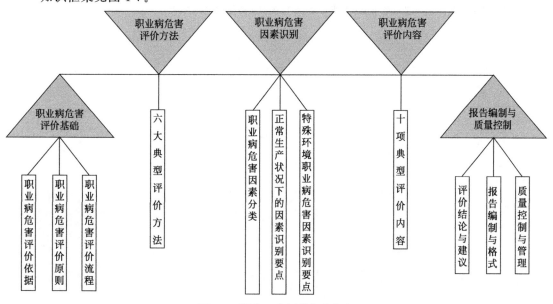

图 1-7　职业卫生评价知识框架

核心概念

职业病危害评价、职业病危害预评价、职业病危害控制效果评价、建设项目、方案设计、施工图、工程总投资、总主面布置、竖向布置

思考题

1. 简述职业病危害评价的基本原则。
2. 简述职业病危害评价的通用程序与内容。
3. 简述职业病危害评价的法律依据。
4. 简述甲、乙、丙级评价机构与资质要求。
5. 简述工艺流程图的读识要点。
6. 简述建筑施工图纸的读识要点。

参考文献

[1] 吴世达, 仲伟鉴. 建设项目卫生学评价 [M]. 北京: 化学工业出版社, 2009.
[2] 国家安全生产监督管理总局职业安全健康监督管理司, 中国安全生产科学研究院. 建设项目职业病危害评价 [M]. 北京: 煤炭工业出版社, 2013.
[3] 刘洋, 陈献文, 石远, 等. 我国建设项目职业病危害评价工作的现状与问题 [J]. 中国工业医学杂志, 2016, 1 (29): 71-73.
[4] 孔云明, 王懋祥, 金芳勇. 安全评价与职业病危害评价的融合 [J]. 安全, 2016, 37 (5): 39-43.
[5] 国家卫生计生委等. 职业病危害因素分类目录 [S]. 国卫疾控发〔2015〕92号.

第二章 职业病危害评价方法

建设项目职业病危害评价方法（简称评价方法），是对建设项目进行职业病危害分析、评价的工具。常用的评价方法主要包括：检查表法、类比法、职业卫生调查法、工程分析法和检验检测法。在选取评价方法时，应着重考虑建设项目特点、评价内容、资料收集情况以及其他因素。

第一节 检查表法

检查表法是依据国家有关职业卫生的法律、法规和技术规范、标准，以及操作规程、职业病危害事故案例等，通过对被评价项目的详细分析和研究，列出检查单元、部位、项目、内容、要求等内容，编制成表，逐项检查符合情况，确定被评价项目存在的问题、缺陷和潜在危害的方法。

一、适用范围与注意事项

1. 适用范围

检查表法一般用于定性评价，主要适用于预评价和控制效果评价。检查表法常用于总体布局、生产工艺及设备布局、职业病防护设施、建筑卫生学、辅助用室、职业卫生管理措施、职业健康监护措施等内容的评价。

2. 注意事项

（1）编制检查表应力求系统完整，检查表内容要重点突出、简繁适当，凡是法律、法规、标准要求的内容，应当一一列出进行检查，以确保各种职业病危害能够及时被发现，避免遗漏任何可能引发职业病危害的关键因素。

（2）各类检查表的项目、内容，应针对不同被检查对象有所侧重，具有针对性，避免重复。

（3）对检查结果的描述应当具体、详细、明确，有定量指标的应给出具体的数值，避免没有分析过程的检查结果出现。

（4）对检查中发现的问题，应当明确指出，不能掩盖事实或含糊其词。

（5）针对发现的问题，应提出针对性的整改措施和建议。

二、检查表编制与示例

1. 编制依据

（1）国家职业卫生方面的法律、法规、标准、技术规范，是编制检查表的主要依据。

（2）国内外职业病危害事故案例。搜集国内外同行业及同类产品行业的事故案例，从中分析危害因素，这些经验和教训，可作为职业病危害评价检查的内容。

（3）通过系统分析确定的职业病危害部位及防护对策，也是检查表的重要编制依据。

（4）研究成果。在现代信息社会和知识经济时代，知识的更新很快，编制检查表的依据必须是最新的知识和研究成果。包括新技术、新方法、新颁布的法规和标准。

2. 编制内容

检查表的内容一般包括检查内容、检查依据、检查结果、评价结论、建议措施等。检查表示例见表 2-1。

表 2-1 检查表示例

序号	检查内容	检查依据	检查结果	评价结论	建议措施

3. 编制步骤

第一步：评价内容分析。评价内容包括建设项目概况、选址、建筑物、工艺条件、管理状况、运行环境；总平面布置；生产过程使用的原料、辅料、中间产品、产品化学名称、用量或产量；主要生产工艺、生产设备及其布局、拟采取的职业病危害防护措施及可能发生的职业病危害事故等。特别是对已经发生的职业病危害事故，要剖析事故的原因、影响及其后果。

第二步：确定评价依据。搜集有关的职业卫生法律、法规、标准、制度，以及系统过去发生事故的资料，根据拟评价项目的具体情况，确定编制依据。

第三步：确定检查项目。按功能或结构将系统划分成子系统或单元，逐个分析潜在的危害因素，列出各单元职业病危害因素清单，确定检查项目。

第四步：编制表格。针对职业病危害因素，依据有关法律、法规、标准，参考过去事故的教训和本单位的经验确定检查表的检查要点、内容和为达到防治职业病应在设计中采取的措施，按照一定的要求编制检查表。

第五步：试用审核。通过征求专家意见或结合以往相关检查表进行审核，经过小组讨论后才应用到实际调查中。

4. 示例分析

依据《工业企业设计卫生标准》（GBZ 1—2010）中有关总体布局的规定，编制检查表，对拟建项目的总体布局情况进行评价，检查结果见表 2-2。

表 2-2　检查表应用示例

序号	检查内容	检查依据	检查结果	评价结论	建议措施
1	工业企业厂区总平面布置应明确功能分区，可分为生产区、非生产区、辅助生产区。其工程用地应根据卫生要求，结合工业企业性质、规模、生产流程、交通运输、场地自然条件、技术经济条件等合理布局	GBZ 1—2010 5.2.1.1	本项目根据生产纲领、城市规划、环保、消防、安全卫生等有关规范要求及生产工艺流程、物流并结合场地的实际情况进行总体布局，分区明确，布局合理	符合	—
2	工业企业总平面布置，包括建（构）筑物现状、拟建建筑物位置、道路、卫生防护、绿化等应符合《工业企业总平面设计规范》(GB 50187—2012)等国家相关标准要求	GBZ 1—2010 5.2.1.2	建设项目总平面布置按照《工业企业总平面设计规范》(GB 50187—2012)等国家相关标准进行设计	符合	—
3	工业企业厂区总平面功能分区的分区原则应遵循：分期建设项目宜一次整体规划，使各单体建筑均在其功能区内有序合理，避免分期建设时破坏原功能分区；行政办公用房应设置在非生产区；生产车间及与生产有关的辅助用室应布置在生产区内；产生有害物质的建筑（部位）与环境质量有较高要求的建筑（部位）应有适当的间距或分隔	GBZ 1—2010 5.2.1.3	整个厂区由厂前区、生产区、动力区、仓库区等构成。厂前区位于厂区北部；生产区位于厂区中部，自西向东依次布置冲压车间、涂装车间、车身车间、总装车间、发动机车间；动力区位于生产区的西北侧；西部为仓库区。各建筑间留有适当的间隔	符合	—
4	生产区宜选在大气污染物扩散条件好的地段，布置在当地全年最小频率风向的上风侧；产生并散发化学和生物等有害物质的车间，宜位于相邻车间当地全年最小频率风向的上风侧。非生产区布置在当地全年最小频率风向的下风侧。辅助生产区布置在两者之间	GBZ 1—2010 5.2.1.4	非生产区位于厂区北侧，办公楼位于涂装车间的西北侧，位于涂装车间全年最小频率风向的下风侧	符合	—
5	工业企业的总平面布置，在满足主体工程需要的前提下，宜将可能产生严重职业性有害因素的设施远离产生一般职业性有害因素的其他设施，应将车间按有无危害、危害的类型及其危害浓度（强度）分开；在产生职业性有害因素的车间与其他车间及生活区之间宜设一定的卫生防护绿化带	GBZ 1—2010 5.2.1.5	建设项目分区明确，按照生产工艺布置建筑物，各生产车间独立厂房布置。新建建筑物周围规划有绿化带	符合	—

序号	检查内容	检查依据	检查结果	评价结论	建议措施
6	可能发生急性职业病危害的有毒、有害的生产车间的布置应设置与相应事故防范和应急救援相配套的设施及设备，并留有应急通道	GBZ 1—2010 5.2.1.7	涂装车间、调漆间、污水处理站等场所可能存在急性职业病危害。本项目可行性研究报告中没有进行设计	不符合	涂装车间、调漆间、污水处理站等车间内应当设置应急通道，并设置相应的应急救援设施
7	高温车间的纵轴宜与当地夏季主导风向相垂直。当受条件限制时，其夹角不得小于45°	GBZ 1—2010 5.2.1.8	主要生产厂房、锅炉房等建筑的纵轴为东西向，与当地夏季主导风向的角度为67.5°，大于45°	符合	—
8	高温热源应尽可能地布置在车间外当地夏季主导风向的下风侧；不能布置在车间外的高温热源应布置在天窗下方或靠近车间下风侧的外墙侧窗附近	GBZ 1—2010 5.2.1.9	涂装车间的热源为烘干室，烘干室为密闭室体，设隔热层，向周围环境散发热量较少。涂装车间内设有空调和机械通风系统，满足防暑降温要求。可行性研究报告中未对锅炉房中锅炉的布置进行详细设计	基本符合	锅炉应布置在天窗下方或靠近车间下风侧的外墙侧窗附近
9	放散大量热量或有害气体的厂房宜采用单层建筑。当厂房是多层建筑物时，放散热和有害气体的生产过程宜布置在建筑物的高层。如必须布置在下层时，应采取有效措施防止污染上层工作环境	GBZ 1—2010 5.2.2.1	本项目的生产厂房均为单层建筑	符合	—
10	噪声与振动较大的生产设备宜安装在单层厂房内。当设计需要将这些生产设备安置在多层厂房内时，宜将其安装在底层，并采取有效的隔声和减振措施	GBZ 1—2010 5.2.2.2	本项目的生产厂房均为单层建筑	符合	—
11	含有挥发性气体、蒸气的各类管道不宜从仪表控制室和劳动者经常停留或通过的辅助用室的空中和地下通过；若需通过时，应严格密闭，并应具备抗压、耐腐蚀等性能，以防止有害气体或蒸气逸散至室内	GBZ 1—2010 5.2.2.3	本项目中设有汽油、压缩空气、天然气、蒸汽、汽车尾气等管道。汽油管道埋地敷设，压缩空气、天然气、蒸汽管道架空敷设。可行性研究报告中未说明各类管道的具体布置和走向	基本符合	汽油、压缩空气、天然气、蒸汽、汽车尾气等管道的布置和走向应当按照《工业企业设计卫生标准》（GBZ 1—2010）的相关要求进行布置，防止有害物质泄漏

第二节　类比法

类比法是通过对与拟评价项目相同或相似工程（项目）的职业卫生调查、工作场所职业病危害因素浓度（强度）检测以及对拟评价项目有关的文件、技术资料的分析，类推拟评价项目的职业病危害因素的种类和危害程度，对职业病危害进行风险评估，预测拟采取的职业病危害防护措施的方法。与其他思维方法相比，类比法属平行式思维的方法。

一、适用范围与注意事项

1. 适用范围

类比法的特点是"先比后推"。"比"是类比的基础，"比"既要比共同点，也要比不同点。对象之间的共同点是类比法是否能够施行的前提条件，没有共同点的对象之间是无法进行类比推理的。

类比法属于定性评价方法，只适用于建设项目职业病危害预评价，不能用于建设项目职业病危害控制效果评价。

类比法常用于职业病危害因素的识别与分析，以及职业病防护设施、应急救援设施等内容的评价。

2. 注意事项

（1）使用类比法进行评价时，应尽可能收集类比对象的工程技术资料，对类比对象之间的相似性进行分析，相似性越高，可比性越大，得出的结论也越可靠。

（2）类比对象可比性论证应以产生职业病危害直接相关的因素为重点，如生产原辅材料、生产工艺、生产设备、职业病危害防护设施、作业方式、职业卫生管理等。

（3）对于规模较大、工艺复杂的建设项目，难以找到合适的类比对象时，也可以考虑分评价单元、分工艺，分别选取合适的类比工程进行评价。

（4）应用类比法进行评价时，应认真开展类比现场调查和资料收集，真实地反映实际情况，不能掩盖和修饰类比调查的结果。

（5）使用类比法时，应当从正反两面进行类比分析，使评价项目所蕴藏的职业病危害风险得到全面、客观的揭示，不能避重就轻。

二、类比工程选择原则与示例

1. 选择类比工程的原则

（1）基本相同或相似的原辅材料。

（2）基本相同或相似的生产设备。

（3）基本相同或相似的生产工艺。

（4）基本相同或相似的生产规模。

2. 示例分析

某新建项目 2×600MW 级 CFB 示范电厂工程建设项目职业病危害预评价采用类比法进行评价，选择某煤矿石发电有限责任公司二期 2×300MW 循环流化床电厂工程作为类比工程。

对拟建项目与类比工程进行了可比性评价，具体分析情况见表 2-3。

表2-3 拟建项目与类比工程可比性分析示例

类比项目	拟建项目	类比工程	评价结果
建设地点	山西省朔州市平鲁区工业规划区内,麻黄头厂址,位于朔州市平鲁区东北约2.0km	山西省朔州市区以北20km安太堡露天煤矿矿区内	建设地点邻近,自然环境、气象条件等相近
建设规模	2×600MW循环流化床直接空冷机组,超临界机组	2×300MW循环流化床直接空冷机组,亚临界机组	拟建项目规模比类比工程大,拟建项目属于示范工程,目前国内尚无相近规模的机组
煤源	木瓜选煤厂和安太堡选煤厂的中煤、煤泥、末矸及混合后的尾煤。煤年耗量539.8×10⁴t	安太堡选矿厂的洗中煤、煤矸石及煤泥。煤最大年耗量231×10⁴t	煤源和煤质相同
原辅材料	石灰石、0号轻柴油、盐酸、氢氧化钠、氨、联氨、次氯酸钠、混凝剂、助凝剂、磷酸盐、稳定剂等	石灰石、轻柴油、盐酸、氢氧化钠、氨、联氨、氯气、甲酚、混凝剂、助凝剂、磷酸盐等	原辅材料的种类基本相同
生产工艺	循环流化床直接空冷机组,超临界机组	循环流化床直接空冷机组,亚临界机组	
主机	锅炉:循环流化床、一次中间再热、超临界直流炉、钢构架、紧身封闭布置。汽轮机:超临界、一次中间再热、三缸或四缸四排汽、单轴、直接空冷凝汽式汽轮机。发电机:水氢氢冷却、静态励磁系统	锅炉:循环流化床、中间再热循环汽包炉、紧身封闭、全钢架悬吊结构。汽轮机:亚临界、单轴、双缸双排气、中间再热、直接空冷凝汽式。发电机:水氢氢冷却、静态励磁系统	生产工艺基本相同,均为循环流化床直接空冷机组
劳动定员	460人	230人	不相同
总投资	62.9亿元	26.6亿元	不相同

拟建项目属于示范工程,目前国内尚无相近规模的机组,但类比工程与拟建项目相比,二者地理位置都在山西省朔州市,自然环境、气象条件等相同;煤源相同,煤质相同;主要工艺过程相近;管理模式和管理制度相似。因此虽然建设规模不同,但是仍具有较好的可比性。

第三节 职业卫生调查法

职业卫生调查法是指运用现场观察、文件资料收集与分析、人员沟通等方法,了解调查对象相关卫生信息的过程。职业卫生调查通常采用"听、看、问、查"的方法进行。"听"即听取介绍;"看"即现场观察;"问"即口头询问;"查"即查阅资料。

一、适用范围与注意事项

1. 适用范围

职业卫生调查法主要用于建设项目职业病危害评价的现场调查和类比调查,可单独使用，更多是作为其他评价方法前期步骤的辅助手段。

2. 注意事项

（1）职业卫生调查的内容应全面，以满足评价工作的需要。调查表的设计应简单明了方便记录和书写。

（2）所有调查的内容应翔实，尽可能量化，调查过程中要做好现场记录。现场记录应详细、清晰，并经被调查单位相关人员确认，签字后按要求进行修改和存档。

（3）职业卫生调查的内容和结论应当准确，真实反映建设项目的实际情况，不能进行修饰和掩盖。

二、职业卫生调查内容与示例

1. 职业卫生调查的主要内容

职业卫生调查内容主要包括工程概况、试运行情况、总体布局、生产工艺、生产设备及布局、生产过程中的物料及产品、建筑卫生学、职业病防护设施、个人使用的职业病防护用品、辅助用室、应急救援、职业卫生管理、职业病危害因素以及时空分布、预评价报告与防护设施设计及审查意见的落实情况等。

（1）工程概况与试运行情况。主要调查工程性质、规模、地点、建设施工阶段工作场所职业病危害因素检测、职业健康监护等职业卫生管理情况、"三同时"执行情况及试运行情况等。

（2）总体布局与设备布局。调查项目的总体布局和设备布局情况。

（3）职业病危害因素。调查生产工艺过程中存在的职业病危害因素及其来源、理化性质与分布以及生产环境和劳动过程中的职业病危害因素，开展工作日写实并调查劳动定人员以及职业病危害作业的相关情况。

（4）职业病防护设施与应急救援设施。调查工艺过程、生产环境和劳动过程中存在的职业病危害因素发生（散）源或生产过程及其产生职业病危害因素的理化性质和发生（散）特点等，以及所设置的各类职业病防护设施的种类、地点及运行维护状况，生产环境和劳动过程中存在的可导致急性职业损伤的职业病危害因素及其理化性质和危害特点，可能发生泄漏（逸出）或聚积的工作场所等，所设置各类应急救援设施的种类、地点及运行维护状况等。

（5）个人使用的职业病防护用品。调查各类职业病危害作业工种（岗位）及其相关工作地点的环境状况、所接触职业病危害因素的理化性质、作业人员实际接触职业病危害因素状况等，以及各类职业病危害作业工种（岗位）所配备防护用品的种类、数量、性能参数、适用条件及防护用品使用管理制度等。

（6）建筑卫生学。调查建筑结构、采暖、通风、空气调节、采光照明、微小气候等建筑卫生学情况。

（7）辅助用室。调查工作场所办公室、生产卫生室（浴室、存衣室、盥洗室、洗衣房）、生活室（休息室、食堂、厕所）、妇女卫生室、医务室等辅助用室情况。

（8）职业卫生管理情况。调查职业卫生管理组织机构及人员设置情况、职业病防治计划与实施方案及其执行情况、职业卫生管理制度与操作规程及执行情况、职业病危害因素定期检测制度、职业病危害的告知情况、职业卫生培训情况、职业健康监护制度、职业病危害事故应急救援预案及其演练情况、职业病危害警示标识及中文警示说明的设置状况、职业病危害申报情况、职业卫生档案管理、职业病危害防治经费等。

（9）职业健康监护情况。调查职业健康检查的实施范围与种类、健康监护档案管理以及职业禁忌证和职业病患者的处置情况。

2. 职业卫生调查的程序与步骤

（1）职业卫生调查的一般步骤。

第一步：准备阶段。开展职业卫生调查前，应做好准备工作，首先要初步了解被调查建设项目或类比企业的行业类型、生产规模、产品种类等基本情况，制定调查计划，确定调查内容、调查人员、调查时间和进度安排，准备调查时使用的记录表格。

第二步：实施调查。开展现场调查过程中，必须与所调查单位有关部门密切联系，做好安排，既要搞好调查，又不能影响生产。调查人员必须按照调查计划的各项要求逐一进行，并做好现场记录。

第三步：调查总结。调查工作结束后，要及时地整理调查结果，描述和记录必须客观、真实。

（2）技术服务机构现场调查的基本程序与要求。

《职业卫生技术服务机构管理办法》规定，技术服务机构开展现场调查（包括工作日写实）的程序和要求：

① 现场调查应当覆盖检测范围内全部工作场所。

② 现场调查应内容全面。

③ 现场调查应当至少由 2 名专业技术人员完成，且应当包括相关行业工程技术人员。

④ 现场调查应当在正常生产情况下进行，且现场调查的时间应至少覆盖 1 个工作日。

⑤ 现场调查应当实时记录（见表 2-4～表 2-7 现场调查记录表），并经用人单位陪同人员签字确认。

⑥ 在用人单位显著标志物位置前拍照（摄影）留证并归档保存。

⑦ 根据实际情况，可在现场调查时开展预采样，预采样不能代替现场采样。

（3）现场调查的关键内容与表格填写。

① 用人单位基本情况，包括单位名称、地址、劳动定员、岗位划分、工作班制。

② 生产过程中使用的原辅材料，生产的产品、副产品和中间产物等的种类、数量、纯度、杂质及其理化性质。

③ 生产工艺和设备，包括设备类型、数量及其布局；主要工艺参数，生产方式，生产状态。

④ 各岗位（工种）作业人员的工作状况，包括作业人数、工作地点及停留时间、工作内容和工作方式；接触职业病危害的程度、频度及持续时间。

⑤ 工作场所空气中有害物质的产生和扩散规律、存在状态、估计浓度。工作场所卫生状况和环境条件、职业病防护设施及运行情况、个体防护用品及使用情况。

表 2-4 劳动者工作日写实调查表 第 页/共 页

用人单位			检测任务编号		
车间/工作场所					
岗位(工种)		岗位总人数		最大班人数	
工作制度		写实人数	姓名		工龄

工作场所及工作内容描述					

工作时间	工作地点	工作内容	耗费工时	接触职业病危害因素	备注
～					
～					
～					
～					
～					
～					
～					
～					
～					
～					
～					
～					
～					

调查人: 陪同人: 调查日期: 年 月 日

表 2-5 劳动者作业情况调查表

检测任务编号: 第 页/共 页

用人单位:			车间名称:		工作制度:		
岗位(工种)	人数		工作内容、过程和工作方式、作业地点	接触职业病危害因素	接触时间/[h/d(或周)]	职业病防护设施	个体防护用品
	总数	数/班					

调查人: 陪同人: 调查日期: 年 月 日

表 2-6 设备设施及测点布局情况调查表

检测任务编号：第 页/共 页

用人单位：				车间名称：	
设备名称	数量		型号	场所布局、设备布局、测点布置图：	测点标注及编号：
	总数	运行			

调查人：　　　　　　陪同人：　　　　　　　　调查日期：　　年　月　日

表 2-7 物料及工艺情况调查表

检测任务编号：第 页/共 页

用人单位：				车间名称：
物料名称	用量	主要成分	使用岗位 （或场所）	生产工艺情况描述：

调查人：　　　　　　陪同人：　　　　　　　　调查日期：　　年　月　日

3. 示例分析

生产设备及其防护设施现场调查表示例见表 2-8。

表 2-8 生产设备及其防护设施现场调查表示例

评价单元	岗位/作业点	生产设备（名称、数量、运行情况）	防护设施（种类、数量、运行情况）	应急救援设施（种类、数量、运行情况）	警示标识（种类、设置情况）

职业病危害因素岗位接触情况现场调查表示例见表 2-9。

表 2-9　职业病危害因素岗位接触情况现场调查表示例

评价单元	岗位/工种	作业点	职业病危害因素	接触人数	作业时间/(h/d)	作业频次/(次/周)	作业方式

第四节　工程分析法

工程分析法是指运用工程分析的思路和方法，在全面、系统分析建设工程概况、建设地点、建设项目所在地自然环境、总体布局、生产工艺、生产设备及布局、生产过程中使用的原辅材料、产品与副产品、车间建筑设计卫生学、职业病危害工程防护技术措施等的基础上，识别和分析建设项目存在或可能存在的职业病危害因素的种类，以及其存在环节、岗位分布及潜在接触水平的一种方法。

一、适用范围与注意事项

1. 适用范围

工程分析的目的在于掌握建设项目基本情况、工艺技术水平、可能存在的职业病危害因素及其分布、防护状况与劳动者可能的职业病危害因素接触水平，是实施进一步的职业病危害因素定量分析与评价、建设项目职业病危害风险程度评价等的前提和基础。该方法是适用于建设项目职业病危害预评价、控制效果评价的一种基本方法，主要用于职业病危害因素的识别与分析、职业病防护设施设置等内容的分析。

2. 注意事项

用工程分析法进行职业病危害因素识别与分析，必须从系统工程分析的角度全面剖析建设项目可能产生或产生的职业病危害因素，无论是收集资料，还是现场调研必须认真、仔细、全面、到位。

二、工程分析的内容与示例

1. 工程分析的主要内容

（1）工程概况，包括项目名称、性质、规模、拟建地点、自然环境概况、项目组成及主要工程内容、生产制度、岗位设置、主要技术经济指标等内容。

（2）生产过程拟使用的原料、辅料的名称及用量，产品、联产品、副产品、中间品的名称和产量，健康危害说明书（中文）。

（3）总平面布置及竖向布置。从建筑卫生学和相关的勘察规划设计等方面概述布置原则，并附总平面布置和竖向布置图。

（4）生产工艺流程，包括工艺技术及其来源、生产装置的生产过程概述、辅助装置的工艺过程概述、生产装置的化学原理及主要化学反应、生产工艺及设备的先进性（机械化、密闭化、自动化及智能化程度）等。

（5）生产设备及布局，包括主要生产设备及其产生职业病危害设备的健康危害说明书（中文）以及设备布局情况。

（6）建筑卫生学，主要包括建筑物的间距、朝向、采光与照明、采暖与通风及主要建筑物（单元）的内部布局等。

2. 示例分析

工程分析法在某铁矿项目生产工艺中的应用示例如下。

按工艺流程分析生产过程中使用和产生的物质，识别工艺过程中可能产生的职业病危害因素以及人员的接触情况。

以井下破碎生产工艺分析为例进行说明。井下破碎生产工艺为：破碎硐室的矿石由上部溜井经振动给料机送入颚式破碎机，破碎后产品排入下部溜井。下部溜井的矿石经振动给料机送至地下带式输送机。矿石经地下带式输送机送入竖井箕斗提升机的计量漏斗，经竖井箕斗提升机送至地表箕斗卸料仓。流程图如图 2-1 所示。

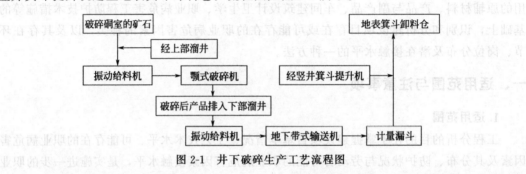

图 2-1 井下破碎生产工艺流程图

井下破碎生产过程中物料只有矿石，不使用化学试剂等原辅材料，其破碎过程为物理过程，不发生化学反应，只是将矿石进行破碎，并提升至地表箕斗卸料仓。矿石在经过溜井、振动给料机、颚式破碎机时会产生噪声和粉尘；在经带式输送机、提升机运输以及计量料斗装卸时可能会由于矿石逸撒而产生粉尘。因此，振动给料机、颚式破碎机的操作人员会接触到噪声和粉尘，而带式输送机巡检工、推（翻）罐工可能会接触粉尘。

第五节 检测检验法

检测检验法是依据国家相关技术规范和标准的要求，通过现场检测和实验室分析，对建设项目工作场所中职业病危害因素的浓度或强度、通风条件参数等进行检测分析，并依据职业卫生标准、规范等，评价作业场所职业病危害防护设施的效果及职业病危害因素的浓度（强度）是否符合职业接触限值的要求的方法。

一、适用范围与注意事项

1. 适用范围

检测检验法是一种定性、定量评价方法，适用于建设项目职业病危害预评价和职业病危害控制效果评价，可用于职业病危害因素的识别、分析与评价，职业病防护设施效果评估。

2. 注意事项

在选用检测检验法进行职业病危害因素的评价分析时，应注意选择合理检测方法。在评价工作场所的污染或个人接触状况时，应按照国家颁布的标准测定方法和有关采样规范进行检测。在无上述规定时，也可采用国内外公认的测定方法进行检测，使检测结果能尽可能准确、全面地反映工作场所职业病危害因素的污染状况，并正确运用时间加权平均容许浓度、最高容许浓度、短时间接触容许浓度等参数，做出恰当的评价。

二、职业卫生检测的内容与示例

1. 职业卫生检测的主要内容

（1）粉尘检测。粉尘检测主要是指工作场所空气中存在的粉尘的检测，包括无机粉尘（inorganic dust，含矿物性粉尘、金属性粉尘、人工合成的无机粉尘）；有机粉尘（organic dust，含动物性粉尘、植物性粉尘、人工合成的有机粉尘）；混合性粉尘（mixed dust，混合存在的各类粉尘）。《工作场所空气中粉尘测定》（GBZ/T 192.1～GBZ/T 192.6）中规定了总粉尘、呼吸性粉尘、分散度、游离二氧化硅、石棉纤维浓度、超细颗粒和细颗粒总数量浓度的采样及分析方法。

① 作业场所粉尘采集准备。包括现场调查和采样仪器准备两部分。为了正确选择采样点、采样对象、采样方法和采样时机等要对作业环境进行现场调查，充分考虑工作过程中使用的原料、辅助材料，生产的产品、副产品和中间产物等的种类、数量、纯度、杂质及其理化性质等；工作流程，包括原料投入方式、生产工艺、加热温度和时间、生产方式和生产设备的完好程度等；劳动者的工作状况，包括劳动者数、在工作地点停留时间、工作方式、接触有害物质的程度与频度及持续时间等；工作地点空气中有害物质的产生和扩散规律、存在状态、估计浓度等；工作地点的卫生状况和环境条件、卫生防护设施及其使用情况、个体防护设施及使用状况等。根据检测方案和 GB/T 17061 的要求准备采样器和采样介质，校正空气采样器流量，如使用定时装置控制采样时间的采样，应校正定时装置。

② 作业场所粉尘采样方法。

a. 个体采样指将空气收集器佩戴在采样对象的前胸上部，其进气口尽量接近呼吸带所进行的采样。职业接触限制为时间加权平均容许浓度（PC-TWA）的粉尘采样，应优先采用个体长时间采样，采样时间尽可能覆盖整个工作班。

b. 定点采样指将空气收集器放置在选定的采样点、劳动者的呼吸带进行采样。按照采样时间可分为短时间采样和长时间采样，短时间采样在呼吸带高度以 15～40L/min 流量采集 15min 空气样品，适用于职业接触限值为最高容许浓度、短时间接触容许浓度的粉尘采样；长时间采样的采样时间一般在 1h 以上，适用于职业接触限值为时间加权平均容许浓度的采样。

根据《工作场所空气中有害物质监测的采样规范》（GBZ 159）的要求，采样点的选择以能代表粉尘对人体健康的危害为原则，考虑粉尘发生源在空间和时间上的扩散规律，以及工人接触粉尘情况的代表性。对于定点采样，采样点应包括空气中粉尘浓度最高、劳动者接触时间最长的工作地点，在不影响劳动者工作的前提下，采样点尽量靠近劳动者，空气收集器尽量接触劳动者工作时的呼吸带；在评价工作场所防护设备或措施的防护效果时，应根据设备的情况选定采样点，在工作地点劳动者工作时的呼吸带进行采样。对于个体采样，要在现场调查的基础上，根据检测目的和要求，选择采样对象，在工作过程中，凡接触和可能接触粉尘的、不同工作岗位的、接触粉尘浓度最高和接触时间最长的劳动者都列入采样对象范围。

③ 粉尘浓度的测定。我国自 20 世纪 50 年代以后即着手制定职业卫生标准，规定了车间空气生产性粉尘的最高容许浓度（MAC）和定点短时采样测定总粉尘浓度的方法。随着 80 年代国外开始实行呼吸性粉尘时间加权平均容许浓度标准和个体采样，我国也在 90 年代陆续颁布了一系列呼吸性粉尘的容许浓度标准。2002 年卫生部颁布《工作场所有害因素职业接触限值》（GBZ 2—2002），其中规定了 47 项粉尘的接触限值标准，包括加权平均容许浓度（PC-TWA）和短时间（瞬时）接触容许浓度（PC-STEL）两项指标。而后将 GBZ 2—2002 分为《工作场所有害因素职业接触限值 第 1 部分：化学有害因素》（GBZ 2.1—2019）和《工作场所有害因素职业接触限值 第 2 部分：物理因素》（GBZ 2.2—2007），增加了总粉尘、呼吸性粉尘和空气动力学直径的定义，并删除了 47 项粉尘的 PC-STEL 值。

由于我国长期执行 MAC 标准，并形成了与之相配套的检测方法，《作业场所空气中粉尘测定方法》（GB 5748）规定了作业场所总粉尘浓度的检测方法。新的标准体系颁布实施后，采样方法需从短时定点采样测定总粉尘浓度过渡到连续长时间个体采样测定呼吸性粉尘。在此基础上，卫生部 2007 年又颁布了《工作场所空气中粉尘测定》（GBZ/T 192 系列标准），包括总粉尘浓度、呼吸性粉尘浓度、粉尘分散度、游离二氧化硅含量、石棉纤维浓度五部分内容，GBZ/T 192.6—2018 又增加了超细颗粒和细颗粒总数量浓度的测定。

（2）物理因素检测。自然界中的物质以两种形式存在：一种以质的形式，有一定的形状、体积和重量；另一种以能的形式存在，如电流、气温、噪声、可见光等，这种以能的形式存在，具有一定物理参数的物质称为物理因素。物理因素包括噪声、粉尘、手传振动、工频电磁辐射、高频电磁场、超高频辐射、微波辐射、激光辐射、紫外辐射、照度、风速、气压等。

物理因素除振动外，多以场的形式存在，如声场、电磁场等。除高温外，物理因素的产生和消失与生产设备的启动与关闭是同步的。基于上述特点，物理因素的检测均采用现场即时直读的方式。《工作场所物理因素测量》（GBZ/T 189.1～189.10）中规定了工作场所中超高频辐射、高频电磁辐射、高频电磁场、工频电场、激光辐射、微波辐射、紫外辐射、高温、噪声、手传振动的测量方法。

（3）化学毒物检测。我国职业卫生标准中规定了金属及其化合物、无机化学物质、有机化学物质等 160 种有毒物质的采样、分析方法，即《工作场所空气有毒物质测定》（GBZ/T 300.1～300.160）。

（4）职业病防护设施及建筑卫生学检测。根据检测规范和方法，对职业病防护设施的技术参数以及采暖、通风、空气调节、采光照明、微小气候等建筑卫生学内容进行检测。

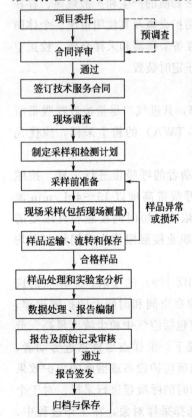

图 2-2　检测工作流程图

2. 职业卫生检测的主要流程

职业卫生检测流程如图 2-2 所示。

3. 示例分析

某工作场所空气中氨气的时间加权平均浓度测定示例如下：

（1）检测方法。采用定点采样和短时间采样方式，对该工作场所空气中的氨浓度进行检测，每次采样15min，共采样6次，每次采样测定的氨浓度见表2-10。

表 2-10　氨气采样时间段和浓度

浓度	接触时段	采样时间/min	空气浓度/(mg/m³)
C_1	8:00～10:00	15	25
C_2	10:00～11:00	15	10
C_3	11:00～12:00	15	20
C_4	12:00～13:00	15	20
C_5	13:00～14:00	15	25
C_6	14:00～16:00	15	15

（2）浓度计算。短时间接触容许浓度计算公式如下：

$$C_{TWA} = \frac{C_1 T_1 + C_2 T_2 + \cdots + C_n T_n}{8} \tag{2-1}$$

由表2-10可知，$C_1 = 25\,mg/m^3$，$T_1 = 2h$；$C_2 = 10\,mg/m^3$，$T_2 = 1h$；$C_3 = 20\,mg/m^3$，$T_3 = 1h$；$C_4 = 20\,mg/m^3$，$T_4 = 1h$；$C_5 = 25\,mg/m^3$，$T_5 = 1h$；$C_6 = 15\,mg/m^3$，$T_6 = 2h$。

将数值代入式（2-1）得 $C_{TWA} = 19.4\,mg/m^3$。

目前，在建设项目职业病危害评价和工作场所职业病危害因素检测中，常测定短时间接触容许浓度推算 C_{TWA} 值。实际应用中，应区别采样时间和接触时间的不同。虽然用采样时段的浓度代表接触时段的浓度情况，但不能用采样时间代替接触时间。

第六节　风险评估法

风险评估法是对建设项目发生职业病危害的可能性和危害程度进行评估，以便采取适当防护措施，使危害降低到可承受水平的方法。

一、适用范围与注意事项

通过职业卫生现场调查、职业卫生检测、职业健康检查等方法收集数据和资料，通过检查表法、类比法、职业卫生调查法、工程分析法、检测检验法等对企业职业病危害情况进行评价，以上列举的评价方法仅能对工作场所中职业病危害因素浓度（强度）以及职业卫生管理措施是否符合相关法律、法规和相关标准进行评价，得出的结论仅是"合格"或"不合格"。上述传统的评价方法难以对有害因素的职业健康损害风险及严重程度做出客观全面的评价，由于目前国家尚未正式批准针对企业职业病危害风险评估的标准方法，加之风险评估法要求数据量大、对从业人员要求高，所以在职业卫生评价工作中很少使用，但风险评估法作为一种新型的方法，一直是职业卫生研究工作的重点。

二、风险评估法的种类与示例

1. 风险评估指数法

风险评估指数法，也称为风险矩阵分析法。该方法属于安全评价方法里的一种，是半定量的风险分析方法。该方法将危险事件的严重性和发生的可能性（频繁程度）这两种因素，按其特点相应的划分等级构建一个综合的风险评价矩阵，再根据危险事件风险的实际情况赋权值，最后确定四个危险后果严重程度等级。这种方法简单明了，易于操作人员掌握，使用范围广；但缺点是对危险事件的严重性和发生的可能性赋值时过于依赖操作人员的主观意向，如果考虑不周全，会影响风险评估的真实结果。在对某种新的工艺进行评价分析时，如果只是使用类比法、检查表法等不能满足评价要求，因为类比资料往往不够全面。使用风险评估指数法能弥补这一缺点，更加全面地了解项目中存在的职业危害的程度和后果，为企业采取职业危害防护措施提供可靠依据，从而保护作业工人的职业健康。

2. MES 评价法

MES 评价法是由国家安全监督管理总局提出的一种定性分级的方法。其核心公式是风险程度 $R=LS=MES$。其中，L 是发生职业危害可能性，即劳动者暴露于危险工作环境的频繁情况；S 是结果的严重程度；M 是防护措施的状态；E 是劳动者暴露于危险环境的概率。此方法与事故树法、检查表法等定性方法相比，操作分析相对简单，易于掌握，适用性强。该方法最大的不足和局限之处是分析因素时无法考虑到化学物本身的理化特性，在分析具有挥发性、易燃易爆性和蒸气压特性的化学物时，评价结果的准确性会受到影响，且该方法不适用于突发性职业病危害的定量评价。

3. 模糊综合评价法

模糊综合评价法是以模糊数学为基础，利用模糊综合理论，将一些边界不清、不易定量的因素定量化，从多个因素对被评价对象进行单因素模糊评价，构造作业项目目标风险模糊关系的评价矩阵，再确定各个因素的权重，最后把模糊评价矩阵与因素的权向量进行模糊运算，建立模糊综合评估的职业病风险综合评估方法。这种方法的特点是可以处理定性、模糊的变量。应用过程中关键性工作是建立单因素评判矩阵和确定因素的权重分配，一般是进行统计实验或专家评分。模糊综合评价法应用于职业病危害评价，既可相互比较单个职业病危害因素危害程度的大小，也可以同时对多种危害因素进行综合评价，尤其在处理定性、模糊的危害因素时，很多影响因素无法用数字来定量描述，这种方法可以充分利用专家评判信息的模糊性，全面量化职业病危害，在一定程度上解决了从定性到定量的难题，评价效果优于其他方法。应用模糊综合评价法可以分析企业与企业之间、同一企业不同时间以及企业内部不同生产单元间的职业病危害状况，为企业的卫生监督提供依据。模糊综合评价法应用于职业病危害评价的探索研究较多，是近几年来发展较快的一种定量评价方法。

4. 新加坡化学毒物职业暴露半定量风险评估法

目前很多职业病危害评价工作者在评价中引入新加坡化学毒物职业暴露半定量风险评估法，该方法可以系统地识别企业化学有害因素，根据各个化学物的毒性、腐蚀性、刺激性等进行危害程度等级划分，等级划分的标准主要依据美国工业学家协会（ACGIH）和国际癌症研究中心（IARC）的化学物质致癌作用。或依据化学物的急性毒性资料即半数致死剂量与半数致死浓度进行分级，可分为 5 个级别。确定危害级别（HR）后，再根据暴露强度

（浓度）、频率、时间等因素计算出暴露水平即暴露可能性，再结合容许接触限值来划分等级，得到暴露级别（ER），由公式 RISK＝$\sqrt{HR \cdot ER}$ 计算出风险水平再确定风险级别，风险级别为可忽略风险、低风险、中等风险、高风险、极高风险五个等级，企业可根据评价结果采取相应的措施。另外，该方法也可以在无检测数据的情况下，对职业病危害进行风险评估。这打破了职业病危害预评价中类比项目的约束条件，该方法正越来越多地被相关人员应用。

5. 风险评估指数法应用示例

以某新建阴极电泳生产线职业病危害评价为例：

（1）化学毒物风险分析。该项目电泳油漆采用的是氨基环氧树脂漆，主要成分为氨基树脂、环氧树脂，以二甲苯和丁醇作为稀释剂。电泳工件前处理过程中存在磷化工艺，磷化剂的主要成分为磷酸、磷酸盐及硝酸盐化合物，在磷化过程中会有酸雾及酸酐挥发，硝酸盐经挥发可产生氮氧化合物。电泳工序会产生大量的酸碱废水，盐酸及氢氧化钠对人体具有刺激性和腐蚀性。该项目电泳工艺拟采用密闭机械自动化流水作业，正常情况下操作人员基本不直接手工作业，但是一旦发生设备故障、操作失误或通风设施运行不畅，有可能导致急性中毒事件的发生。因此，认为该项目电泳车间发生职业性中毒事件的可能性极小，不易发生，但有理由可预期发生，可能性等级为 D。急性重度甲醛中毒可引起猝死，因此甲醛急性中毒危害的严重性等级为Ⅰ。氨气及酸碱等刺激性气体可引起作业人员发生肺水肿甚至急性呼吸窘迫综合征，急性重度二甲苯中毒会引起昏迷及心肝肾损伤，故严重性等级均为Ⅱ。丁醇具有刺激和麻醉作用，环氧树脂可导致作业人员出现头痛、恶心、眼灼痛、上呼吸道刺激及过敏性皮肤病，故严重性等级均为Ⅲ。

（2）物理因素风险分析。电泳工件从电泳池出来经过水洗工序后还需要进行高温烘烤固化，高温季节该工序属于高温作业。虽然此工序准备设置为全封闭自动化操作，并配备相应的通风设施，避免了人员直接作业。但电泳涂装车间自成一个大的封闭环境，夏季高温季节如果再发生通风设施故障，热量不能及时散发出去，此处作业人员将有可能发生职业性中暑。因此，认为该项目电泳车间夏季发生职业中暑的可能性为有时发生，可能性等级为 C；中暑患者若能及时处理治疗，一般可以很快恢复，因此严重性等级为Ⅲ。电泳车间表面调整工序及生产机械和送（排）风机运转过程中会产生噪声，如果车间内噪声声级值超过国家职业卫生标准，作业人员长期在这种环境中作业有可能会导致噪声聋。参考目前国内电泳工艺发生职业性噪声聋的事例几乎没有，认为该项目电泳车间发生噪声聋的可能性极小，但有理由可预期发生，可能性等级为 D；职业性噪声聋是不可治愈的，故严重性等级为Ⅱ。

（3）风险评估指数。电泳车间的职业病风险严重性等级、可能性等级和风险评估指数的数值，见表 2-11、表 2-12。

表 2-11　风险评估指数矩阵

可能性等级	严重性等级			
	Ⅰ（灾难的）	Ⅱ（严重的）	Ⅲ（轻度的）	Ⅳ（轻微的）
A（频繁）	1	3	7	13
B（很可能）	2	5	9	16
C（有时）	4	6	11	18
D（极少）	8	10	14	19
E（不可能）	12	15	17	20

表 2-12　风险评估指数

危险源	严重性等级	可能性等级	风险评估指数
氨	II	D	10
甲醛	I	D	8
二甲苯	II	D	10
丁醇	III	D	14
环氧树脂	III	D	14
磷酸	II	D	10
氮氧化合物	II	D	10
盐酸	II	D	10
高温	III	C	11
噪声	II	D	10

核心概念

职业病危害评价方法、检查表法、类比法、职业卫生调查法、工程分析法、检测检验法、风险评估法

思考题

1. 简述检查表编制的基本内容。
2. 简述类比工程选择原则。
3. 简述职业卫生调查的程序与内容。
4. 简述工程分析的主要内容。
5. 简述职业卫生检测的主要内容。

参考文献

[1]　吴世达, 仲伟鉴. 建设项目卫生学评价 [M]. 北京: 化学工业出版社, 2009.

[2]　国家安全生产监督管理总局职业安全健康监督管理司, 中国安全生产科学研究院. 建设项目职业病危害评价 [M]. 北京: 煤炭工业出版社, 2013.

[3]　封永寿. 风险评估指数法在某新建项目职业病危害预评价中的应用 [J]. 中国工业医学杂志, 2013 (26): 220-222.

第三章 职业病危害因素识别与分析

职业病危害因素识别与分析是按照划分的评价单元，在工程分析和职业卫生调查的基础上，识别建设项目生产工艺过程、生产环境、劳动过程中以及建设施工过程中可能存在的主要职业病危害因素及来源、分布与影响。

第一节 职业病危害因素分类

职业病危害因素（又称职业危害因素，职业性有害因素），是指对从事职业活动的劳动者可能导致职业病的各种危害。职业病危害因素包括职业活动中存在的各种有害的化学、物理、生物因素以及在作业过程中产生的其他职业有害因素。

一、职业病危害因素的分类

1. 按照危害因素来源分类

（1）生产工艺过程中产生的有害因素。主要包括化学因素、物理因素及生物因素，化学因素又分为生产性粉尘及化学物质。

（2）劳动过程中的有害因素。主要包括劳动组织和劳动制度不合理、劳动强度过大、过度精神或心理紧张、劳动时个别器官或系统过度紧张、长时间不良体位、劳动工具不合理等。

（3）生产环境中的有害因素。主要包括自然环境因素、厂房建筑或布局不合理、来自其他生产过程散发的有害因素造成的生产环境污染。

2. 按照危害因素性质分类

《职业病危害因素分类目录（2002版）》（已废止失效）是按照危害因素性质和所导致的职业病进行分类，但各类危害因素之间存在一定的交叉重复。《职业病危害因素分类目录》（国卫疾控发〔2015〕92号）按照危害因素性质进行分类，将职业病危害因素分为粉尘52种、化学因素375种、物理因素15种、放射性因素8种、生物因素6种、其他因素3种，共459种。

二、生产性粉尘

粉尘（dust）是指悬浮在空气中的固体微粒。生产性粉尘（industrial dust）是指在生产过程中形成的，能较长时悬浮在作业场所空气中的固体微粒。

1. 生产性粉尘及其分类

（1）按粉尘性质划分。生产性粉尘分为无机粉尘（如煤尘、铅尘、石棉尘、水泥尘）、有机粉尘（如动物性、植物性和人工合成粉尘）和混合性粉尘（多种粉尘混合而成，在生产中最常见）。

（2）按大气中粉尘微粒大小划分。生产性粉尘分为总悬浮微粒（指大气中粒径小于 $100\mu m$ 的所有固体微粒）、飘尘（即浮游粉尘，可吸入颗粒物，简称 PM_{10}，是指大气中粒径小于 $10\mu m$ 的固体微粒，能较长期地在大气中飘浮）、细颗粒物（即可入肺颗粒物，简称 $PM_{2.5}$，是指大气中粒径小于或等于 $2.5\mu m$ 的颗粒物）和降尘（指大气中粒径大于 $10\mu m$ 的固体微粒）。

（3）按粒径大小划分。生产性粉尘分为粗尘（粒径为 $1\sim40\mu m$，相当于一般筛分的最小粒径，在空气中极易沉降，肉眼可见）、细尘（粒径为 $10\sim40\mu m$，在明亮光线下肉眼可以见到，在静止空气中做加速沉降运动，但作业场所有多种因素使其扰动，所以细尘能长时间悬浮在空气中）、微尘（粒径为 $0.25\sim10\mu m$，用光学显微镜可以观察到，在静止空气中做等速沉降运动）和超微尘（粒径小于 $0.25\mu m$，需用电子显微镜才能观察到，在空气中做扩散运动）。

（4）按法定职业病的致病原因划分。依据《职业病危害因素分类目录》（国卫疾控发 [2015] 92 号）规定，生产性粉尘分为硅尘、煤尘、水泥粉尘等 52 类。

2. 生产性粉尘的危害

生产性粉尘的危害主要表现为：一是对人体的危害 [如尘肺病（肺尘埃沉着病）、局部作用及中毒]；二是对生产的危害（如仪器精度下降、使用寿命缩短、产品质量下降、使工作场所能见度下降、可能发生爆炸）；三是对环境的危害（如形成严重的大气污染、建筑物表面被腐蚀、降低大气可见度）。

3. 生产性粉尘的识别及接触机会

（1）生产性粉尘的职业接触机会。主要包括三种方式：一是固体物质的破碎与加工（如水泥加工）；二是物质的不完全燃烧（如木材的燃烧烟尘）；三是蒸气的冷凝和氧化（如氧化铅烟尘）。

（2）生产性粉尘的识别。主要包括的三部分内容：一是根据工艺、设备、物料、操作条件，分析可能产生的粉尘种类和部位。二是用已经投产的同类生产厂、作业岗位的检测数据或模拟试验测试数据进行类比识别。三是分析粉尘产生的原因、粉尘扩散传播的途径、作业时间、粉尘特性来确定其危害方式和危害范围。

4. 生产性粉尘职业危害的主要影响因素

（1）粉尘浓度和暴露时间。粉尘浓度和暴露时间直接决定粉尘对人体的危害程度，粉尘浓度愈高，暴露时间愈长，则危害愈大。

（2）粉尘的化学组成。粉尘的化学组成是决定其对人体危害性质和严重程度的重要因素。如游离二氧化硅是硅沉着病（旧称矽肺）的病源，其含量越高，危害越大，引起的病变越严重，病变的发展速度也越快。

（3）粉尘溶解度。粉尘溶解度大小与对人体的危害程度具有相关关系。主要呈化学性作用的粉尘，随溶解度的增加其危害作用增大；呈机械刺激作用的粉尘与此相反，随溶解度的增加其危害作用减弱。

（4）粉尘的形状和硬度。作用于上呼吸道、眼睛、黏膜和皮肤时，粉尘形状和硬度具有一定意义。锐利而坚硬的粉尘往往引起较大的机械损伤；柔软的长纤维状有机粉尘，易引发慢性支气管炎及气管炎。

三、生产性毒物

毒物是指有毒的化学物质，进入人体后可被溶解、吸收，并在分子或细胞水平上对人体产生毒害作用，扰乱或破坏机体的正常生理机能，较小的剂量即可引起机体急性或慢性病变，甚至危及生命。生产过程中产生的或存在于工作场所空气中的各种毒物称为生产性毒物。

1. 生产性毒物及其分类

（1）按照物理形态分类。生产性毒物主要包括气体（如氯气、甲烷）、蒸气（如苯）、雾（悬浮于空气中的液体微粒，如漆雾）、烟（物质的加热或燃烧产生的悬浮于空气中粒径小于 $0.1\mu m$ 的固体微粒，如电焊烟尘）和粉尘（能较长时间悬浮于空气中，粒径大于 $0.1\mu m$ 的固体微粒，如破碎产生的烟尘）。

（2）按照化学类属分类。生产性毒物主要包括无机毒物（如酸、碱、盐）和有机毒物（如苯、二甲苯）。

（3）按照毒性作用分类。生产性毒物主要包括刺激性毒物（如氨气、氯气）、窒息性毒物（如 CO、N_2）、麻醉性毒物（如苯胺、硝基苯）和全身性毒物（如铅、汞）。

2. 影响生产性毒物作用的因素

生产性毒物可经呼吸道、皮肤和消化道进入人体；毒物进入人体后，通过血液循环分布到全身各组织内。毒物对人体的毒作用，其作用性质和毒性大小受到以下因素的影响。

（1）化学结构。毒物的化学结构决定其在体内参与和干扰各种生化反应的能力，在某种程度上决定了其毒性的大小。毒物的化学结构与毒性大小之间具有一定的规律性，如烷、醇等烃类化合物与其同系物相比，碳原子数愈多，毒性愈大（甲醇与甲醛除外）；当碳原子数超过一定的限度（7~9 个），毒性反而迅速下降；烷烃类对肝脏的毒性可因卤素的增多而增强，如 $CCl_4 > CHCl_3 > CH_2Cl_2 > CH_3Cl_1$；基团的位置亦影响其毒性的大小，如带两个基团的苯环化合物，其毒性为：对位＞邻位＞间位，即分子对称的化合物毒性较大；分子的毒性随分子中不饱和键的增加而增加，如乙炔＞乙烯＞乙烷等。

（2）理化性质。毒物的理化性质对其在外环境中的稳定性、进入人体的机会以及在人体内的生物转化均具有重要的影响。毒物在水中或体液中的溶解度直接影响其毒性大小，溶解度越大，通常其毒性越大；脂溶性物质易在脂肪内蓄积，易侵犯神经系统。毒物的分散度越大，其化学活性越大，越易随呼吸进入人体，其毒性就越大。毒物的挥发性越强，在空气中的浓度越高，进入人体的可能性就越大。

（3）联合作用。生产环境中，常有数种毒物或其他形式的有害因素同时存在，这些有害因素可同时或先后作用于人体，其毒效应表现为：相加作用（多种毒物同时存在于生产环境中，毒性表现为其作用总和）；相乘作用（多种毒物联合作用的毒性大，超过这几种毒物毒性的总和，即增毒作用）；拮抗作用（多种毒物联合作用的毒性低于各种毒物毒性的总和）。

特别注意，依据《工作场所有害因素职业接触限值 第1部分：化学有害因素》（GBZ 2.1—2019）的有关规定：

① 当工作场所中存在两种或两种以上化学物质时，若缺乏联合作用的毒理学资料，应分别测定各化学物质的浓度，并按各个物质的职业接触限值进行评价。

② 当两种或两种以上有毒物质共同作用于同一器官、系统或具有相似的毒性作用，或已知这些物质可产生相加作用时，则应按下列公式计算结果，进行评价：

$$\frac{C_1}{\text{PC-TWA}_1} \leqslant 1 ; \frac{C_2}{\text{PC-TWA}_2} \leqslant 1 ; \frac{C_n}{\text{PC-TWA}_n} \leqslant 1 \tag{3-1}$$

式中，C_1、C_2、…、C_n 为所测得的各化学有害因素的浓度；PC-TWA_1、PC-TWA_2、…、PC-TWA_n 为各化学物质相应的容许浓度限值。

据此算出的比值总和≤1时，表示未超过限值，符合卫生要求；反之，当比值>1时，表示超过职业接触限值，不符合卫生要求。

（4）剂量、浓度及接触时间。毒物不论毒性大小如何，均需要在体内达到一定的数量才会引起中毒。空气中毒物浓度越高、接触时间越长，则进入人体的量越大，也越容易发生中毒。

（5）生产环境和劳动强度。生产环境，如温度、湿度、气压等因素，也对毒物的毒性有影响。高温条件能促进毒物的挥发，高湿度可使氯化氢等毒物的毒性增加，高气压能使溶解于体液中的毒物量增多。劳动强度对毒物的吸收、分布、排泄均有明显的影响。劳动强度大、呼吸量增大，代谢及吸收毒物的速度也常随之加快。

（6）个体敏感性。毒效应是毒物与人体相互作用的体现，故个体敏感性对毒物的毒性也具有一定程度影响。同一接触条件下，不同个体对同一毒物毒作用的反应相差很大，造成这种差异的因素很多，如年龄、性别、健康状况、免疫状况、个体遗传特性等。

3. 生产性毒物的来源及接触机会

（1）生产性毒物的来源及存在形式。在生产过程中，生产性毒物主要来源于原料（如生产氯乙烯的乙烯和氯气），辅助材料（如生产乙醛时使用汞作催化剂），中间产品（如生产苯胺时产生的硝基苯），半成品，成品（如农药厂生产的对硫磷），夹杂物（如炼锡过程中夹杂锌、铅），废气、废液、废渣（俗称工业三废），以及加热分解产物和反应产物（如聚氯乙烯塑料加热至160～170℃时分解产生氯化氢）。在生产过程中，生产性毒物通常以固态、液态、气态或气溶胶的形式存在于生产环境中。其中，以气态或气溶胶状态存在的毒物最常见且对人体的危害最大。

（2）生产性毒物的接触机会。在生产过程中，可能接触到毒物的操作过程和生产环节：一是原料的开采与提炼（如工艺过程可能产生粉尘、蒸气或烟）；二是材料的搬运、储藏与加工（如搬运过程中粉尘的飞扬、液体的渗漏）；三是加料与出料（如手工加料时，固体原料可能会有粉尘飞扬，液体原料可能会有逸出）；四是化学反应（如化学反应冒锅、冲料）；五是辅助操作（如化学品的采样和分析、设备的维修和保养、废料的处理和回收）；六是其他生产过程（如可能会使用到有毒物质作原料、溶剂、催化剂等的其他工艺）。

4. 职业性接触毒物容许浓度及危害程度分级

（1）职业性接触毒物容许浓度。《工作场所有害因素职业接触限值 化学有害因素》（GBZ 2.1—2019）规定了常见毒物职业接触限值，见表3-1。

表3-1 常见毒物职业接触限值

物质名称		职业接触限值(OEL)/(mg/m³)			备注
		MAC	PC-TWA	PC-STEL	
氨		—	20	30	
苯		—	6	10	皮①、G1②
氮氧化物（一氧化氮和二氧化氮）		—	5	10	
二氧化硫		—	5	10	
硫化氢		10	—	—	
氯		1	—	—	
氯化氢及盐酸		7.5	—	—	
一氧化碳	非高原	—	20	30	
	海拔 2000～3000m	20	—	—	
	海拔大于 3000m	15	—	—	

① 可因皮肤、黏膜和眼睛直接接触蒸气、液体和固体，通过完整的皮肤吸收引起全身效应。

② 对人致癌。

（2）职业性接触毒物危害程度分级。《职业性接触毒物危害程度分级》（GBZ 230—2010）中以毒物的急性毒性、扩散性、蓄积性、致癌性、生殖毒性、致敏性、刺激与腐蚀性、实际危害后果与预后等9项指标计算毒物危害指数，将毒物分为轻度危害、中度危害、高度危害和极度危害四级。

（3）工作场所职业病危害作业分级。《工作场所职业病危害作业分级 第2部分：化学物》（GBZ/T 229.2—2010）依据化学物的危害程度、化学物的职业接触比值和劳动者的体力劳动强度的权数计算分级指数，将职业病危害作业分为相对无害作业（0级）、轻度危害作业（Ⅰ级）、中度危害作业（Ⅱ级）、重度危害作业（Ⅲ级）。对于有毒作业，应根据分级采取相应的控制措施。职业病危害作业分级见表3-2。

表3-2 职业病危害作业分级

危害程度	体力劳动强度	职业接触比值(B)						
		<1	～2	～4	～6	～8	～24	>24
轻度	Ⅰ	0	Ⅰ	Ⅰ	Ⅰ	Ⅱ	Ⅱ	Ⅲ
	Ⅱ	0	Ⅰ	Ⅰ	Ⅱ	Ⅱ	Ⅲ	Ⅲ
	Ⅲ	0	Ⅰ	Ⅱ	Ⅱ	Ⅱ	Ⅲ	Ⅲ
	Ⅳ	0	Ⅰ	Ⅱ	Ⅱ	Ⅱ	Ⅲ	Ⅲ
中度	Ⅰ	0	Ⅰ	Ⅱ	Ⅱ	Ⅲ	Ⅲ	Ⅲ
	Ⅱ	0	Ⅰ	Ⅱ	Ⅱ	Ⅲ	Ⅲ	Ⅲ
	Ⅲ	0	Ⅱ	Ⅱ	Ⅱ	Ⅲ	Ⅲ	Ⅲ
	Ⅳ	0	Ⅱ	Ⅱ	Ⅱ	Ⅲ	Ⅲ	Ⅲ

危害程度	体力劳动强度	职业接触比值(B)						
		<1	~2	~4	~6	~8	~24	>24
重度	I	0	II	II	II	III	III	III
	II	0	II	II	III	III	III	III
	III	0	II	III	III	III	III	III
	IV	0	II	III	III	III	III	III
严重	I	0	II	III	III	III	III	III
	II	0	II	III	III	III	III	III
	III	0	III	III	III	III	III	III
	IV	0	III	III	III	III	III	III

四、生产性噪声

声音由物体机械振动产生。物体振动时，其能量可以在弹性介质中以波的形式向外传播，因此声音本质上是一种波动，故又称声波。发声物体称为声源。振动在媒质中传播的速度是声速。声波通过一个波长的距离所用的时间，称为周期。波长是指振动经过一个周期声波传播的距离。物体在 1s 内振动的次数称为频率，单位为赫兹（Hz）。声源振动的频率决定了音调的高低，由于振动频率在传播过程中不发生改变，故声音的频率就是指声源振动的频率。人耳能够听到的声音频率为 20Hz～20kHz。小于 20Hz 的声波称为次声，低于人耳听阈下限，故人耳听不到。物理学所说的噪声是指频率、振动上杂乱、间歇或随机的声音；生理学、心理学所说的噪声，是指足以干扰人们心理或生理、影响人们生活和健康的一切声音；广义的噪声就是人们不需要的一切声音。判断一个声音是否是噪声，主观因素起决定作用，即使是同一个人对同一声音，在不同的时间、地点等条件下，经常会有不同的判断。如思考问题时，谈话的声音或者音乐也可能成为噪声。

1. 生产性噪声及分类

生产过程中产生的声音的频率、强度变化没有规律，易使人产生厌烦感，故称之为生产性噪声。

（1）按照声源特点分类。生产性噪声可分为：空气动力性噪声（如喷射噪声）、机械动力性噪声（如齿轮噪声）和电磁动力噪声（如发电机噪声）。

（2）按照噪声频率分类。生产性噪声可分为：低频噪声（低于 500Hz）、中频噪声（500～1000Hz）和高频噪声（高于 1kHz）。

2. 影响噪声对机体作用的因素

（1）噪声的强度。噪声的强度愈大，听力损伤出现得愈早，损伤愈严重。

（2）噪声的接触时间和接触方式。接触时间愈长，对机体的影响愈大，且连续接触比间断接触的影响大。缩短接触时间或暂时脱离噪声岗位，有利于恢复听觉以及减轻危害。

（3）噪声的频谱。在相同的噪声强度下，以高频声为主的噪声比以低频声为主的噪声对听力的损害大；窄频带噪声比宽频带噪声危害大。

（4）噪声的类型。脉冲噪声比稳态噪声危害大。接触脉冲噪声的作业人员无论耳聋、高血压，还是中枢神经系统调节功能减弱等异常改变的检出率，均高于接触稳态噪声的作业人员。

（5）其他有害因素的共同作用。如振动、高温、低温以及有毒物质共同存在时，均能加强噪声的不良作用，尤其对听觉器官和心血管系统影响明显。

（6）个体敏感性。个体健康状况不佳或对噪声敏感的人群，会加重噪声的危害程度。

3. 接触生产性噪声的机会

在生产作业中，能够产生噪声的作业种类很多，受强烈噪声作用的主要工种有：铸件清理工、凿岩工、纺织工、发动机试验员、飞机及火车驾驶员等。

4. 工业场所噪声职业接触限值及危害作业分级

（1）工业场所噪声职业接触限值。《工作场所有害因素职业接触限值 第2部分：物理因素》（GBZ 2.2—2007）规定了工作场所噪声职业接触限值（见表3-3）和脉冲噪声职业接触限值（如表3-4所示）。脉冲噪声（impulsive noise）是指突然爆发又很快消失，持续时间小于0.5s，间隔时间大于1s，声压有效值变化大于40dB的噪声。

表3-3 工作场所噪声职业接触限值

接触时间	接触限值/dB(A)	备注
5d/周,工作时间＝8h/d	85	非稳态噪声计算8h等效声级
5d/周,工作时间≠8h/d	85	计算8h等效声级
≠5d/周	85	计算40h等效声级

注：5d/周表示每周工作5天；8h/d表示每天工作8小时。

表3-4 工作场所脉冲噪声职业接触限值

工作日接触脉冲噪声次数 n/次	声压级峰值/dB(A)
$n \leqslant 100$	140
$100 < n \leqslant 1000$	130
$1000 < n \leqslant 10000$	120

（2）工业场所噪声作业危害分级。《工作场所职业病危害作业分级 第4部分：噪声》（GBZ/T 229.4—2012）根据劳动者接触噪声水平和接触时间，将噪声作业分为四级，见表3-5。

表3-5 噪声作业分级

分级	8h等效声级 $L_{EX,8h}$/dB	危害程度
I	$85 \leqslant L_{EX,8h} < 90$	轻度危害
II	$90 \leqslant L_{EX,8h} < 94$	中度危害
III	$95 \leqslant L_{EX,8h} < 100$	重度危害
IV	$L_{EX,8h} \geqslant 100$	极重危害

轻度危害（I级）：在目前作业条件下，可能对劳动者的听力产生不良影响。应该改善工作环境，降低劳动者实际接触水平，设置噪声危害和防护标识，佩戴噪声防护用品，对劳动者进行职业卫生培训，采取职业健康监护、定期作业场所监测等措施。

中度危害（Ⅱ级）：在目前作业条件下，很可能对劳动者的听力产生不良影响。针对企业特点，在采取上述措施的同时，采取纠正和管理行动，降低劳动者实际接触水平。

重度危害（Ⅲ级）：在目前作业条件下，会对劳动者的健康产生不良影响。除了上述措施外，尽可能采取工程技术措施，进行相应的整改，整改完成后，重新对作业场所进行职业卫生评价和噪声分级。

极重危害（Ⅳ级）：在目前作业条件下，会对劳动者的健康产生不良影响。除了上述措施外，及时采取工程技术措施进行相应的整改，整改完成后，对控制和防护效果进行卫生评价和噪声分级。

第二节　职业病危害因素识别

一、正常生产状况下职业病危害因素识别

正常生产状况下职业病危害因素识别主要包括定性识别和定量识别。

1. 职业病危害因素识别的一般原则

（1）全面识别原则。一般来讲，某种工作场所所包含的职业病危害因素是比较单纯的。而对于一个建设项目，特别是工艺复杂的建设项目，其整个生产过程中所包含的职业病危害因素是错综复杂的。在进行职业病危害因素识别时，要求工作人员既要有娴熟的专业基础知识，包括职业卫生、卫生工程、卫生检验等知识，同时还要有丰富的现场工作经验和工业技术常识。在识别过程中，首先应遵守全面识别的原则，从建设项目工程内容、工艺流程、流料流程、维修检修等多方面入手，逐一识别，分类列出，然后对因素的危害程度作出进一步的识别。不仅要识别正常生产、操作过程中可能产生的职业病危害因素，还应分析开车、停车、检修及事故等情况下可能产生的偶发性职业病危害因素。

（2）主次分明原则。全面识别职业病危害因素的目的是为了避免遗漏。而筛选主要职业病危害因素则是为了去粗取精，抓住重点。在工作中，对建设项目可能存在的职业病危害因素种类、危害程度以及可能产生的后果等进行综合分析，也是为了筛选重点，抓住起主导作用的危害因素。此外，每一种危害因素因其自身的理化特性、毒性、生产环境中存在的浓度（强度）及接触机会等的不同，对作业人员的危害程度相差甚远。因此，在识别过程中应做到主次分明，避免面面俱到导致分散精力。

（3）定性与定量相结合原则。在对职业病危害因素全面定性识别后，通常还需对主要职业病危害因素进行定量识别。通过现场采样分析，进一步判断其是否超过国家职业卫生标准规定的职业接触限值，以此作为评价工作场所或建设项目职业病危害控制效果的客观指标。因此，在建设项目职业病危害评价工作中对职业病危害因素的识别需采取定性与定量相结合的原则。

2. 职业病危害因素识别的一般内容

（1）职业病危害因素的来源。亦即通过职业卫生现场调查（类比调查）、工程分析等方法，识别每一职业病危害因素产生的具体生产工艺过程、劳动过程或生产环境，以及每一具体生产工艺过程、劳动过程或生产环境产生职业病危害因素的方式等。

（2）职业病危害因素的分布。亦即通过职业卫生现场调查（类比调查）、工程分析等方法，识别每一具体生产工艺过程、劳动过程或生产环境所产生的职业病危害因素主要影响到哪些具体工作地点。

（3）职业病危害因素的影响人员。亦即通过职业卫生现场调查（类比调查）、工程分析等方法，识别分布于不同工作地点的职业病危害因素会对哪些作业人员产生有害影响。

3. 职业病危害因素识别的一般方法

职业病危害因素识别的常用方法包括：检查表法、类比法、工程分析法、检测检验法、资料复用法、经验法和理论推算法。其中，检查表法、类比法、工程分析法、检测检验法在第二章已介绍，本章重点介绍资料复用法、经验法和理论推算法。事实上，不同的方法有不同的优缺点，不同的项目有各自的特点，应根据实际情况综合运用、扬长避短，方可取得较好的效果。

（1）资料复用法。资料复用法是利用已完成的同类建设项目，或从文献中检索到的同类建设项目的职业病危害资料进行类比分析、定量和定性识别的方法。该方法属于文献资料类比的范畴，具有简便易行等优点，但可靠性和准确性难以控制。

（2）经验法。经验法是依据掌握的相关专业知识和实际工作经验，借助自身经验和判断能力对工作场所可能存在的职业病危害因素进行识别的方法。该方法主要适用于一些传统行业中采用传统工艺的工作场所的识别。优点是简便易行。缺点是识别准确性受评价人员知识面、经验和资料的限制，易出现遗漏和偏差。为弥补上述不足，可采用召开专家座谈会的方式交流意见、集思广益，使职业病危害因素识别结果更加全面、可靠。

（3）理论推算法。理论推算法是一种职业病危害因素定量识别的方法。利用有害物扩散的物理化学原理，或噪声、电磁场等物理因素传播与叠加原理定量推算有害物存在浓度（强度）。如利用毒物扩散数学模型可预测与毒物散发源一定距离的某工作地点的毒物浓度，可利用噪声叠加原理预测工房内增加噪声源后噪声强度的变化。该方法是风险评价中最基础的方法。

4. 职业病危害因素识别的注意事项

（1）工程分析应全面深入。

（2）类比工程应选择适当。

（3）不能忽略劳动过程和生产环境中的职业性有害因素。

（4）职业病危害因素识别应主次分明。

（5）不能忽视特殊环境下的职业病危害因素识别。

二、特殊环境职业病危害因素识别

1. 密闭空间职业病危害因素识别

《密闭空间作业职业危害防护规范》（GBZ/T 205—2007）规定，密闭空间（confined space，也称有限空间、受限空间）是与外界相对隔离，进出口受限，自然通风不良，足够容纳一人进入并从事非常规、非连续作业的有限空间，比如炉、塔、釜、罐、槽车以及管道、烟道、隧道、下水道、沟、坑、井、池、涵洞、船舱、地下仓库、储藏室、地窖、谷仓等。《工贸企业有限空间作业安全管理与监督暂行规定（2015 年修正）》规定，有限空间（confined space）是指封闭或者部分封闭，与外界相对隔离，出入口较为狭窄，作业人员不能长时间在内工作，自然通风不良，易造成有毒有害、易燃易爆物质积聚或者氧含量不足的空间。调查资料揭示，我国近年来硫化氢和一氧化碳急性职业中毒事故频发，究其原因，50％以上发生在密闭空间作业。因此，特殊情况下、特殊环境中职业病危害因素识别是十分重要的。

（1）密闭空间分类。主要分为：一是不需许可密闭空间。经定时监测和持续进行机械通风，能保证在密闭空间内安全作业，并不需要办理许可的密闭空间，称为不需许可密闭空间。二是需要许可密闭空间。可能产生职业病有害因素，或可能对进入者产生吞没危害，或内部结构易使进入者落入并引起窒息或迷失，或具有其他严重职业病危害因素存在等特征的密闭空间称为需要许可密闭空间。进入这类空间之前必须办理许可证，并应设专人安全监护。

（2）密闭空间存在的职业病危害。密闭空间存在的职业病危害主要表现在：

一是缺氧窒息。密闭空间在通风不良状况下，下列原因可能导致空气中氧气浓度下降：①可能残留的化学物质或容器壁本身的氧化反应导致空气中氧的消耗；②微生物的作用导致空间内氧浓度降低；③氮气吹扫置换后残留比例过大；④劳动者在密闭空间中从事电焊、动火等耗氧作业；⑤工作人员滞留时间过长，自身耗氧导致空间内氧浓度降低。

二是急性职业中毒。密闭空间中有毒物质可由下列原因产生：①盛装有毒物质的罐槽等容器未能彻底清洗、残留液体蒸发或残留气体未被吹扫置换；②密闭空间内残留物质发生化学反应，产生化学毒物的聚集；③密闭空间内残留化学物质吸潮后产生有毒物质；④密闭空间内有机质被微生物分解，产生如硫化氢、氨气等有毒物质；⑤密闭空间内进行电焊等维修作业产生高浓度的氮氧化物；⑥密闭空间内进行油漆作业产生大量的有机溶剂气体；⑦周围相对密度较大的有毒气体向密闭空间内聚集。

（3）密闭空间职业病危害因素识别要点。

一是重点关注密闭空间通风换气问题。应对密闭空间有效容量大小、形状、进出口大小、自然通风情况及有无机械通风情况进行深入细致的调查分析，以判断该空间通风换气的能力。通风换气充分的密闭空间，有害物被稀释，职业病危害得以控制。

二是全面分析有毒气体可能产生的原因。应从密闭空间建造材料、可能残留物、外来物化学性质、化学反应及微生物等方面全面分析有毒气体可能产生的原因。

2. 异常运转情况下职业病危害因素识别

（1）试生产阶段。在生产线（装置）试生产或调试期间，往往存在特殊的职业病危害问题，许多急性职业中毒事故就发生在此阶段。试生产或调试期间职业病危害识别应充分考虑装置泄漏、仪表失灵、连锁装置异常、职业卫生防护设施运转不正常等异常情况可能导致的职业病危害因素问题。在试生产阶段，应做好应急救援预案和个人防护。

（2）异常开车与停车。在生产线（装置）异常开车、停车或紧急停车情况下，往往会导致生产工艺参数的波动，从而导致一些非正常生产情况下的职业病危害问题。对于这类问题应根据建设项目生产装置、工艺流程等情况具体分析。特别是连续生产的化工企业，必须配备必要的泄险容器和设备。对异常开车、停车或紧急停车情况下的职业病危害因素识别应充分考虑装置在紧急情况下安全处置能力和防护设施的承受能力问题，根据各种假设的异常情况逐项排查，全面识别。

（3）设备事故。某些设备事故往往伴随有毒物质的异常泄漏与扩散，成为导致急性职业中毒的主要原因之一，应重点予以辨识。通过查阅建设项目的安全评价报告，找出设备事故的类型及可能导致的毒物泄漏与扩散情况，并用事故后果模拟分析法（如有毒气体半球扩散数学模型）等评估事故导致有毒物质泄漏影响的范围与现场浓度（即定量识别），为制订事故应急救援预案提供依据。

3. 维修时职业病危害因素识别

随着生产装置技术进步，自动化、密闭化程度的提高，很多生产装置在正常生产工况下职业病危害能基本得到控制，但是在设备装置维修时却存在一些难以控制的职业病危害问题。如目前现代化的燃煤火力发电厂自动化程度高，生产过程中存在的有毒物质和粉尘职业病危害基本得到了控制。但在设备维修过程中，还存在硅尘、氢氟酸、亚硝酸、放射线和高温等多种较为严重的职业病危害因素。因此，在建设项目职业病危害因素识别时应予重视。

4. 项目建设期职业病危害因素识别

目前法规规定的建设项目职业病危害评价范围没有包括建设项目建设期间的职业病危害问题。事实上任何项目在建设期间都存在较为严重的职业病危害问题，甚至某些项目职业病危害主要集中在建设期。如水电站的建设，在勘探、建设期间存在较为严重的硅尘、水泥尘、电焊尘等职业病危害，而进入运行期后职业病危害因素则大为减少。可见，建设项目建设期间职业病危害因素识别与防护仍然是职业卫生工作不容忽视的问题。

5. 高原地区职业病危害因素识别

随着青藏铁路的开通和国内矿产资源紧缺局面的加剧，青藏高原矿产开发和工业化建设将进入快速发展期。在高原独特的地理、气象条件下，职业病危害因素识别将成为人们关注的焦点。

（1）高原地区自然环境的特点。从医学角度来看，高原通常指海拔在 3000m 以上的地区。我国海拔在 3000m 以上的地区主要分布在青藏高原、川藏高原、内蒙古高原、云贵高原和帕米尔高原等，其自然环境特征为：①低大气压、低氧分压，通常海拔高度每上升 100m 大气压下降 0.7kPa；②低气温，海拔每上升 1000m 气温下降 5～6℃；③强太阳辐射和电离辐射，中午尤其强烈；④多风沙、风速高、气候干燥；⑤气候多变，部分地区一天见四季、夏季常出现雷暴与冰雹；⑥低沸点，不利于烹煮食物；⑦我国高原地区多为鼠疫自然疫源地，并有碘缺乏等地方病流行。

（2）职业病危害因素识别要点。主要包括：

① 重视自然环境中危害因素的致病作用。高原地区自然环境存在低气压、缺氧、高寒、紫外线辐射强和自然疫源性疾病流行等危害因素。这些因素不仅可单独致病，同时也可加重生产过程中其他职业病危害因素的致病作用。如低气压环境中的缺氧除可导致高原病外，还可加重噪声的致耳聋作用、一氧化碳和硫化氢等的窒息作用；高寒环境除可导致冻伤外，可加重振动的职业危害；强烈的紫外线除可导致皮肤和眼部病变外，还可诱发化学物质的致敏作用等。

② 低气压环境可能导致某些毒物浓度增高。在生产过程中对于某些由液体蒸发产生的毒物而言，从气体的亨利定律可知：有害气体向工作场所空气中蒸发的气体分压主要取决于工艺槽内化学物浓度和工艺温度等，而与大气压关系不大，即在高原和非高原地区相同工艺装置由液体蒸发产生的毒物在相同体积大气中的质量是等同的。根据《工作场所空

气中有害物质监测的采样规范》（GBZ 159—2004）规定：工作场所空气样品的采样体积，在采样点温度低于5℃和高于35℃、大气压低于98.8kPa和高于103.4kPa时，应将采样体积换算成标准采样体积（即气温为20℃、大气压为101.3kPa）。在零海拔高度大气压为101.3kPa，而在海拔3000m其大气压为70.7kPa，海拔5000m其大气压为53.9kPa。可见，从海拔0m地区移至海拔3000m和5000m地区后，毒物蒸发浓度可能提高0.43倍和0.88倍（101.3÷53.9−1＝0.88）。此外，大气压的降低可导致液体物质沸点的下移，可能加快某些有机溶剂的蒸发。因此，在高原特殊环境职业病危害因素识别时务必充分考虑低气压对毒物浓度的影响。

③ 职业接触限值标准适应性问题。鉴于我国高原职业医学积累的科研成果和经验较少，且目前现行的职业卫生标准在制订时并未充分地考虑到高原低气压、缺氧、寒冷和强紫外线照射等环境因素与生产过程中产生的职业病危害因素致病的协同作用，因此，我国目前职业接触限值标准在高原地区的适应性仍然是一个值得探讨的问题。在实际工作中最好能考虑一定的安全系数，即将职业病危害因素强度（浓度）控制到比国家标准更低的水平。此外，适当地扩大工作人员健康监护对象的范围、缩短监护周期、增加体检项目等都是十分必要的，以便为我国高原职业医学积累可贵的一手资料。

三、典型行业职业病危害因素识别要点

1. 石油和天然气开采业

原油为无色到棕黑色有绿色荧光的油状液体，属于混合物，以烷烃、环烷烃、芳香烃等烃类物质为主，组成石油的化学元素主要为碳和氢，可能含有硫、氮及微量金属元素等杂质。石油和天然气处理过程中使用阻垢剂、破乳剂、杀菌剂等，维修过程中使用油漆及电焊作业，钻井过程中使用钻井液、氢氧化钠、碳酸钠、硫酸钡、水泥等。

在石油和天然气开采业，生产性粉尘包括维修作业时电焊产生的烟尘、打磨作业产生的砂轮磨尘等、钻井过程中产生的水泥粉尘等。有毒物质主要为原油及天然气挥发的甲烷、非甲烷总烃、苯、硫化氢等，防腐剂等产生的苯、萘等；化验室可能使用正己烷等化学药剂；油漆可能挥发二甲苯、乙醇、丁醇、乙苯、溶剂汽油、环己酮、正己烷、氧化锌等；钻井时泥浆会挥发溶剂汽油及使用氢氧化钠、碳酸钠等。

物理因素主要是各种机泵产生的噪声，石油及天然气开采场所大多数为露天作业，夏季巡检接触高温危害。石油和天然气开采业主要职业病危害因素分布情况见表3-6。

表3-6 石油和天然气开采业主要职业病危害因素分布情况

工序	环节	主要职业危害因素
石油及天然气采集输送	分离器、换热器、旋流器、泵、管汇等	非甲烷总烃、硫化氢、苯、甲苯、二甲苯、萘、噪声、高温
	发电机房	一氧化碳、氮氧化物、甲醛、丙烯醛、芳香烃、二氧化硫、噪声、高温
	化学药剂处理橇	甲醇、乙二醇、三甲苯、溶剂汽油、萘、磷酸
	化验室	正己烷、溶剂汽油、异丙醇、甲醛、丁醇、苯、甲苯、二甲苯等
	多相流量计	电离辐射（γ射线）

续表

工序	环节	主要职业危害因素
石油及 天然气钻井	钻台	非甲烷总烃、硫化氢、苯、甲苯、二甲苯、萘、氨、二氧化硫、噪声、高温、手传振动
	振动筛、散料间	非甲烷总烃、硫化氢、苯、甲苯、二甲苯、萘、重晶石粉尘、水泥粉尘、氢氧化钠、碳酸钠、氨、二氧化硫、噪声、高温
	泥浆池	非甲烷总烃、硫化氢、苯、甲苯、二甲苯、萘、氨、二氧化硫、噪声、高温

2. 机械设备制造业

机械制造主要包括铸造、锻压、热处理、表面处理、机械加工和装配等过程。常用的铸造方法为砂型铸造，即配料、造型、砂型、烘干、浇注、清砂等。锻压是对坯料施加外力、坯料变形、获得锻件。热处理是使金属部件在不改变外形的条件下，改变金属的硬度、韧度、弹性、导电性等。表面处理主要为电镀、涂装等。机械加工包括车、刨、铣、磨等。机械制造生产过程主要产生硅尘、氧化铝粉尘、酚、氨、甲醛、一氧化碳、二氧化碳、二氧化硫、氮氧化物、甲醇、丙醇、丙酮、汽油、噪声等职业病危害因素。机械制造过程中主要职业病危害因素分布情况见表3-7。

表 3-7　机械制造过程中主要职业病危害因素分布情况

工序	工作环节/岗位	主要职业病危害因素
铸造	配拌料	硅尘、氨、甲醛等
	造型	硅尘(使用石英砂、河砂)、氧化铝粉尘(使用电熔刚玉)、其他粉尘(使用镁砂、橄榄石砂、锆砂等)、甲醛、酚、氨、二乙胺、噪声、高温等
	砂型与砂芯的烘干	高温;用煤和煤气作燃料会产生一氧化碳、二氧化碳、二氧化硫、氮氧化物;采用高频感应炉或微波炉加热时则存在高频电磁场和微波辐射
	熔炼	高温、一氧化碳、二氧化碳、二氧化硫、氮氧化物、金属烟雾、氟化氢(用萤石时)、噪声
	浇注	高温、金属氧化物及粉尘、一氧化碳、二氧化碳
	开箱、清砂	硅尘、噪声
锻压	锤锻(空气锤、压力锤) 冲床、压床	噪声(脉冲噪声、稳态噪声)、振动(全身振动、局部振动)
	加热炉、锻打过程中	高温、噪声
	锻造炉	一氧化碳、二氧化碳、二氧化硫、氮氧化物
	锻造炉,锤锻工序中 加料、出炉和锻造过程	金属粉尘、煤尘、石墨尘、其他粉尘
热处理	高频电炉	高频电磁场、噪声、高温
	热处理过程	在渗碳、氰化等使用的氰化盐(亚铁氰化钾,会产生氰化物);盐浴炉中熔融的硝酸盐与工件的油污作用产生的氮氧化物;使用不同溶剂时,产生的甲醇、丙醇、丙酮、汽油等
	各种风机、泵	噪声
	正火、退火、淬火等	高温

工序	工作环节/岗位		主要职业病危害因素
表面处理	电镀	磨光、抛光	碳化硅粉尘、氧化铝粉尘、硅藻土粉尘、石灰石粉尘、硅尘、其他粉尘、三氧化二铬、噪声
		除油	汽油、苯系物、丙酮、二氯甲烷、四氯化碳、三氯乙烯、三氯乙烷、氢氧化钠、碳酸钠、噪声等
		浸蚀	硫酸、盐酸、二氧化氮、磷酸、氟化氢、氰化氢、氢氧化钠、电磁辐射、噪声等
		镀金属 — 镀锌	氢氧化钠、碳酸钠、氧化锌、氰化物、氰化氢、氨
		镀金属 — 镀镍	二氧化氮、镍及其无机化合物、乙酸、氢氧化钠、氯化氢
		镀金属 — 镀铬	三氧化铬、硫酸、氟化氢、重铬酸钾、铬酸盐
		镀金属 — 镀银	氢氧化钾、氰化物、氰化氢
		镀金属 — 镀铜	氰化物、氰化氢、氢氧化钠、碳酸钠、氨
		镀金属 — 镀铜锌合金	氰化物、氰化氢、氢氧化钠、碳酸钠
		镀金属 — 镀金合金	氰化物、氰化氢
		镀金属 — 镀铜锡合金	氰化物、氰化氢、氢氧化钠
		除锈 — 机械除锈	铁锈尘、硅尘、氧化铝尘、碳化硅尘、噪声等
		除锈 — 化学除锈	硫酸、氯化氢、氮氧化物、氢氧化钠等
	喷涂	除油（碱煮法）	氢氧化钠、碳酸钠、高温等
		静电喷涂	粉尘、噪声
		漆料配制及喷漆作业	苯、甲苯、二甲苯、乙酸乙酯、丙酮、丁醇、环己酮、1,2-二氯乙烯、乙酸丁酯、乙酸甲酯、甲醇、异丙醇、松节油
机械加工		一般机械加工	金属粉尘、噪声
		电火花加工	金属烟尘、紫外辐射、极低频电磁辐射、噪声
		激光加工	激光辐射、金属烟尘
		电子束加工	X射线、金属烟尘、臭氧、氮氧化物
		离子束加工	金属烟尘、紫外辐射、高频电磁辐射，使用钍钨电极时还有电离辐射
装配（焊接）		手工电弧焊	电焊烟尘、一氧化碳、氮氧化物、臭氧、紫外辐射、噪声、焊条药皮中主要金属的氧化物、碱性焊条中的氟化氢
		埋弧焊	电焊烟尘、臭氧、噪声、焊丝焊剂中主要金属的氧化物、氟化氢（焊剂）
		二氧化碳气体保护焊	电焊烟尘、一氧化碳、氮氧化物、臭氧、紫外辐射、噪声、焊丝中主要金属氧化物
		熔化电极氩弧焊	电焊烟尘、一氧化碳、氮氧化物、臭氧、紫外辐射、噪声、焊丝中主要金属氧化物
		钍钨棒电极氩弧焊	电焊烟尘、一氧化碳、氮氧化物、臭氧、紫外辐射、噪声、焊丝中主要金属氧化物、高频电磁场、放射危害
		等离子焊	电焊烟尘、一氧化碳、氮氧化物、臭氧、紫外辐射、噪声、焊粉中主要金属氧化物、高频电磁场、放射危害、氯代烃（三氯乙烯）和光气
		铅锡焊	铅烟、二氧化锡

3. 电子设备制造业

电子设备制造主要介绍芯片制造过程，芯片制造过程中用到的气体、液体种类较多，主要包括氯、氟化氢、砷化氢、磷化氢、硫化氢、氨、氯化氢、硝酸、氢氧化钠、氢氧化钾、硫酸、过氧化氢、磷酸、乙酸、丙酮等。主要工艺包括扩散、光刻、离子注入（掺杂）、清洗、刻蚀、沉积（薄膜）、金属化、化学机械抛光等。芯片制造过程主要产生硫酸、异丙醇、氢氟酸、氟化物、硝酸、乙酸、磷酸、丙酮、二氧化碳、氢氧化钾、过氧化氢、一氧化碳、乙硼烷、高频电磁场、噪声等。电子芯片制造过程中主要职业病危害因素分布情况见表3-8。

表3-8　电子芯片制造过程中主要职业病危害因素分布情况

工序/工艺单元	主要使用的生产、工艺设备	主要职业病危害因素
扩散	氧化/退火炉、高温原子层沉积、多晶硅沉积设备、氧化炉	磷化氢、砷化氢、氯化氢、氟化氢、氟化物、乙硼烷、氮氧化物、噪声
光刻	光刻机、涂胶显影轨道、光刻搭载设备	氟化物、乙酸丁酯、丙酮、噪声、紫外辐射
离子注入（掺杂）	大束离子注入机、高能量离子注入机	X射线、高频电磁场、噪声
清洗	清洗机、湿法去胶机、擦片机、片盒清洗机、假片清洗机、氮化硅刻蚀机	硫酸、异丙醇、氢氟酸、氟化物（氟化氢）、硝酸、乙酸、磷酸、丙酮、二氧化碳、氢氧化钾、过氧化氢、噪声
刻蚀	氧化物刻蚀机、干法去胶机、多晶层刻蚀机	氢氟酸、氟化物（氟化氢）、磷酸、硝酸、乙酸、六氟化硫、氯气、溴化氢、磷化氢、一氧化碳、乙硼烷、噪声
沉积（薄膜）	铜工艺、沉积工序	氨、乙二醇、噪声
金属化	溅射机	高频电磁场、噪声
	铜工艺铜电镀设备	硫酸
化学机械抛光（CMP）	铜CMP、钨CMP、氧化物CMP	二氧化碳、过氧化氢、乙酸、噪声

4. 石油化工业

石油化工业生产种类繁多、工艺复杂，如井下作业、油气管道运输、炼油、化工原料生产、合成橡胶、合成塑料、合成纤维、化肥、石油化工助剂。生产过程中不仅存在高毒、剧毒或致癌化学物，同时还存在粉尘、噪声、射线等职业危害因素，可对长期从事石油化工生产的作业人员身心造成一定损伤，下面主要介绍石油炼化工艺主要职业病危害因素识别（见表3-9）。

表3-9　石油炼化工艺主要职业病危害因素分布情况

工序/工艺单元	工作环节/岗位	主要职业病危害因素
常减压蒸馏	初馏塔区	硫化氢、液化石油气、汽油
	常压塔区	硫化氢、液化石油气、汽油
	常压炉区	高温、噪声
	减压炉区	高温、噪声
	减压塔区	高温、噪声

工序/工艺单元	工作环节/岗位	主要职业病危害因素
催化裂化	反应再生区	液化石油气、汽油
	分馏区	噪声、硫化氢、液化石油气、汽油
	吸收稳定区	噪声、硫化氢、液化石油气、汽油
	能量回收区	高温、噪声
催化重整	原油预处理	汽油
	反应（再生）	氢、汽油、噪声、γ射线
	芳烃抽提	苯、甲苯、二甲苯、噪声
	芳烃精馏	苯、甲苯、二甲苯、噪声
加氢裂化	加热炉	噪声、高温、一氧化碳、一氧化氮、二氧化氮及二氧化硫
	加热炉、热油泵房	高温及热辐射
	反应器	高温、硫化氢、氨气、硫醇
	二硫化碳罐	二硫化碳
	分馏塔区	硫化氢、液态烃、柴油
	压缩机	噪声
	脱硫化氢塔	硫化氢、氨气
	高分、低分酸性水	硫化氢、氨气
煤、柴油加氢	反应区	硫化氢、氨气、二硫化碳、高温及热辐射
	分馏区	硫化氢、氨气、噪声、高温及热辐射
	脱硫区	硫化氢、噪声
	机泵	柴油、煤油、噪声
	分馏区	硫化氢、噪声、高温及热辐射
	加热炉	二硫化碳、噪声、高温、热辐射
	脱硫	硫化氢
催化叠合	原料预处理	丙烯、丁烯、液化石油气、磷酸、硫酸
	加热炉	一氧化碳、一氧化氮、二氧化氮及二氧化硫
	叠合反应	丙烯、丁烯、液化石油气、磷酸
	稳定	汽油、液化石油气
	再蒸馏	汽油、液化石油气
气体分馏	气体分馏	液化石油气、噪声
	丙烷塔	丙烷
	丙烯塔	丙烯
	异丁烷塔	异丁烯、异丁烷
馏分油加氢	原料区	柴油
	反应区	硫化氢、氨气、氢氧化钠、高温、热辐射
	分馏区	硫化氢、氨气、噪声、高温、热辐射
	脱硫区	硫化氢、氨气
	机泵	柴油、噪声
	加热炉	硫化氢、噪声、高温、热辐射

续表

工序/工艺单元	工作环节/岗位	主要职业病危害因素
重油加氢	原料区	渣油
	反应区	硫化氢、氨气、高温、热辐射
	分离区	硫化氢、噪声、高温、热辐射
	脱硫区	硫化氢、噪声
	机泵	渣油、柴油、煤油、噪声
	分馏区	硫化氢、噪声、高温、热辐射
	加热炉	氨
	双塔汽提	硫化氢、噪声、高温、热辐射
气体及液化石油气脱硫	酸性气输送	硫化氢
	液态烃脱硫塔	液态烃、硫化氢、二氧化碳
	液态烃分液罐	液态烃、硫化氢
	瓦斯脱硫塔	瓦斯、硫化氢、二氧化碳
	瓦斯分液罐	瓦斯
	闪蒸罐	硫化氢、高温、热辐射
丙烷脱沥青	抽提系统	丙烷、沥青、噪声
	溶剂回收系统	丙烷、噪声
催化氧化脱硫醇	催化剂碱液配制	氢氧化钠、硫化氢
	抽提氧化塔	氢氧化钠、硫化氢、汽油、二氧化硫
	二硫化物分离器	硫醇钠、二硫化物
	混合氧化塔	汽油、液化石油气
	二硫化物储罐	二硫化物
制氢	原料区	石脑油
	加氢脱硫区	高温、硫化氢、热辐射
	转化炉区	一氧化碳、高温、噪声、二氧化碳、热辐射
	冷换区	一氧化碳、高温、噪声
	机泵	石脑油、噪声

第三节 职业病危害因素分析

　　职业病危害因素分析是按照划分的评价单元，在工程分析、职业卫生调查和职业病危害因素识别的基础上，分析该建设项目存在接触职业病危害因素作业的工种（岗位），以及该工种（岗位）涉及接触职业病危害因素作业的工作地点、作业方法（接触方式）、接触时间与频度等，并分析接触该职业病危害因素可能引起的职业病及其他健康影响等内容。

一、职业病危害因素分析方法

　　职业病危害因素分析主要包括职业病危害因素的有害性分析和接触分析。具体的分析方法与内容如下。

1. 资料查阅

资料查阅是实施职业病危害因素有害性分析的主要方法。资料查阅是通过查阅教科书、文献资料、化学品安全说明书（MSDS）、全球化学品统一分类和标签制度（GHS）等资料，获得职业病危害因素的有关理化特性、对人体健康影响等数据信息的方法。MSDS与GHS见图3-1。

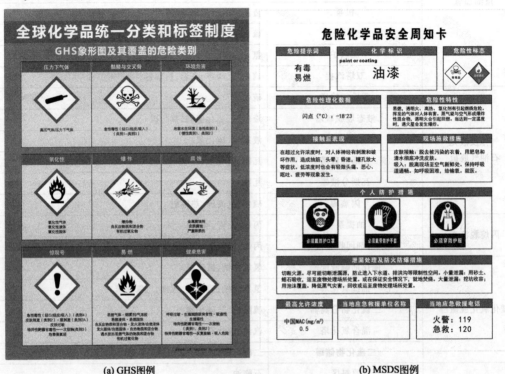

(a) GHS图例　　　　　　　　(b) MSDS图例

图 3-1　GHS 和 MSDS 图例

2. 工作日写实

工作日写实是实施职业病危害因素分析的主要方法。工作日写实（detailed record of work days，DRWD）是在生产劳动现场，对从事职业病危害作业人员的整个工作日内的各种活动及其时间消耗，按时间先后的顺序连续观察、如实记录，并进行整理和分析的方法。工作日写实侧重于调查整个工作日的工时利用情况，为职业病危害因素的评价提供必要的基础数据，见表3-10。

表 3-10　工作日写实调查表示例

工种/岗位	作业场所/工作地点	动作名称	开始时间	耗费工时	主要接触的职业危害	职业病防护设施、个体防护用品的使用情况及其他需要说明的事项

① 工作日写实的基本内容。主要包括：

一是写实对象及其所在岗位的基本情况。

二是工作日内从事的各种活动的名称、内容和动作时间。

三是各种活动的位置。

四是各种有害因素状况和接触时间。

五是写实对象或所在岗位写实时间内完成的工作量。

② 工作日写实的基本原则。主要包括：

一是写实对象和人数的确定原则。选择各主要生产岗位有代表性的 1～2 人作为写实对象；对多条生产状况相同生产线上的同类岗位，选择有代表性的 1～2 条生产线；对工作随意性大的岗位，全员写实。

二是写实日数的确定原则。对生产连续、稳定的作业岗位，或每个工作日生产状况相同的岗位，连续写实 3 个工作日；对周期性生产作业的岗位，按生产周期写实；对生产随意性大，每个工作日工作量和工作内容很不稳定的岗位，对该岗位在长时间内写实；在生产正常情况下写实；对生产状况不同的岗位，分别写实。

三是写实动作分类原则。劳动强度相同或相似的动作分为同类；同名工作尽可能分在同一类；动作内容相近，作业环境明显不同的动作分类统计；动作时间少，或偶尔出现的动作，可归类到与其相近的动作。

二、职业病危害因素分析实例

1. 有害性分析重点内容及示例

职业病危害因素有害性是指职业病危害因素造成从事其作业的劳动者职业病或其他健康影响的能力。有害性分析就是对职业病危害因素可能产生的健康影响进行定性分析。工作场所的化学因素、生物因素及物理因素可能产生的健康影响应根据流行病学、毒理学、临床观察和环境调查的结果进行评价。

（1）有害性分析重点内容。

① 生产性粉尘对健康的影响。所有粉尘对身体都是有害的，根据生产性粉尘的不同特性、可能引起机体的不同损害分为：一是对呼吸系统的影响；二是局部作用；三是中毒作用。

② 生产性毒物对健康的影响。劳动者在生产劳动过程中过量接触生产性毒物可引起职业中毒。

③ 噪声对健康的影响。长期接触一定强度的噪声，可以对人体产生不良影响。噪声对人体的影响分特异性作用和非特异性作用两种。特异性作用就是指噪声对听觉器官的影响。引起听力损伤经历听觉适应、听觉疲劳、听力障碍等阶段。长时间接触较强的噪声先会感觉耳鸣、听力下降，但在离开噪声环境数分钟可完全恢复；之后会出现听力下降明显，需要十几小时甚至二十几小时才能得到恢复；如果继续接触噪声，形成不能完全恢复或不能恢复的听力障碍就是噪声性耳聋。非特异性作用是指长期接触较强的噪声，很多人会出现头痛、头晕、心悸、疲倦、乏力、心情烦躁、睡眠障碍等神经衰弱症状；引起胃肠功能紊乱，表现为食欲不振、消瘦、消化不良等；噪声会使大脑神经调节功能紊乱，造成呼吸加快、血压升高、血管痉挛，引发高血压等心脑血管疾病；长时间的噪声使免疫系统功能紊乱，使人容易受病原微生物感染，还可引发皮肤病或其他疾病，甚至癌症。

④ 振动对健康的影响。从物理学和生物学的观点看，人体是一个极复杂的系统，振

动作用不仅可以引起机械效应，更重要的是可以引起生理和心理的效应。人体接受振动后，振动波在组织内传播，由于各组织的结构不同，传导的程度也不同，其大小顺序依次为骨、结缔组织、软骨、肌肉、腺组织和脑组织，40Hz以上的振动波易为组织吸收，不易向远处传播；而低频振动波在人体内传播得较远。全身振动和局部振动对人体的危害及其临床表现是明显不同的。

⑤高温作业对人体的影响。高温作业时，人体可出现一系列生理功能改变。当生理功能的改变超过一定的限度，则可产生不良的影响：一是体温调节障碍；二是水盐代谢紊乱；三是循环系统负荷增加；四是消化系统疾病增多；五是神经系统兴奋性降低；六是肾脏负担加重。

⑥低温环境对人体的影响。主要包括：一是体温调节；二是中枢神经系统；三是心血管系统；四是其他部位。

（2）有害性分析示例。以喷漆作业职业病危害因素有害性分析为例。

某木制家具厂喷漆车间手工喷涂岗位使用某牌PU（聚氨酯）漆，使用天那水为稀释剂。通过对油漆和稀释剂成分进行分析，识别喷漆作业主要存在的职业病危害因素为TDI（2,4-二异氰酸甲苯酯）、甲苯、二甲苯。查阅TDI、甲苯、二甲苯的MSDS，对其进行有害性分析，分析结果见表3-11。

表3-11　职业病危害因素有害性分析结果

职业病危害因素	理化特性	侵入途径	健康危害	可能导致的职业病
TDI	无色到淡黄色透明液体；熔点：13.2℃；饱和蒸气压：1.33kPa（118℃）	吸入，眼睛及皮肤触	具有明显的刺激和致敏作用。高浓度接触直接损害呼吸道黏膜，发生喘息性支气管炎，表现有咽喉干燥、剧咳、胸痛、呼吸困难等。重者缺氧、发绀、昏迷。可引起肺炎和肺水肿。蒸气或雾对眼有刺激性；液体溅入眼内，可能引起角膜损伤。液体对皮肤有刺激作用，引起皮炎。慢性影响：反复接触本品，能引起过敏性哮喘。长期低浓度接触，呼吸功能可受到影响	职业禁忌证：伴肺功能损害的心血管及呼吸系统疾病；职业病；职业性哮喘
甲苯	无色透明液体，有类似苯的芳香气味；熔点：−94.9℃；沸点：110℃；饱和蒸气压：4.89kPa（30℃）	吸入，眼睛及皮肤接触	对皮肤、黏膜有刺激性，对中枢神经系统有麻醉作用。急性中毒：短时间内吸入较高浓度本品可出现眼及上呼吸道明显的刺激症状、眼结膜及咽部充血、头晕头痛、恶心、呕吐、胸闷、四肢无力、步态蹒跚、意识模糊。重症者可有躁动、抽搐、昏迷。慢性中毒：长期接触可发生神经衰弱综合征，肝肿大，女工月经异常等，皮肤干燥、皲裂、皮炎	职业病：a.职业性慢性苯中毒；b.职业性苯所致白血病。职业禁忌证：脾功能型亢进
二甲苯	无色透明液体，有类似甲苯的气味；熔点：−22.5℃；沸点：144.4℃；饱和蒸气压 1.33kPa（30℃）	吸入，眼睛及皮肤接触	对眼及上呼吸道有刺激作用，高浓度时对中枢神经系统有麻醉作用。急性中毒：短期内吸入较高浓度本品可出现眼及上呼吸道明显的刺激症状、眼结膜及咽充血、头晕、头痛、恶心、呕吐、胸闷、四肢无力、意识模糊、步态蹒跚。重者可有躁动、抽搐或昏迷。有的癔症样发作。慢性影响：长期接触有神经衰弱综合征，女工有月经异常，工人常发生皮肤干燥、皲裂、皮炎	

2. 接触分析重点内容及示例

接触水平（exposure level）是指从事职业病危害作业的劳动者接触某种或多种职业病危害因素的浓度或者强度。职业病危害因素接触分析是按照划分的评价单元，通过开展现场调查和工作日写实，调查分析职业病危害作业的工种（岗位）及其接触职业病危害因素作业的工作地点、作业方法、接触时间与频度的过程。

（1）接触分析重点内容。

一是在职业病危害因素识别等的基础上，分析并确定接触职业病危害因素作业的工种（岗位）及其所接触的具体职业病危害因素、工作范围和工作地点，按照其行进路线，确定其在每一个工作地点工作的时间和频度，以及作业方式（如加料、巡检、仪表控制等）。

二是在职业病危害因素识别及工作日写实等的基础上，分析并确定每一个工种（岗位）涉及接触职业病危害因素作业的工作地点及其作业方式（接触方式）、接触时间等。

（2）调查分析劳动定员以及职业病危害作业的其他相关情况。在评价中，建议以表格的形式，将职业病危害因素接触分析结果进行描述，见表 3-12。

表 3-12　职业病危害因素接触分析表示例

序号	评价单元	工种/岗位	接触因素	工作地点	接触时间/(h/d)	作业方式

（3）接触分析示例。以燃煤电厂锅炉运行工噪声危害接触分析为例。

通过对某电厂锅炉燃烧评价单元 3 号锅炉运行工进行工作日写实调查，对该工种接触噪声危害的工作地点、作业方法和接触时间等进行了分析，见表 3-13。

表 3-13　某燃煤电厂锅炉运行工噪声危害接触分析示例

序号	评价单元	工种	工作地点	接触时间/(h/d)	作业方式
1	锅炉燃烧单元	3 号锅炉运行工	3 号锅炉 0m 转机运转层(0m)	0.5	巡检
2			3 号锅炉外置床下部平台(7.6m)	0.5	巡检
3			3 号锅炉外置床中部平台(11.7m)	0.5	巡检
4			3 号锅炉反料器平台(19.4m)	0.5	巡检
5			3 号锅炉给煤机平台(26.6m)	0.5	巡检
6			3 号锅炉低再减温水平台(33.6m)	0.5	巡检
7			3 号锅炉主蒸汽管平台(36.8m)	0.5	巡检
8			3 号锅炉高过出口集箱平台(41.3m)	0.5	巡检
9			3 号锅炉汽包平台(48.6m)	0.5	巡检
10			3 号锅炉旋风分离器	0.14	巡检
11			3 号锅炉一次风机	0.14	巡检
12			3 号锅炉硫化风机	0.14	巡检
13			3 号锅炉除氧器	0.14	巡检
14			3 号锅炉看火口	0.14	巡检
15			机、电、炉集中控制室	1.5	仪表监控

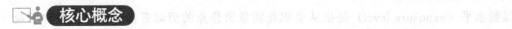

核心概念

职业病危害因素、生产性粉尘、职业病危害因素分析、职业病危害因素有害性、职业病危害因素接触分析、职业病危害因素评价、工作日写实、职业接触限值、时间加权平均容许浓度（PC-TWA）、最高容许深度（MAC）

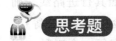

思考题

1. 举例说明职业病危害因素分类。
2. 简述正常生产状况下职业病危害因素识别原则与方法。
3. 简述特殊环境职业病危害因素识别内容与注意事项。
4. 简述机械、电子设备制造业职业病危害因素识别要点。
5. 简述职业病危害因素有害性。
6. 简述职业病危害因素接触分析。
7. 简述化学有害因素接触水平评价参数计算。
8. 简述物理因素接触水平评价参数计算。

参考文献

［1］ 杜翠凤，蒋仲安.职业卫生工程［M］.北京：冶金工业出版社，2017.
［2］ 曾繁华，邹碧海.职业卫生［M］.北京：中国质检出版社、中国标准出版社，2015.
［3］ 朱建芳.职业卫生工程学［M］.北京：煤炭工业出版社，2014.
［4］ 工作场所职业病危害作业分级 第1部分：生产性粉尘［S］.GBZ/T 229.1—2010.
［5］ 工作场所职业病危害作业分级 第2部分：化学物［S］.GBZ/T 229.2—2010.
［6］ 作业场所职业病危害作业分级 第4部分：噪声［S］.GBZ/T 229.4—2012.
［7］ 密闭空间作业职业危害防护规范［S］.GBZ/T 205—2007.
［8］ 国家安全生产监督管理总局.工贸企业有限空间作业安全管理与监督暂行规定（2015修正）.2015.

第四章　职业病危害评价内容

建设项目职业病危害评价具有典型的 10 项评价内容。本章重点介绍职业病危害因素评价、总体布局、工艺设备布局评价、建筑卫生学评价、辅助用室评价、职业病防护设施评价、应急救援设施评价、个体防护用品评价、职业健康监护评价、职业卫生管理评价。

第一节　职业病危害因素评价

职业病危害因素评价是按照划分的评价单元，针对其存在的各类职业病危害作业工种（岗位）及其相关工作地点，根据职业病危害因素的检测结果并对照标准，对职业病危害因素接触水平的符合性及其危害程度进行的评价。

一、职业病危害因素评价内容

职业接触限值（occupational exposure limit，OEL）是指劳动者在职业活动过程中长期反复接触，对绝大多数接触者的健康不引起有害作用的容许接触水平。职业病危害因素评价主要包括化学有害因素接触水平评价和物理因素接触水平评价。

（一）化学有害因素接触水平评价

1. 化学有害因素职业接触限值参数

依据《工作场所有害因素职业接触限值 第 1 部分：化学有害因素》(GBZ 2.1—2019) 规定，化学有害因素职业接触限值包括时间加权平均容许浓度（PC-TWA）、短时间接触容许浓度（PC-STEL）、最高容许浓度（MAC）和峰接触浓度（PE）。

2. 典型评价参数计算及示例

（1）第一参数：时间加权平均容许浓度（PC-TWA）。PC-TWA 是以时间为权数规定的 8h 工作日、40h 工作周的平均容许接触浓度。

【例 4-1】 乙酸乙酯的 PC-TWA 为 $200\mathrm{mg/m^3}$，劳动者接触状况为：$400\mathrm{mg/m^3}$ 接触 3h；$160\mathrm{mg/m^3}$ 接触 2h；$120\mathrm{mg/m^3}$ 接触 3h。

解： 将数据代入式(2-1)得

$$C_{TWA} = (400 \times 3 + 160 \times 2 + 120 \times 3) \div 8 = 235 (mg/m^3) > 200 (mg/m^3)$$

所以超过该物质的 PC-TWA。

【例 4-2】 乙酸乙酯的 PC-TWA 为 $200mg/m^3$，劳动者接触状况为：$300mg/m^3$ 接触 2h；$200mg/m^3$ 接触 2h；$180mg/m^3$ 接触 2h；不接触 2h。

解：将数据代入式（2-1）得

$$C_{TWA} = (300 \times 2 + 200 \times 2 + 180 \times 2 + 0 \times 2) \div 8 = 170 (mg/m^3) < 200 (mg/m^3)$$

所以未超过该物质的 PC-TWA。

计算注意事项：

① 劳动者工作（接触）时间不足 8h 时，分母应以 8h 计算；

② 当工作（接触）时间超过 8h 时，分母仍应以 8h 计算。

（2）第二参数：短时间接触容许浓度（PC-STEL）。PC-STEL 是在实际测得在 8h 工作日、40h 工作周平均接触浓度遵守 PC-TWA 前提下，容许劳动者短时间（15min）接触的加权平均浓度。PC-STEL 是与 PC-TWA 相配套的短时间职业接触限值，可视为对 PC-TWA 的补充。在遵守 PC-TWA 的前提下，PC-STEL 水平的短时间接触不引起刺激作用、慢性或不可逆性组织损伤；存在剂量—接触次数依赖关系的毒性效应；麻醉程度足以导致事故率升高、影响逃生和降低工作效率。即使当日的 C_{TWA} 符合要求时，C_{STEL} 也不应超过 PC-STEL。当 C_{STEL} 超过 PC-TWA，达到 PC-STEL 水平时，一次持续接触时间不应超过 15min，每个工作日接触次数不应超过 4 次，相继接触的间隔时间不应短于 60min。对制定有 PC-STEL 的化学物质进行检测和评价时，应了解现场浓度波动情况，在浓度最高的时段按采样规范和标准检测方法进行采样和检测。

（3）第三参数：最高容许浓度（MAC）。MAC 是指在一个工作日内，任何时间、工作地点的化学有毒因素均不应超过的浓度。最高容许浓度主要是针对具有明显刺激、窒息或中枢神经系统抑制作用，可导致严重急性损害的化学物质而制定的不应超过的最高容许职业接触限值，即任何情况都不能超过的限值。最高容许浓度的检测应在了解生产工艺过程的基础上，根据不同工种和工作地点采集化学物质最高瞬间浓度的空气样品进行测定。

（4）第四参数：峰接触浓度（peak exposures，PE）。峰接触浓度是在最短的可分析的时间段内（不超过 15min）确定的空气中特定物质的最大或峰值浓度。一次大量接触有害物质可能增加某些疾病的风险，仅仅依靠长时间平均接触的监测数据，可能会掩盖峰的漂移值。为了控制这种健康效应，对于具有 PC-TWA 但尚未制定 PC-STEL 的化学有害物质，使用峰接触浓度控制短时间的最大接触，目的就是防止在一个工作日内在 PC-TWA 若干倍时的瞬时高水平接触导致的不良健康效应。峰接触浓度与 PC-STEL 类似，都是反映 15min 有毒物质的接触，劳动者接触仅制定有 PC-TWA 但尚未制定 PC-STEL 的化学有害因素时，实际测得的当日 CTWA 不得超过其对应的 PC-TWA 值；同时，劳动者接触水平瞬时超出 PC-TWA 值 3 倍的接触每次不得超过 15min，一个工作日期间不得超过 4 次，相继间隔不短于 1h，且在任何情况下都不能超过 PC-TWA 值的 5 倍。

（二）物理因素接触水平评价

1. 物理因素职业接触限值

依据《工作场所有害因素职业接触限值 第 2 部分：物理因素》（GBZ 2.2—2007）规

定，物理因素职业接触限值为上限值。职业性物理因素大都是以能量的方式作用于机体，这就决定了其对机体损伤程度与人体接受的总能量值有关，使得其标准与化学有害因素接触水平评价标准的内涵有着本质的区别。目前化学有害因素职业接触限值在我国应用的是最高容许浓度、时间加权平均容许浓度和短时间接触容许浓度，而物理因素对人体的影响与职业病危害因素的接触时间有直接关系，可以理解为是时间加权平均能量值。这在评价工作中应该注意，否则难以得出正确的评价结论。当前已公布了噪声、振动、紫外辐射、电磁辐射暴露限值和激光辐射等物理因素职业接触限值，其评价指标和方法多不相同。

2. 典型评价参数计算及示例

（1）第一参数：噪声职业接触限值。依据工作场所噪声强度检测数据，实际计算，进而对照标准评估是否合格。

【示例】　以燃煤电厂锅炉运行工噪声危害接触水平评价为例：

在对该电厂锅炉燃烧评价单元 3 号锅炉运行工接触的噪声危害进行分析的基础上，通过对工作现场的噪声强度进行检测，对该工种接触的噪声危害进行了综合评价，见表 4-1。

表 4-1　某燃煤电厂锅炉运行工噪声危害接触水平评价结果

序号	评价单元	工种	工作地点	接触时间 /(h/d)	检测结果 /dB(A)	等效声级 /dB(A)
1	锅炉燃烧单元	3 号锅炉运行工	3 号锅炉 0m 转机运转层(0m)	0.5	96.1	91.7
2			3 号锅炉外置床下部平台(7.6m)	0.5	96.4	
3			3 号锅炉外置床中部平台(11.7m)	0.5	93.4	
4			3 号锅炉反料器平台(19.4m)	0.5	93.4	
5			3 号锅炉给煤机平台(26.6m)	0.5	94.3	
6			3 号锅炉低再减温水平台(33.6m)	0.5	90.5	
7			3 号锅炉主蒸汽管平台(36.8m)	0.5	90.6	
8			3 号锅炉高过出口集箱平台(41.3m)	0.5	90.7	
9			3 号锅炉汽包平台(48.6m)	0.5	90.2	
10			3 号锅炉旋风分离器	0.14	85.4	
11			3 号锅炉一次风机	0.14	102.3	
12			3 号锅炉硫化风机	0.14	91.3	
13			3 号锅炉除氧器	0.14	84.4	
14			3 号锅炉看火口	0.14	88.3	
15			机、电、炉集中控制室	1.5	64.2	

根据评价结果可知，3 号锅炉运行工噪声累计暴露量超过职业接触限值要求（见表 3-3 和表 3-4），不符合要求，应为作业人员配备隔声性能良好的防噪声耳塞或耳罩。

（2）第二参数：噪声叠加强度值。在技术改造、扩建项目中，除了考虑新增工艺或设备产生的职业病危害因素外，有时还需要考虑原有设备对拟建项目的影响。例如，某工作场所新增噪声源，如果不考虑原有噪声源的影响，而只考虑新增噪声源的情况，最终得出的该工作场所噪声强度将与实际情况不同。因此，可利用噪声传播与叠加原理定量推算噪声强度，预测工作场所增加噪声源后噪声强度变化。

依据叠加原理，噪声叠加后的声压级为：

$$L_{1+2} = 10\ln\frac{I_1 + I_2}{I_0} \tag{4-1}$$

式中　L_{1+2}——噪声叠加后的声压级，dB（A）；

　　　$I_1 + I_2$——增加设备后的总声能密度，W/m^2；

　　　　I_1——增加设备前的声能密度，W/m^2；

　　　　I_2——新增设备声能密度，W/m^2；

　　　　I_0——基准声能密度，即 $10^{-12}W/m^2$。

如果增加的设备声能密度与现有声能密度不呈比例关系，应依据设备的声学参数，按上述声能叠加公式予以计算。

如果增加的声能密度与前者呈倍数（N）关系，则上式可简化为：

$$L_{1+2} = L_1 + 10\ln(N+1) \tag{4-2}$$

式中　L_{1+2}——噪声叠加后的声压级，dB（A）；

　　　　L_1——增加设备前的声压级，dB（A）；

　　　　N——新增声能密度与原有声能密度之比。

【示例】　以扩建项目工作场所噪声强度的估算为例：

某公司热电厂现有 220t/h 燃煤锅炉 3 台，为满足生产需要，拟在总体规划预留场地上再建 1 台锅炉，其型号与已有的完全相同。主厂房为半敞式结构，横向跨度 21.8m，长 96m。锅炉呈直线排列。按一炉两机配备磨煤机，磨煤机组安装在一楼南侧。磨煤机呈直线布置，均为 DTM290/470 型钢球磨煤机，并配套安装了风量达 57743m³/h 的排粉机 6 台，以及磨煤机润滑油站和检修起吊设施等。在新建锅炉房的东侧，增加磨煤机和排粉机各 2 台，型号与现有设备相同。为减少磨煤机噪声对周围的污染，在一楼距磨煤机 3m 处建造一道高 8m、长 96m 的隔声墙将磨煤区隔离。

测得磨煤室内噪声强度最大值为 97.5dB（A），最小值为 90.0dB（A），平均值为 94.5dB（A）。该项目扩建一台锅炉磨煤机组后，因室内墙壁吸声性能与室内容积改变不大，故可预测声能密度将增加 1/3，即 $N=1$。代入式（4-2）得：

$$L_{1+2} = L_1 + 10\ln(N+1) = L_1 + 1.2$$

故磨煤室内噪声平均值将增加 1.2dB（A），依据噪声叠加法推算结果，该项目扩建完毕后其磨煤室内平均噪声强度预测值为 95.7dB（A）。

二、职业病危害因素评价方法及评价示例

1. 职业病危害因素评价方法

职业病危害因素接触水平可采用工作场所职业病危害因素检测和生物监测两种方法进行测定计算。

（1）工作场所职业病危害因素检测。工作场所职业病危害因素检测就是利用采样设备和检测仪器，依照采样规范和检测方法，对工作场所中存在的职业病危害因素的浓度或强度进行测定，通常可分别对工作环境空气中有害物质的浓度定点采样检测和接触人群的个体流动性采样检测。

（2）生物监测。生物监测用于接触水平评价，可较好地反映内剂量或生物效应剂量，能弥补环境监测不足之处，而且兼具效应评价功能。

2. 职业病危害因素评价时的注意事项

（1）在进行接触水平的计算时，应当以工种（岗位）为对象。当某工种包括多个工作地点时，应综合考虑各工作地点浓度（或强度）的等效值。

（2）在实际应用中，工作场所职业病危害因素检测所测定的浓度或强度往往不能直接用来评价接触水平，通常还需要进行数据的转换，如将测得的短时间接触容许浓度转换为时间加权平均浓度。

（3）作业人员接触职业病危害因素的浓度或强度超过标准限值时，应分析超标原因，并提出针对性的控制措施建议。

3. 职业病危害因素评价示例

以某建设项目清洗车间职业病危害因素评价为例：

（1）基本情况。某建设项目清洗车间设大清洗机和小清洗机两个岗位，现场调查发现，清洗过程中存在二氯甲烷和甲苯危害。

（2）职业病危害因素检测。经现场调查，清洗机岗位工人的作业地点和作业方式相对固定，故采用定点短时间采样方式对二氯甲烷和甲苯浓度进行测定，检测结果见表 4-2。

表 4-2　职业病危害因素检测结果

车间名称	工种/岗位	工作地点	检测结果/(mg/m^3)		接触时间/(h/d)
			二氯甲烷	甲苯	
清洗车间	大清洗机工人清洗岗	大清洗机进口工人操作位	135	0.13	
			112	0.15	1
			150	0.24	1
			102	0.35	1
		大清洗机出口工人操作位	354	0.11	1
			278	0.24	1
			312	0.13	1
			318	0.22	1
	小清洗机工人清洗岗	小清洗机进口工人操作位	640	0.22	1
			547	0.3	1
			702	0.18	1
			618	0.12	1
		小清洗机出口工人操作位	1342	0.17	1
			1168	0.27	1
			1197	0.14	1
			1387	0.28	1

（3）职业接触限值。《工作场所有害因素职业接触限值 第 1 部分：化学有害因素》（GBZ 2.1—2019）中规定的工作场所空气中二氯甲烷和甲苯的容许浓度见表 4-3。

（4）检测结果处理。检测结果为短时间接触容许浓度，应将其转换为时间加权平均容许浓度。此外，还应当计算二氯甲烷的由式(2-1) 计算，经数据处理，计算结果见表4-3。

由式(2-1) 计算，经数据处理，计算结果见表4-4。

表 4-3　化学毒物职业接触限值标准

序号	化学物质名称	最高容许浓度 MAC /(mg/m³)	时间加权平均容许浓度 PC-TWA/(mg/m³)	短时间接触容许浓度 PC-STEL/(mg/m³)
1	甲苯	—	50	100
2	二氯甲烷	—	200	—

表 4-4　化学毒物接触浓度计算结果

车间名称	工种/岗位	二氧甲烷检测结果 C_{TWA}/(mg/m³)	甲苯检测结果	
			C_{TWA} /(mg/m³)	C_{STEL} /(mg/m³)
清洗车间	大清洗机工人清洗岗	220.2	0.20	0.35
	小清洗机工人清洗岗	950.2	0.21	0.30

（5）接触水平评价。根据检测结果，对照二氯甲烷和甲苯的职业接触限值，大清洗机工人清洗岗和小清洗机工人清洗岗接触的二氯甲烷的 PC-TWA 浓度均超标，不合格；两个岗位接触的二甲苯的 PC-TWA 和 PC-STEL 均符合职业接触限值要求，合格。

（6）评价结论与建议。由上述评价结果可知，清洗机工人岗位接触的二氯甲烷的 PC-TWA 超标。

分析超标原因主要有：一是清洗机设备老旧，密封性差，存在有毒物质泄漏；二是清洗机工作操作位没有安装局部排风装置。

根据上述超标原因分析，提出以下建议措施：

① 更换设备密封圈，提高设备的密闭性，防止有毒物质泄漏。

② 在清洗机上方设置上吸式局部排风装置。

③ 加强个体防护，为操作人员配备性能良好的个体防护用品。

第二节　总体布局和工艺设备布局评价

建设项目的总体布局主要包括建设项目的平面布置、竖向布置以及厂房设计等。建设项目的生产工艺和设备布局主要是指建设项目产生粉尘、化学物质、噪声、高温、电磁辐射等职业病危害因素的生产工艺、生产装置及辅助装置在作业场所的布置情况。

一、总体布局分析与评价

建设项目的总体布局评价时，除考虑厂区分区满足项目生产流程、交通运输、场地自然条件、技术经济条件等要求外，在职业卫生方面应重点考虑总平面布置和竖向布置的影响（生产区、辅助生产区和非生产区之间的相互影响和建筑物内各层之间的相互影响）。

1. 评价依据

(1) GBZ 1—2010《工业企业设计卫生标准》；

(2) GB 50187—2012《工业企业总平面设计规范》；

(3) 其他相关标准。

2. 评价内容

与建设项目总体布局的内容相对应，建设项目总体布局的评价主要包括建设项目的平面布置、竖向布置以及厂房设计等方面。在预评价时，需要依据工程分析以及识别与评价的结果，分析可行性研究报告中提出的总体布局情况，并对照相关法规标准要求，评价总体布局的符合性。在控制效果评价时，需要根据总体布局的调查结果，对照相关职业卫生法规标准要求，评价总体布局的符合性。具体评价内容包括：

(1) 平面布置的功能分区符合性。重点考虑：一是是否明确厂区功能分区。厂区功能分区，一般分为生产区、非生产区、辅助生产区。重点考虑：分期建设项目宜一次整体规划，使各单体建筑均在其功能区内有序合理，避免分期建设时破坏原功能分区；行政办公用房应设置在非生产区；生产车间及与生产有关的辅助用室应布置在生产区内；产生有害物质的建筑（部位）与环境质量有较高洁净要求的建筑（部位）应有适当的间距或分隔。二是是否明确生产区布置。生产区宜选在大气污染物扩散条件好的地段，布置在当地全年最小频率风向的上风侧；产生并散发化学和生物等有害物质的车间，宜位于相邻车间当地全年最小频率风向的上风侧；非生产区布置在当地全年最小频率风向的下风侧；辅助生产区布置在两者之间。

(2) 高温车间的平面布置符合性。重点考虑：一是高温车间的纵轴宜与当地夏季主导风向相垂直。当受条件限制时，其夹角不得小于45°。二是应根据夏季主导风向设计高温作业厂房的朝向，使厂房能形成穿堂风或能增加自然通风的风压。高温作业厂房平面布置呈"L"型、"Ⅱ"型或"Ⅲ"型的，其开口部分宜位于夏季主导风向的迎风面。三是以自然通风为主的高温作业厂房应有足够的进、排风面积。产生大量热、湿气、有害气体的单层厂房的附属建筑物占用该厂房外墙的长度不得超过外墙全长的30%，且不宜设在厂房的迎风墙。四是产生大量热或逸出有害物质的车间，在平面布置上外墙应以其最长边设置。若四周均为内墙时，应采取向室内送入清洁空气的措施。

(3) 噪声车间的平面布置符合性。重点考虑：产生噪声的车间与非噪声作业车间、高噪声车间与低噪声车间应分开布置。

(4) 放散热量或有害气体场所的竖向布置符合性。重点考虑：放散大量热量或有害气体的厂房宜采用单层建筑。当厂房是多层建筑物时，放散热和有害气体的生产过程宜布置在建筑物的高层。如必须布置在下层时，应采取有效措施防止污染上层工作环境。

(5) 噪声与振动场所的竖向布置符合性。重点考虑：噪声与振动较大的生产设备宜安装在单层厂房内。当设计需要将这些生产设备安置在多层厂房内时，宜将其安装在底层，并采取有效的隔声和减振措施。

(6) 作业场所管道的竖向布置符合性。重点考虑：含有挥发性气体、蒸气的各类管道不宜从仪表控制室和劳动者经常停留或通过的辅助用室的空中和地下通过；若需通过时，应严格密闭，并应具备抗压、耐腐蚀等性能，以防止有害气体或蒸气逸散至室内。

(7) 厂房方位和间距的设计符合性。重点考虑：厂房建筑方位应能使室内有良好的自然通风和自然采光，相邻两建筑物的间距一般不宜小于二者中较高建筑物的高度。

（8）作业场所车间天窗与进气窗的设计符合性。重点考虑：一是以自然通风为主的厂房，车间天窗设计应满足卫生要求。阻力系数小，迎风量大，便于开启，适应不同季节要求，天窗排气口的面积应略大于进风窗口及进风门的面积之和。热加工厂房应设置天窗挡风板，厂房侧窗下缘距地面不宜高于1.2m。二是夏季自然通风用的进气窗的下端距地面不宜大于1.2m，以便空气直接吹向工作地点；冬季需要自然通风时，应对通风设计方案进行技术经济比较，并根据热平衡的原则合理确定热风补偿系统容量，进气窗下端一般不宜小于4m，若小于4m时，宜采取防止冷风吹向工作地点的有效措施。

（9）高温场所建筑物的设计符合性。重点考虑：一是高温、热加工、有特殊要求和人员较多的建筑物应避免西晒。厂房侧窗上方宜设置遮阳、遮雨的固定板（棚），避免阳光直射，方便雨天通风。二是高温作业厂房宜设有避风的天窗，天窗和侧窗宜便于开关和清扫。

（10）噪声、振动场所厂房的设计符合性。重点考虑：一是产生噪声、振动的厂房设计和设备布局应采取降噪和减振措施。二是空调厂房及洁净厂房的设计按《洁净厂房设计规范》（GB 50073—2013）等有关标准执行。

3. 评价方法

总体布局评价主要采用检查表法（见表4-5），并结合职业卫生现场调查，即依据国家有关法规标准的要求编制检查表，对照建设项目的总体布局情况，评价建设项目的总体布局是否符合要求。对于不符合的部分，应给出具体的建议措施。

表4-5　总体布局检查表示例

序号	评价内容	评价依据	检查结果	评价结论	措施建议

4. 化工企业总体布局评价示例

（1）基本情况。某石油化工企业新建的控制室（主操室）、加氢裂化装置及高低压配电间由北向南依次平行布置。厂区主要划分为生产区、辅助生产区和非生产区。

生产区分为反应区、分馏区和机泵区，主要分布在厂区的南侧和东侧，处于全年最小风频风向的上风侧。其中，反应区布置在厂区东侧，分馏区布置在厂区南侧，机泵区布置在分馏区北侧。生产区设有检修通道，可与厂内道路连接，便于检修。

辅助生产区主要包括氢气压缩区和火炬及放空系统。其中，氢气压缩区布置在中部北侧，火炬及放空系统布置在炼油厂南侧、火炬区西侧。

非生产区包括主操室和办公楼，布置在厂区的北侧，位于全年最小风频风的下风侧。其中，主操室布置在厂区西北侧，办公楼布置在厂区东北侧。

在主操室及压缩机房等建筑物周围适当布置绿化场地，种植灌木、花卉和铺设草坪。同时附有建设项目的总体布局图。

（2）总体布局评价。针对此石油化工企业建设项目进行总体布局评价时，可编制如表4-6所列的检查表。

表 4-6　某石油化工企业建设项目总体布局评价检查表（部分）

序号	评价内容	评价依据	检查结果	评价结论
1.5	工业企业的总平面布置,在满足主体工程需要的前提下,宜将可能产生严重职业性有害因素的设施远离产生一般职业性有害因素的设施,应将车间按有无危害、危害的类型及其危害浓度(强度)分开;在产生职业性有害因素的车间与其他车间及生活区之间宜设一定的卫生防护绿化带	GBZ 1—2010 5.2.1.5	拟建项目装置区远离控制室,按有无危害、危害的类型及其危害程度分开设置;产生职业性有害因素的车间与其他车间及生活区之间设置相应的卫生防护绿化带	符合
2	竖向布置			
2.1	放散大量热量或有害气体的厂房宜采用单层建筑。当厂房是多层建筑物时,放散热和有害气体的生产过程宜布置在建筑物的高层。如必须布置在下层时,应采取有效措施防止污染上层工作环境	GBZ 1—2010 5.2.2.1	拟建项目将氢气压缩机等设置在压缩机房内,为单层建筑,同时拟安装机械排风系统,可以将产生的热量或有害气体及时排走	符合
2.2	噪声与振动较大的生产设备宜安装在单层厂房内。当设计需要将这些生产设备安置在多层厂房内时,宜将其安装在底层,并采取有效的隔声和减振措施	GBZ 1—2010 5.2.2.2	压缩机、各种风机、水泵安装在单层厂房或多层厂房的底层,加减振基础	符合
2.3	含有挥发性气体、蒸气的各类管道不宜从仪表控制室和劳动者经常停留或通过的辅助用室的空中和地下通过;若需通过时,应严格密闭,并应具备抗压、耐腐蚀等性能,以防止有害气体或蒸气逸散至室内	GBZ 1—2010 5.2.2.3	蒸气及废水排放等管道未通过仪表控制室和休息室等生活用室的空中和地下,且蒸气和油气管道具备抗压、耐腐蚀等性能	符合
3	厂房设计			
3.1	厂房建筑方位应能使室内有良好的自然通风和自然采光,相邻两建筑物的间距一般不宜小于二者中较高建筑物的高度	GBZ 1—2010 5.3.1	建设项目厂房建筑方位和间距满足要求	符合

二、工艺设备布局分析与评价

生产工艺和设备布局的评价主要是针对建设项目的生产工艺和设备布置情况,依据有关职业卫生方面的规范、标准要求进行分析与评价。对生产工艺和设备布局进行评价时需要重点关注产生粉尘、化学物质和噪声、高温等职业病危害因素的工艺设备的布置情况,尽可能做到相互隔离（或者采取屏蔽措施）。

1. 评价依据

（1）GBZ 1—2010《工业企业设计卫生标准》;

（2）GB 5083—1999《生产设备安全卫生设计总则》;

（3）GB/T 12801—2008《生产过程安全卫生要求总则》;

（4）GB 50187—2012《工业企业总平面设计规范》;

（5）其他相关标准。

2. 评价内容

与生产工艺和设备布局内容相对应，生产工艺和设备布局的评价主要是针对建设项目存在或产生粉尘、化学物质和噪声、高温等职业病危害因素的生产工艺与设备布置情况进行评价。在预评价时，需要依据工程分析以及职业病危害因素识别与评价的结果，分析可行性研究报告中提出的生产工艺及设备布局情况，并对照相关职业卫生法规标准要求，评价生产工艺及设备布局的符合性。在控制效果评价时，需要根据设备布局的调查结果，对照相关职业卫生法规标准要求，评价设备布局的符合性。具体评价内容包括：

(1) 尘毒设备的布局符合性。重点考虑：一是对产生粉尘、毒物的生产过程和设备（含露天作业的工艺设备），应优先采用机械化和自动化，避免直接人工操作。二是经常有人来往的通道（地道、通廊），应有自然通风或机械通风，并不宜敷设有毒液体或有毒气体的管道。三是工作场所粉尘、毒物的发生源应布置在工作地点的自然通风或进风口的下风侧；放散不同有毒物质的生产过程所涉及的设施布置在同一建筑物内时，使用或产生高毒物质的工作场所应与其他工作场所隔离。

(2) 噪声设备的布局符合性。重点考虑：一是噪声与振动较大的生产设备宜安装在单层厂房内。当设计需要将这些生产设备安置在多层厂房内时，宜将其安装在底层，宜采取有效的隔声和减振措施。二是产生噪声、振动的厂房设计和设备布局应采取降噪和减振措施。三是对于生产过程和设备产生的噪声，应首先从声源上进行控制，使噪声作业劳动者接触噪声声级符合《工作场所有害因素职业接触限值 第2部分：物理有害因素》(GBZ 2.2) 的要求。四是在满足工艺流程要求的前提下，宜将高噪声设备相对集中，并采取相应的隔声、吸声、消声、减振等控制措施。

(3) 高温设备的布局符合性。重点考虑：一是工艺流程的设计宜使操作人员远离热源，同时根据其具体条件采取必要的隔热、通风、降温等措施，消除高温职业病危害。二是高温热源应尽可能地布置在车间外当地夏季主导风向的下风侧；不能布置在车间外的高温热源应布置在天窗下方或靠近车间下风侧的外墙侧窗附近。三是热源应尽量布置在车间外面；采用热压为主的自然通风时，热源应尽量布置在天窗的下方；采用穿堂风为主的自然通风时，热源应尽量布置在夏季主导风向的下风侧；热源布置应便于采用各种有效的隔热及降温措施。四是车间内发热设备设置应按车间气流具体情况确定，一般宜在操作岗位夏季主导风向的下风侧、车间天窗下方的部位。

(4) 非电离辐射设备的布局符合性。重点考虑：对于在生产过程中有可能产生非电离辐射的设备，应制定非电离辐射防护规划，采取有效的屏蔽、接地、吸收等工程技术措施及自动化或半自动化远距离操作。

3. 评价方法

生产工艺和设备布局的评价，主要采用检查表法（见表4-7），并结合职业卫生现场调查，即依据国家有关法规标准的要求编制检查表，根据建设项目生产工艺和设备布局的情况，评价建设项目的生产工艺情况和设备布局情况是否符合要求。对于不符合标准或规范要求的部分，应给出具体的建议措施。

表4-7 生产工艺及设备布局检查表示例

序号	评价内容	评价依据	检查结果	评价结论	措施建议

4. 制剂车间生产工艺及设备布置评价示例

（1）制剂车间情况。制剂车间分为复配区和研磨区。复配区内南半部自西向东是悬浮剂反应釜区、悬浮剂水剂区、真空机组、真空机组水槽；其后侧自西向东是悬浮剂区、悬浮剂水剂区、合剂区、水剂区、乳油复配区；复配区的最北部自西向东依次是电子秤房、悬浮剂储罐、草甘膦储罐、仓库。研磨区内北侧自西向东依次排列的是同一型号的多个中转罐；其南侧为两排立式的研磨机及1台离心机；西侧是两台球磨机。

（2）工艺及设备布局评价。针对此生产经营单位的生产工艺及设备布局进行评价时，可编制如表4-8所列的检查表。

表4-8 某农药生产企业的生产工艺及设备布局评价检查表

序号	评价内容	评价依据	检查结果	评价结论
1	噪声与振动较大的生产设备宜安装在单层厂房内。当设计需要将这些生产设备安置在多层厂房内时，宜将其安装在底层，并采取有效的隔声和减振措施	GBZ 1—2010 5.2.2.2	噪声与振动较大的设备安置在单层厂房，或安装于厂房底层	符合
2	产生噪声、振动的厂房设计和设备布局应采取降噪和减振措施	GBZ 1—2010 5.3.4	噪声设备多集中设置于独立房间，噪声与振动较大设备设置有减振基础	符合
3	工作场所粉尘、毒物的发生源应布置在工作地点的自然通风或进风口的下风侧；放散不同有毒物质的生产过程所涉及的设施布置在同一建筑物内时，使用或产生高毒物质的工作场所应与其他工作场所隔离	GBZ 1—2010 6.4.1	生产车间基本为半封闭结构，使用或产生高毒物质工作场所未见有相应隔离或专门的存储区	不符合
4	在满足工艺流程要求的前提下，宜将高噪声设备相对集中，并采取相应的隔声、吸声、消声、减振等控制措施	GBZ 1—2010 6.3.1.4	高噪声设备集中设置，并采取了防噪、减振措施	符合

针对检查表中评价结论不符合的检查项目，应根据建设项目的实际情况提出具有针对性的、可行性强的建议。

第三节 建筑卫生学和辅助用室评价

建筑卫生学信息主要包括采暖、通风、空气调节、采光、照明、墙体、墙面、地面以及微小气候等内容。辅助用室信息主要包括建设项目设置的浴室、洗衣房、食堂、妇女卫生室，以及在工作场所设置的办公室、存衣室、盥洗室、休息室和厕所。

一、建筑卫生学分析与评价

建筑卫生学是从医学和卫生学的观点出发，将有关医学、卫生学研究成果运用于建筑设计的各个阶段，从而使最终完成的建筑环境能符合相应的医学、卫生学要求，以保障人们生产、生活和工作环境的健康卫生，避免造成"病态建筑"，影响人们身心健康。

1. 评价依据

（1）GBZ 1—2010《工业企业设计卫生标准》；

（2）GB 50019—2015《工业建筑供暖通风与空气调节设计规范》；

（3）GB 50073—2013《洁净厂房设计规范》；

（4）GB 50034—2013《建筑照明设计标准》；

（5）GB 50033—2013《建筑采光设计标准》；

（6）其他相关标准。

2. 评价内容

建筑卫生学的评价主要针对采暖、通风、空调、采光、照明、车间墙体、墙面、地面以及围护结构等方面。进行建筑卫生学评价时需要重点关注采暖的温度，通风的方式、风量和换气次数，照明的照度和微小气候参数。在预评价时，需依据工程分析以及职业病危害因素识别与评价的结果，分析可行性研究报告中提出的建筑卫生学状况，并对照相关职业卫生法规标准要求，评价建筑卫生学要求的符合性。在控制效果评价时，需根据建筑卫生学的调查与检测结果并对照相关标准要求，评价建设项目的建筑结构、采暖、通风、空气调节、采光照明和微小气候等建筑卫生学的符合性。具体评价内容包括：

（1）采暖、通风、空调的评价。重点考虑：一是冬季寒冷环境工作地点采暖温度应符合表4-9要求。二是冬季采暖室外计算温度不大于−20℃的地区，为防止车间大门长时间或频繁开放而受冷空气的侵袭，应根据具体情况设置门斗、外室或热空气幕。三是采暖地区的生产辅助用室温度范围应符合表4-10的规定，洁净室的温度、湿度范围应符合表4-11的规定。四是建筑物内放散热、蒸汽或有害物质的生产过程和设备，宜采用局部排风。当局部排风达不到卫生要求时，应辅以全面排风或采用全面排风。五是事故通风的通风机，应分别在室内外便于操作的地点设置开关。六是空气调节区宜集中布置。室内温湿度基数和使用要求相近的空气调节区宜相邻布置。七是工艺上以湿度为主要要求的空气调节车间，除工艺有特殊要求或已有规定外，不同湿度条件下的空气温度应符合《工业企业设计卫生标准》（GBZ 1—2010）的规定。八是封闭式车间人均新风量宜设计为 $30\sim50\text{m}^3/\text{h}$。

表4-9　冬季工作地点采暖温度

体力劳动强度级别	采暖温度/℃	体力劳动强度级别	采暖温度/℃
Ⅰ	≥18	Ⅲ	≥14
Ⅱ	≥16	Ⅳ	≥12

注：1. 体力劳动强度分级，其中Ⅰ级代表轻劳动，Ⅱ级代表中等劳动，Ⅲ级代表重劳动，Ⅳ级代表极重劳动。

2. 当作业地点劳动者人均占用较大面积（10~50m²）、劳动强度Ⅰ级时，其冬季工作地点采暖温度可低至10℃，Ⅱ级时可低至7℃，Ⅲ级时可低至5℃。

3. 当室内散热量小于 23W/m^3 时，风速不宜大于 0.3m/s；当室内散热量不小于 23W/m^3 时，风速不宜大于 0.5m/s。

表 4-10 生产辅助用室的冬季温度

辅助用室名称	温度/℃
办公室、休息室、就餐场所	≥18
浴室、更衣室、妇女卫生室	≥25
厕所、盥洗室	≥14

表 4-11 洁净室的温度、湿度范围

房间性质	温度/℃		湿度/%	
	冬季	夏季	冬季	夏季
生产工艺有温湿度要求的洁净室	按生产工艺要求确定			
生产工艺无温湿度要求的洁净室	20～22	24～26	30～50	50～70
人员净化及生活用室	16～20	26～30	—	—

（2）采光、照明的评价。重点考虑：一是照明设计宜避免眩光，充分利用自然光，选择适合目视工作的背景，光源位置选择宜避免产生阴影。二是应根据工作场所的环境条件，选用适宜的符合现行节能标准的灯具。三是洁净厂房内应设置供人员疏散用的应急照明。在安全出口、疏散口和疏散通道转角处应按现行国家标准设置疏散标志。在专用消防口处应设置红色应急照明灯。

（3）车间墙体、墙面、地面以及围护结构的评价。重点考虑：

一是毒物或酸碱等强腐蚀性物质工作场所：产生或可能存在毒物或酸碱等强腐蚀性物质的工作场所应设冲洗设施；高毒物质工作场所墙壁、顶棚和地面等内部结构和表面应采用耐腐蚀，不吸收、不吸附毒物的材料，必要时加设保护层；车间地面应平整防滑，易于冲洗清扫；可能产生积液的地面应做防渗透处理，并采用坡向排水系统，其废水纳入工业废水处理系统。

二是噪声、振动工作场所：宜设置隔声室；产生噪声的车间，应在控制噪声发生源的基础上，对厂房的建筑设计采取减轻噪声影响的措施，注意增加隔声、吸声措施。产生振动的车间，应在控制振动发生源的基础上，对厂房的建筑设计采取减轻振动影响的措施。对产生强烈振动的车间应采取相应的减振措施，对振幅、功率大的设备应设计减振基础。

三是车间围护结构：车间围护结构应防止雨水渗透，冬季需要采暖的车间，围护结构内表面（不包括门窗）应防止凝结水汽，特殊潮湿车间工艺上允许在墙上凝结水汽的除外。

四是洁净厂房墙体、墙面和地面：洁净厂房的建筑围护结构和室内装修，应选用气密性良好，且在温度和湿度变化时变形小的材料。洁净室内墙壁和顶棚的表面应平整、光滑、不起尘，避免眩光，便于除尘，并应减少凹凸面。靠洁净室室内一侧窗不宜设窗台。

（4）微小气候的评价。微小气候的设计宜符合表 4-12 的要求。微小气候亦称小气候，是指小范围区域或建筑内的气候。主要包括气温、气湿、气流和热辐射。重点考虑：微小气候的各个因素必须在时间、空间上保持相对稳定。我国《室内空气质量标准》（GB/T 18883—2002）规定，夏季空调室温 22～28℃、相对湿度 40%～80%、空气流速≤0.3m/s；冬季采暖室温 16～24℃、相对湿度 30%～60%、空气流速≤0.2m/s，其他指标见表 4-13。

表 4-12 封闭式车间微小气候设计要求

参数	冬季	夏季
温度/℃	20～24	25～28
风速/(m/s)	≤0.2	≤0.3
相对湿度/%	30～60	40～60

注：过渡季节微小气候计算参数取冬季、夏季差值。

表 4-13 室内空气质量标准

序号	参数类别	参数	单位	标准值	备注
1	物理性	温度	℃	22～28	夏季空调
				16～24	冬季采暖
2		相对湿度	%	40～80	夏季空调
				30～60	冬季采暖
3		空气流速	m/s	0.3	夏季空调
				0.2	冬季采暖
4		新风量	m³/(h·p)	30①	
5	化学性	二氧化硫(SO_2)	mg/m³	0.50	1h均值
6		二氧化氮(NO_2)	mg/m³	0.24	1h均值
7		一氧化碳(CO)	mg/m³	10	1h均值
8		二氧化碳(CO_2)	%	0.10	日平均值
9		氨(NH_3)	mg/m³	0.20	1h均值
10		臭氧(O_3)	mg/m³	0.16	1h均值
11		甲醛($HCHO$)	mg/m³	0.10	1h均值
12		苯(C_6H_6)	mg/m³	0.11	1h均值
13		甲苯(C_7H_8)	mg/m³	0.20	1h均值
14		二甲苯(C_8H_{10})	mg/m³	0.20	1h均值
15		苯并[a]芘(BaP)	mg/m³	1.0	日平均值
16		可吸入颗粒(PM_{10})	mg/m³	0.15	日平均值
17		总挥发性有机物($TVOC$)	mg/m³	0.60	8h均值
18	生物性	氡(^{222}Rn)	cfu/m³	2500	依据仪器定②
19	放射性	菌落总数	Bq/m³	400	年平均值(行动水平③)

注：单位 m³/(h·p) 代表每人每小时最小新风量。

① 新风量要求≥标准值，除温度、相对湿度外的其他参数要求≤标准值。

② 见《室内空气质量标准》(GB/T 18883—2002) 附录D。

③ 达到此水平建议采取干预行动以降低室内氡浓度。

3. 评价方法

建筑卫生学的评价，主要采用检查表法（见表 4-14），控制效果评价需要结合现场检测的方法。依据国家有关法规标准和技术规范的要求编制检查表，根据建设项目采暖、通风、空调、采光、照明、墙体、墙面和地面的情况，评价建设项目的建筑卫生学设计是否符合要求。对于不符合标准或规范要求的部分，应给出具体的建议措施。

表 4-14　建筑卫生学检查表示例

序号	评价项目	评价内容	评价依据	检查结果	评价结论	建议措施
1	采暖					
2						
3	通风					
4						
5	空调					
6						

4. 采光、照明的评价示例

（1）基本情况。建设项目制丝车间、膨胀烟丝车间的照明选用 ZJD 金属卤素灯，块板式节能灯具；卷接包车间采用 MHN-TD 型石英金卤灯，嵌入式筒灯灯具。

滤棒成型车间照明选用高效节能荧光灯作光源，采用带反射罩的格栅式荧光灯具。

储丝房、空调机房、除尘间的光源为 ZJD 金属卤素灯，采用防水防尘灯具。

原料库、原料高架库、原料整理区、烟梗暂存区、辅料库、成品库和辅料高架库照明选用金属卤素灯，防燃灯具；燃气调庄河、化材油料库、酒精间及香料厨房采用防爆灯具；甘油酯间采用防腐灯具。

办公室和其他辅助房间均采用高效节能荧光灯。

厂区道路照明采用防水防尘灯具，高压钠灯光源。

（2）采光、照明的评价。《建筑照明设计标准》(GB 50034—2013) 中针对此类建设项目规定的照明要求见表 4-15。

表 4-15　工业建筑一般照明标准值

房间或场所		参考平面及其高度	照度标准值/lx
检验室	一般	0.75m 水平面	300
控制室	一般控制室	0.75m 水平面	300
	主控制室	0.75m 水平面	500
变、配电站	配电装置室	0.75m 水平面	200
动力站	锅炉房	地面	100
卷烟工业	制丝车间	0.75m 水平面	200
	卷烟、接过滤嘴、包装车间	0.75m 水平面	300

注：$1lx = 1lm/m^2$。

针对此烟草企业进行采光、照明评价，需要对作业场所的照度进行检测，该建设项目作业场所照度检测结果及评价见表 4-16。

表 4-16　建设项目作业场所照度检测结果及评价

序号	检测位置	检测结果/lx	判定
1	技术中心检验室	310	合格
2	制丝车间中控室	368	合格
3	动力中心主控制室	684	合格

续表

序号	检测位置	检测结果/lx	判定
4	动力中心变配电室	220	合格
5	动力中心锅炉房	165	合格
6	制丝车间	208	合格
7	卷接包车间	350	合格

根据现场照明检测结果,建设项目检测点的照明符合《建筑照明设计标准》(GB 50034—2013)的要求。

二、辅助用室分析与评价

辅助用室(auxiliary room)是指评价对象依据其卫生特征状况所设置的工作场所办公室、卫生用室(浴室、存衣室、盥洗室、洗衣房)、生活用室(休息室、食堂、厕所)、妇女卫生室、医务室等。

1. 评价依据

(1)《工业企业设计卫生标准》(GBZ 1);

(2)其他相关标准。

2. 评价内容

与辅助用室包括的内容相对应,辅助用室的评价范围主要包括工作场所办公室、车间卫生室、生活室和妇女卫生室。辅助用室评价需要重点关注车间卫生特征分级与辅助用室的对应情况。在预评价时,需根据职业病危害因素的识别与评价确定不同车间的车间卫生特征等级,分析可行性研究报告中提出的辅助用室建设状况,并对照相关职业卫生法规标准要求,评价辅助用室设置的符合性。在控制效果评价时,根据职业卫生调查确定不同车间的车间卫生特征等级,结合辅助用室调查结果并对照相关职业卫生法规标准要求,评价辅助用室的符合性。

(1)辅助用室设置符合性。重点考虑:一是应根据工业企业生产特点、实际需要和使用方便的原则设置辅助用室。二是辅助用室应避开有害物质、病原体、高温等职业性有害因素的影响。建筑物内部构造应易于清扫,卫生设备便于使用。三是工业园区内企业共用辅助用室的,应统筹考虑园区内各企业的特点。

(2)车间办公室设置符合性。重点考虑:车间办公室宜靠近厂房布置,但不宜与处理危险、有毒物质的场所相邻。应满足采光、照明、通风、隔声等要求。

(3)浴室、更/存衣室、盥洗室设置符合性。重点考虑:一是浴室、盥洗室、厕所一般按劳动者最多的班组人数进行设计。存衣室设计应按车间劳动者实际总数计算。二是应根据车间的卫生特征设置浴室、更/存衣室、盥洗室,车间卫生特征分级见表4-17。

(4)洗衣室设置符合性。重点考虑:一是应根据职业接触特征,对易沾染病原体或易经皮肤吸收的剧毒或高毒物质的特殊工种和污染严重的工作场所设置洗消室、消毒室及专用洗衣房。二是低温高湿的重负荷作业如冷库和地下作业等,应设工作服干燥室。

表 4-17　车间卫生特征分级

卫生特征	1级	2级	3级	4级
有毒物质	易经皮肤吸收引起中毒的剧毒物质（如有机磷农药、三硝基甲苯、四乙基铅等）	易经皮肤吸收或有恶臭的物质，或高毒物质（如丙烯腈、吡啶、苯酚等）	其他毒物	不接触有害物质或粉尘，不污染或轻度污染身体（如仪表、金属冷加工、机械加工等）
粉尘		严重污染全身或对皮肤有刺激的粉尘（如炭黑、玻璃棉尘等）	一般粉尘（如棉尘）	
其他	处理传染性材料、动物原料（如皮毛等）	高温作业、井下作业	体力劳动强度Ⅲ级或Ⅳ级	

（5）生活用室设置符合性。重点考虑：一是生活用室的配置应与产生有害物质或有特殊要求的车间隔开，应尽量布置在生产劳动者相对集中、自然采光和通风良好的地方。二是应根据生产特点和实际需要设置休息室或休息区。休息室内应设置清洁饮水设施。女工较多的企业，应在车间附近清洁安静处设置孕妇休息室或休息区。三是高温作业车间应设有工间休息室。休息室应远离热源，采取通风、降温、隔热等措施，使温度≤30℃；设有空气调节的休息室室内气温应保持在 24～28℃。对于可以脱离高温作业点的，可设观察（休息）室。

（6）就餐场所设置符合性。重点考虑：就餐场所的位置不宜距车间过远，不能与存在职业性有害因素的工作场所相邻，并应根据就餐人数设置足够数量的洗手设施。就餐场所及所提供的食品应符合相关的卫生要求。

（7）厕所设置符合性。重点考虑：厕所不宜距工作地点过远，并应有排臭、防蝇措施。车间内的厕所，一般应为水冲式，同时应设洗手池、洗污池。寒冷地区厕所宜设室内。除有特殊需要，厕所的蹲位数应按使用人数设计。

3. 评价方法

辅助用室的评价主要采用检查表法（见表 4-18），并结合职业卫生现场调查，即依据国家有关法规标准的要求编制检查表，对照建设项目的辅助用室情况，评价建设项目的辅助用室是否符合要求。对于不符合的部分，应给出具体的建议措施。

表 4-18　辅助用室检查表示例

序号	评价依据	评价内容	检查结果	评价结论

4. 辅助用室评价示例

某矿山企业建设项目辅助用室评价见表 4-19。

表 4-19　某矿山企业建设项目辅助用室检查表

序号	评价内容	评价依据	检查结果	评价结论
1	应根据工业企业生产特点、实际需要和使用方便的原则设置辅助用室，包括车间卫生用室（浴室、更/存衣室、盥洗室以及在特殊作业、工种或岗位设置的洗衣室）、生活室（休息室、就餐场所、厕所）、妇女卫生室，并应符合相应的卫生标准要求	GBZ 1—2010 7.1.1	根据需要和使用方便的原则，企业拟设置休息室、厕所、盥洗室和浴室	符合

续表

序号	评价内容	评价依据	检查结果	评价结论
2	辅助用室应避开有害物质、病原体、高温等职业性有害因素的影响。建筑物内部构造应易于清扫,卫生设备便于使用	GBZ 1—2010 7.1.2	辅助用室避开有害物质,建筑物内易清扫,卫生设备分区集中设置	符合
3	浴室、盥洗室、厕所一般按劳动者最多的班组人数进行设计。存衣室设计计算人数应按车间劳动者实际总数计算	GBZ 1—2010 7.1.3	拟建项目可行性研究报告设计不详	设计不详
4	车间内应设盥洗室或盥洗设备。车间卫生特征级别为1、2级的每个水龙头的使用人数为20~30人;3、4级的为31~40人	GBZ 1—2010 7.2.4.1	拟建项目可行性研究报告设计不详	设计不详
5	盥洗设施宜分区集中设置。厂房内的盥洗室应做好地面排水,厂房外的盥洗设施还宜设置雨篷并应防冻	GBZ 1—2010 7.2.4.2	盥洗设施拟分区集中设置,并有地面排水	符合
6	厕所不宜距工作地点过远,并应有排臭、防蝇措施。车间内的厕所,一般应为水冲式,同时应设洗手池、洗污池。寒冷地区宜设在室内。除有特殊需要,厕所的蹲位数应按使用人数设计。 男厕所:劳动定员男职工<100人的工作场所可按25人设1个蹲位;>100人的工作场所每增加50人增设1个蹲位。小便器的数量与蹲位的数量相同 女厕所:劳动定员女职工<100人的工作场所可按15人设1~2个蹲位;>100人的工作场所,每增加30人,增设1个蹲位	GBZ 1—2010 7.3.4	拟建项目可行性研究报告设计不详	设计不详

第四节　职业病防护设施评价

利用职业病防护设施来消除或降低作业场所职业病危害因素的浓度或强度,是落实预防为主方针和保护劳动者健康的根本方法。

一、职业病防护设施

职业病防护设施（facility for control occupational hazard，FCOH）是指消除或者降低工作场所的职业病危害因素的浓度或者强度，预防和减少职业病危害因素对劳动者健康的损害或者影响，保护劳动者健康的设备、设施、装置、构（建）筑物等的总称。

1. 工程防护设施的选用原则和优先顺序

（1）依照优先顺序实施综合治理。以粉尘及毒物的控制技术为例，尘毒工程防护与控制优先顺序，见图4-1。

（2）应具有针对性、可行性和经济合理

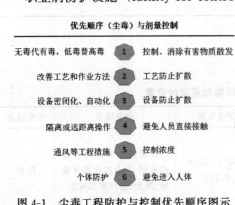

优先顺序（尘毒）与剂量控制

无毒代有毒,低毒替高毒	1	控制、消除有害物质散发
改善工艺和作业方法	2	工艺防止扩散
设备密闭化、自动化	3	设备防止扩散
隔离或远距离操作	4	避免人员直接接触
通风等工程措施	5	控制浓度
个体防护	6	避免进入人体

图4-1　尘毒工程防护与控制优先顺序图示

性。其中，针对性是指针对不同行业的特点和建设项目涉及的职业病危害因素及其产生职业病危害的条件，提出对策措施。可行性是指职业病危害防护措施在经济、技术、时间上应具有可行性，应具有法规、标准的依据，并便于应用和操作。经济合理性是指应符合国家及建设项目的经济、技术水平，不应过高提出职业病危害防护措施。

（3）应符合国家、地方、行业有关标准和设计规定。职业病防护设施的设计除满足上述要求外，还应符合国家、地方、行业有关标准和设计规定。

2. 职业病防护设施

职业病防护设施主要包括全面通风、局部通风、湿式抑降尘、密闭、隔离等常见的设施。

二、职业病防护设施分析与评价内容

职业病防护设施分析与评价是职业病危害评价的重要内容，主要包括职业病防护设施设置的符合性和职业病防护设施的有效性的分析与评价。

1. 职业病防护设施设置的符合性评价

职业病防护设施设置的符合性是指针对职业病危害因素发生（散）源、职业病危害因素理化性质、职业病危害因素的产生量等确定适宜的职业病防护设施的种类或类型以及位置的合理性。在评价中主要对职业病防护设施的种类或类型、设置位置等进行分析和评价。

2. 职业病防护设施的有效性评价

职业病防护设施的有效性是指为了有效预防、控制和消除职业病危害所应满足的基本要求。目前，职业病防护设施有效性评价指标主要是职业接触限值。对通风设施的有效性评价还应采用全面通风量（通风换气次数）、气流组织、控制风速等评价指标。

（1）职业接触限值。《工作场所有害因素职业接触限值 第1部分：化学有害因素》（GBZ 2.1）规定了相关粉尘、毒物和生物因素的职业接触限值；《工作场所有害因素职业接触限值 第2部分：物理因素》(GBZ 2.2) 规定了物理因素的职业接触限值。职业接触限值评价指标是指按作业场所的职业病危害因素的检测结果进行评价，检测结果符合职业接触限值标准要求，一般可认为职业病防护设施的防护性能合格。该指标可有效确保作业场所职业病危害因素浓度符合职业接触限值标准要求，但并不意味着只要达到了国家卫生标准，职业病防护设施就是有效的，作业场所职业病危害因素符合职业接触限值要求，只能反映作业场所职业病危害因素的浓度情况，并不能反映职业病防护设施的防护效果。仅以职业接触限值为职业病防护设施有效性评价指标是不合理的。

（2）全面通风量和通风换气次数。全面通风量和通风换气次数可以通过计算互换。《工业企业设计卫生标准》(GBZ 1—2010) 规定"当数种溶剂（苯及其同系物、醇类或醋酸酯类）蒸气或数种刺激性气体同时放散于空气中时，应按各种气体分别稀释至规定的接触限值所需要的空气量的总和计算全面通风换气量。除上述有害气体及蒸气外，其他有害物质同时放散于空气中时，通风量仅按需要空气量最大的有害物质计算"。全面通风量可按下式进行计算。

$$L = \frac{M}{Y_S - Y_0} \tag{4-3}$$

式中　L——全面通风量，m^3/h；

　　　M——有害物质产生量，mg/h；

　　　Y_S——卫生标准中规定的职业接触限值，mg/m^3；

　　　Y_0——新鲜空气中该种有害物质的本底浓度，mg/m^3。

式（4-3）使用注意事项：

① 若将外界新鲜空气送入车间，则 $Y_0 \approx 0$。

② 当大气中含有害物质时，送入车间空气中有害物质含量不应超过接触限值规定浓度的 30%。

③ 在实际中若不能确定有害物质的产生量，依据式（4-3）很难确定全面通风量。而《民用建筑供暖通风与空气调节设计规范》（GB 50736—2012）规定：放散入室内的有害物质数量不能确定时，全面通风量可参照类似房间的实测资料或经验数据，按换气次数确定，亦可按国家现行的各相关行业标准执行。因此，全面通风量还可按下式进行计算。

$$L = nV \tag{4-4}$$

式中　V——通风车间容积，m^3；

　　　n——通风换气次数，次/h。

【例 4-3】 某车间使用稀释剂，每小时消耗量为 3kg。稀释剂的主要成分：二甲苯 30%，乙酸乙酯 50%，乙醇 20%，其职业接触限值见表 4-20，计算车间空气符合卫生标准所需的最小风量。

表 4-20　二甲苯、乙酸乙酯、乙醇职业接触限值

序号	中文名	职业接触限值/(mg/m^3)		
		MAC	PC-TWA	PC-STEL
1	二甲苯	—	50	100
2	乙酸乙酯	—	200	300
3	乙醇	—	—	—

解　根据计算公式 $L = \dfrac{M}{Y_S - Y_0}$

二甲苯消耗量为：$M = 3 \times 1000 \times 1000 \times 30\% = 900000$（mg）；

乙酸乙酯消耗量为：$M = 3 \times 1000 \times 1000 \times 50\% = 1500000$（mg）；

根据生产实际，职业接触限值选取 PC-TWA 值，即 $Y_{S(二甲苯)}$ 为 $50mg/m^3$，$Y_{S(乙酸乙酯)}$ 为 $200mg/m^3$，$Y_0 \approx 0$。

$L = 900000/(50-0) + 1500000/(200-0) = 18000 + 7500 = 25500$（$m^3/h$）$= 7.08$（$m^3/s$）

因此，车间空气符合卫生标准的最小风量为 $7.08m^3/s$。

④《工业企业设计卫生标准》（GBZ 1—2010）规定，事故通风的风量宜根据工艺设计要求通过计算确定，但换气次数不宜<12 次/h。全面通风量和换气次数更强调有害物质等的排除。

（3）气流组织。全面通风气流组织形式包括均匀混合、短路、置换、活塞流等几种类型，如图 4-2 所示。

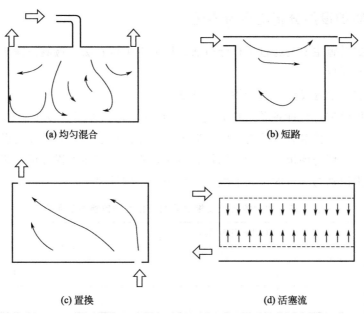

(a) 均匀混合　　　　　　　　　　　　(b) 短路

(c) 置换　　　　　　　　　　　　(d) 活塞流

图 4-2 全面通风气流组织形式

（4）控制风速。控制风速是指将控制点（面）处的有害物质吸入罩内所需的最小风速。目前在我国部分设计手册中提到了控制风速的设计参考值，但多为一个范围，也并未写入相关的法规和标准中。《工业通风》（第四版）规定化学实验用通风柜工作孔上的控制风速可按表 4-21 确定。

表 4-21 化学实验用通风柜工作孔上的控制风速

污染物	控制风速/(m/s)
无毒污染物	0.25~0.375
有毒或有危险的污染物	0.40~0.50
剧毒或少量放射性污染物	0.50~0.60

而日本、美国等在法规标准中明确规定了通风设施控制风速的要求，如日本《有机溶剂中毒预防规则》等中规定了不同类型排风罩的控制风速，见表 4-22。

表 4-22 排风罩控制风速表

排风罩种类		控制风速		
		有机溶剂	室内利用非手持式或便携式动力工具对岩石或矿物质进行切割的粉尘	室内利用非手持式或便携式动力工具对岩石或矿物质进行雕刻的粉尘
柜式排风罩		0.4	0.7	0.7
外置式排风罩	侧吸式	0.5	1.0	1.0
	下吸式	0.5	1.0	1.0
	上吸式	1.0	—	1.2

三、职业病防护设施分析与评价方法

职业病防护设施主要是通过工程分析法、职业卫生调查法、检测检验法和检查表法等方法进行分析与评价。

1. 职业病防护设施设置的符合性评价方法

职业病防护设施符合性评价，应在充分分析职业病危害因素发生源的分布、发生方式、发生量以及人员接触方式等情况的基础上，重点针对职业病防护设施设置的种类、形式、位置等进行分析与评价。一般采用检查表法，检查表应在工程分析、职业卫生调查及职业病危害因素识别与分析的基础上编制。检查表示例见表4-23。

表4-23　职业病防护设施设置的符合性评价检查表示例

评价单元	工作场所	职业病危害因素来源及特征	评价依据	防护设施的设置情况	符合性评价

2. 职业病防护设施的有效性评价方法

职业病防护设施有效性分析与评价主要是采用检测检验法，分析和评价作业场所职业病防护设施的防护效果。职业病防护设施有效性评价指标主要是职业接触限值。通风防护设施还可采用全面通风量（通风换气次数）、气流组织、控制风速等评价指标进行评价。

3. 涂料调配间职业病防护设施分析与评价示例

（1）基本情况。某建设项目涂装车间涂料调配拟在调配间内进行，涂料调配间位于涂装厂房西南角，出入口设置在涂装厂房外，独立房间（4m×5m×4m）设置。调配间内设2个调漆罐，人工加料，机械搅拌。

涂料调配使用稀释剂，主要成分为二甲苯30%，乙酸乙酯50%，丙酮20%，每小时消耗量为10kg。

（2）设计情况。涂料调配间拟采用全面通风方式排除有害物质，采用防爆轴流风机，排风口拟设置在调漆罐附近侧墙上，排风口中心位置距屋顶约100cm；进风主要通过门缝等自然补风。

（3）职业病防护设施符合性评价。评价内容如下：

① 职业病危害因素分析。通过类比调查、工程分析，该建设项目涂料调配间可能存在的主要职业病危害因素包括二甲苯、乙酸乙酯和丙酮等有毒物质，主要来源于涂料调配，所使用的稀释剂，在原料加料、搅拌和出料过程中，会有大量有机毒物挥发，主要通过呼吸、皮肤接触等途径进入作业人员体内。

② 符合性评价。根据《职业病防治法》《工业企业设计卫生标准》(GBZ 1)等相关法规、标准规范要求编制检查表，对拟建项目的职业病防护设施设计情况进行评价，见表4-24。

表 4-24　涂料调配间职业病防护设施符合性评价表

工作场所	职业病危害因素来源及特征	评价依据	防护设施的设置情况	符合性评价
涂料调配间	二甲苯、乙酸乙酯和丙酮,主要来源于稀释剂,在原料加料、搅拌和出料过程中会有毒物挥发	《职业病防治法》规定:用人单位应当优先采用有利于防治职业病和保护劳动者健康的新技术、新工艺、新设备、新材料,逐步替代职业病危害严重的技术、工艺、设备、材料。《工业企业设计卫生标准》(GBZ 1—2010)6.1.1.1:原材料选择应遵循无毒物质代替有毒物质,低毒物质代替高毒物质的原则。《工作场所防止职业中毒卫生工程防护措施规范》(GBZ/T 194—2007)第五十六条:产生有毒有害气体的作业,均应积极创造条件采用新工艺,以无毒、低毒的物料,代替有毒和高毒的物料,采取无毒害或毒害较小的工艺流程	采用低毒的二甲苯代替高毒的苯作为稀释剂	符合要求。若工艺允许,宜采用水溶剂型涂料代替有机溶剂型涂料。若工艺技术和经济水平允许,宜采用全自动无人调漆工艺,或采用无须调配可直接使用的涂料
		《工作场所防止职业中毒卫生工程防护措施规范》(GBZ/T 194—2007)第五十七条:应将散发有毒物质的工艺过程与其他无毒的工艺过程隔开	涂料调配间独立房间设置,与气体房间隔离	符合要求
		《工业企业设计卫生标准》(GBZ 1—2010)6.1.1.2:对产生粉尘、毒物的生产过程和设备(含露天作业的工艺设备),应优先采用机械化和自动化,避免直接人工操作。为防止物料跑、冒、滴、漏,其设备和管道应采取有效的密闭措施,密闭形式应根据工艺流程、设备特点、生产工艺、安全要求及便于操作、维修等因素确定,并应结合生产工艺采取通风和净化措施。《工作场所防止职业中毒卫生工程防护措施规范》(GBZ/T 194—2007)第五十八条:散发有毒有害物质的作业场所,应用密闭的方法防止毒物逸散,在密闭不严或不能密闭之处,应安装通风排毒设施维持负压操作,并将逸散的毒物排出。第六十六条:密闭毒物发生源,应合理采用局部排风设施就地排出毒物,防止毒物的逸出和扩散。第六十九条:有低浓度有毒有害气体散发,且其散发点较分散的情况下,宜采用全面通风换气使工作场所空气中有毒有害气体、蒸气达到职业接触限值要求。全面通风换气量应按各种有毒气体分别稀释至职业接触限值所需要的空气量的总和计算	1. 涂料调配采用人工加料、机械搅拌的方式,设置 2 个密闭调漆罐。2. 调配间内设置全面通风换气系统	不符合。若生产工艺和技术水平允许,拟建项目宜采用管道输送自动加料。为防止有毒气体向外扩散,涂料调配间应维持一定的负压。全面通风只是稀释有毒物质,适用于发散源比较分散的作业场所。而调漆间仅存在一个调漆操作位,发生源少且固定。因此,调漆间调漆操作位宜选用局部通风系统而不是全面通风系统,且宜选择通风柜或吹吸式通风装置将有毒物质密闭在一定的区域内

工作场所	职业病危害因素来源及特征	评价依据	防护设施的设置情况	符合性评价
涂料调配间	二甲苯、乙酸乙酯和丙酮,主要来源于稀释剂,在原料加料、搅拌和出料过程中会有毒物挥发	《工作场所防止职业中毒卫生工程防护措施规范》(GBZ/T 194—2007)第七十条:排毒罩口与有害气体或蒸气的发生源之间应尽量靠近并加设挡板;排毒罩口应尽量靠近毒物发生源;排毒罩口的形状和大小应与毒物发生源的逸散区域和范围相适应;罩口应迎着毒物气流的方向;进风口与排风口位置必须保持一定的距离,防止排出的污染物又被吸入室内。 第七十一条:应尽量采用仅一面可开启的密闭排毒柜,对于有热压的有害气体可以采用局部自然排风设施,排出浓度应符合排放标准	调配间内设置全面通风换气系统	不符合。 调漆间调漆操作位宜选用通风柜或吹吸式通风装置,将毒物发生源密闭在一定的区域内;由于不存在热压且二甲苯等密度比空气大,因此不宜采用伞形罩
		《工业企业设计卫生标准》(GBZ 1—2010)6.1.2:产生或可能存在毒物或酸碱等强腐蚀性物质的工作场所应设冲洗设施	设计文件中未提及	涂料调配间内应设冲洗设施,车间地面应平整防滑,易于冲洗清扫
		《工业企业设计卫生标准》(GBZ 1—2010)6.1.4:工作场所粉尘、毒物的发生源应布置在工作地点的自然通风或进风口的下风侧	设计文件中未提及	拟建项目通风气流组织应合理,不应存在涡流、滞留、短路等现象。排风口应尽量靠近污染源,操作人员应位于污染源的上风侧,新鲜空气应先经过操作人员再经过污染源
		《工业企业设计卫生标准》(GBZ 1—2010)6.1.5:防尘和防毒设施应依据车间自然通风风向、扬尘和逸散毒物的性质、作业点的位置和数量及作业方式等进行设计		
		《工业企业设计卫生标准》(GBZ1—2010)6.1.5.1:为减少对厂区及周边地区人员的危害及环境污染,散发有毒有害气体的设备所排出的尾气以及由局部排气装置排出的浓度较高的有害气体应通过净化处理设备后排出。 《工作场所防止职业中毒卫生工程防护措施规范》(GBZ/T 194—2007)第五十九条:作业场所采用通风排毒设备时,应同时设计净化、回收设备,综合利用资源,使毒物排放达到国家或地方排放标准的要求	设计文件中未提及	拟建项目应设尾气净化装置,有害气体经净化后排放

(4)职业病防护设施有效性评价。评价内容如下:

① 职业接触限值评价指标为确保作业场所职业病危害因素的浓度符合国家卫生标准要求。拟建项目设计文件中未提及,建设单位应确保拟建项目建成后涂料调配间有毒物质的浓度符合国家卫生标准要求。

② 全面通风量(通风换气次数)适用于全面通风防护设施的评价。根据稀释剂的使用情况,推算全面通风量。

使用公式：$L = \dfrac{M}{Y_S - Y_0}$

经计算得：$L_{甲苯} = 3.0 \times 10^4 \, \text{m}^3/\text{h}$；$L_{乙酸乙酯} = 1.7 \times 10^4 \, \text{m}^3/\text{h}$；$L_{丙酮} = 0.4 \times 10^4 \, \text{m}^3/\text{h}$。

$$L_{总} = L_{甲苯} + L_{乙酸乙酯} + L_{丙酮} = 5.1 \times 10^4 \, \text{m}^3/\text{h}。$$

而涂料调配间的通风换气次数应≥12次/h，用全面通风换气次数×房间有效容积（$80\text{m}^3 = 4\text{m} \times 5\text{m} \times 4\text{m}$）求得，基于通风换气次数的全面通风量为 $12 \times 80 = 960$（m^3/h）。全面通风量应取二者中的较大者。因此，涂料调配间全面通风量应≥$5.1 \times 10^4 \, \text{m}^3/\text{h}$。建设单位根据此风量，确定风机的类型与数量。建设单位若采用全面通风进行排毒，需采用≥$5.1 \times 10^4 \, \text{m}^3/\text{h}$的风机，将消耗巨大的电能成本，建议建设单位在初步设计中进一步核算并确认是否采纳提出的采用局部通风防护设施的建议。

③控制风速适用于局部通风防护设施的评价。由于全面通风只是稀释有毒物质，适用于发散源比较分散的作业场所，而调漆间仅存在一个调漆操作位，发生源少且固定。因此，调漆间调漆操作宜选用局部通风系统而不是全面通风系统。局部通风装置应优先采用将毒物发生源密闭的通风装置，而通风柜或吹吸式通风装置可将有毒物质密闭在一定的区域内，因此，调漆间调漆操作位宜选用通风柜或吹吸式通风装置；由于不存在热压且三甲苯等密度比空气大，因此不宜采用伞形罩。因此，在职业病防护设施符合性评价中提出了涂料调配间宜采用通风柜或吹吸式通风装置。通风柜的面风速和吹吸式通风装置捕集面风速均应≥0.5m/s。建设单位应在初步设计中完善相关设计。

建议建设单位优先采用吹吸式通风装置，因为通风柜作业空间受限，从而影响人员操作。而吹吸式通风装置是将有害物质密闭在一定区域内，既能将发生源密闭，防护效果好；又是敞开空间，不影响工人操作，提高工作效率，且运行成本较低。

④气流组织。拟建项目排风口拟设置在调漆罐附近侧墙上，排风口中心位置距屋顶约100cm；进风主要通过门缝等自然补风，新鲜空气先经过操作者再到毒物发生源，毒物发生源靠近排风口，其气流组织合理。

第五节 应急救援设施评价

相应的应急救援设施应在事故突发时起到重要作用，也是生产企业必须做好的一项基础性工作。

一、应急救援设施

应急救援设施（first-aid facility，FF）是指在工作场所设置的报警装置、辐射剂量测量设备、个人剂量监测设备、现场急救用品、洗眼器、喷淋装置等冲洗设备和强制通风设备，以及应急救援使用的通信、运输等设备。

1. 应急救援设施分类

依据用途和配备目的的不同，应急救援设施可分为检测报警装置（常用的有固定式、移动式和便携式报警仪）、强制通风设施（也称事故通风设施）、现场紧急处置设施（常用的有喷淋装置和洗眼器)、急救或紧急处置用品(常用的有急救箱)以及其他设备设施(主要有个体防护用品、通信设备设施和运输设备设施)。

2. 应急救援设施配置与管理要求

(1)检测报警装置。应符合《工业企业设计卫生标准》(GBZ 1—2010)、《工作场所有毒气体检测报警装置设置规范》(GBZ/T 223—2009)等的配置要求。重点考虑:在生产中可能突然逸出大量有害物质、易造成急性中毒或易燃易爆的化学物质的室内作业场所,应设置与事故排风系统相联锁的泄漏报警装置。应结合生产工艺和毒物特性,在有可能发生急性职业中毒的工作场所,根据自动报警装置技术发展水平设计自动报警或检测装置。设在存在、生产或使用有毒气体的工作地点,包括可能释放高毒、剧毒气体的作业场所,可能大量释放或容易聚集其他有毒气体的工作地点也应设置检测报警点。设置的有毒气体检测报警仪,宜采用固定式,当不具备设置固定式的条件时,应配置便携式检测报警仪。

(2)强制通风设施。应符合《工业企业设计卫生标准》(GBZ 1)等的配置要求。重点考虑:在生产中可能突然逸出大量有害物质、易造成急性中毒或易燃易爆的化学物质的室内作业场所,应设置事故通风装置,必须保证能提供足够的通风量。事故通风装置的控制开关应分别设置在室内、室外便于操作的地点。其进风口应设在有害气体或有爆炸危险的物质放散量可能最大或聚集最多的地点。对事故通风的死角处,应采取导流措施。其排风口的设置应尽可能避免对人员的影响,应设在安全处,远离门、窗及进风口和人员经常停留或经常通行的地点。排风口不得朝向室外空气动力阴影区和正压区。

(3)现场紧急处置设施。应符合《工业企业设计卫生标准》(GBZ 1)、《化工企业安全卫生设计规范》(HG 20571)等的配置要求。重点考虑:冲淋、洗眼设施应靠近可能发生相应事故的工作地点。冲淋、洗眼设施应保证连续供水。应有清晰的标识,并按照相关规定定期保养维护以确保正常运行。

(4)急救或紧急处置用品。应符合《工业企业设计卫生标准》(GBZ 1—2010)等的配置要求。重点考虑:急救箱应当设置在便于劳动者取用的地点。应有清晰的标识,由专人负责定期检查和更新,可根据工业企业规模、职业病危害性质、接触人数等实际需要配备。

(5)其他设备设施。应符合《工业企业设计卫生标准》(GBZ 1)、《化工企业气体防护站工作和装备标准》(HG/T 23004)等的配置要求。重点考虑:对于生产或使用剧毒或高毒物质的高风险工业企业,应设置紧急救援站或有毒气体防护站。

二、职业病防护设施评价内容与方法

1. 评价依据

(1)GBZ 1《工业企业设计卫生标准》;

(2)GBZ/T 223《工作场所有毒气体检测报警装置设置规范》;

(3)HG/T 23004《化工企业气体防护站工作和装备标准》;

(4)Q/SY 136《生产作业现场应急物资配备选用指南》;

(5)其他相关法律法规标准。

2. 评价方法

对应急救援设施的评价,主要是对照应急救援设施配备相关的法规标准的要求,对建设项目应急救援设施配备情况的符合性、全面性和有效性进行评价,通常可采用检查表法和检测检验法。

3.评价内容

(1) 确定可能导致急性职业损伤的危害因素、损伤类型及工作场所。对建设项目应急救援设施配备情况的评价，首先确定建设项目可能会导致急性职业损伤的有害因素；其次是明确这些因素可能导致的急性职业损伤的类型，以及可能导致的急性职业损伤的场所。

(2) 评价应急救援设施配备的全面性、合理性和有效性。具体包括：

一是全面性。一方面，应急救援设施的配备应当覆盖所有可能发生急性职业损伤的场所，应当考虑到各种类型急性职业损伤发生的情况；另一方面，拟配置或所配置的应急救援设施应当无所遗漏，既应当包括监测预警用的器材或设备，还应当包括事故发生后的应急器材、设备和药品，以及通信、运输器材和设备等。

二是合理性。主要是对照国家应急救援有关法规、标准的要求，对照建设项目应急救援设施的拟配备或配备情况，对其合理性进行分析评价，主要是一种符合性的评价，以确保拟配备或所配备应急救援设施的针对性。

三是有效性。对于应急救援设施有效性的评价，主要是对照国家相关法规标准的要求，对拟配备或所配备的应急救援设施的性能参数等进行评价，以确保相关设施、器材和用品在应急状态下有效可用。

(3) 应急救援设施管理措施的评价。在前述应急救援设施配备全面性、合理性和有效性等评价的基础上，还应当对应急救援设施管理措施的符合性、有效性等进行评价，包括应急救援设施具体设置地点的符合性，相应警示标识设置的合理性，以及应急救援设施维护、运行管理的有效性等内容。

第六节　个体防护用品评价

个体防护用品是劳动防护的最后一道防线。个体防护用品的配备和使用，不能替代作业环境和劳动条件的根本性改善措施（如材料、工艺的改进，工程技术措施，管理措施等），不能成为逃避采取根本性措施或降低根本性措施实施力度的借口或依靠。开展个体防护用品评价对于保护劳动者健康具有重要现实意义。

一、个体防护用品

个体防护用品（也称劳动防护用品、个体防护装备）是指由用人单位为劳动者配备的，使其在劳动过程中免遭或者减轻事故伤害及职业病危害的个体防护装备。

1.个体防护用品的分类

依据《关于修改用人单位劳动防护用品管理规范的通知》(安监总厅安健〔2018〕3号)，个体防护用品分为以下十大类：

(1) 防御物理、化学和生物危险、有害因素对头部伤害的头部防护用品。

(2) 防御缺氧空气和空气污染物进入呼吸道的呼吸防护用品。

(3) 防御物理和化学危险、有害因素对眼面部伤害的眼面部防护用品。

(4) 防噪声危害及防水、防寒等的耳部防护用品。

（5）防御物理、化学和生物危险、有害因素对手部伤害的手部防护用品。

（6）防御物理和化学危险、有害因素对足部伤害的足部防护用品。

（7）防御物理、化学和生物危险、有害因素对躯干伤害的躯干防护用品。

（8）防御物理、化学和生物危险、有害因素损伤皮肤或引起皮肤疾病的护肤用品。

（9）防止高处作业劳动者坠落或者高处落物伤害的坠落防护用品。

（10）其他防御危险、有害因素的劳动防护用品。

2. 个体防护用品的选用原则与程序

（1）个体防护用品的选用原则。主要包括：

一是按作业类别和工种选用。参考依据：《个体防护装备选用规范》（GB/T 11651）为个体防护用品的选用提供了基本的原则和要求，该标准对 39 种作业规定了如何选用个体防护用品，是选用个体防护用品的主要依据。《劳动防护用品配备标准（试行）》（国经贸安全 [2000] 189号）在参照《中华人民共和国工种分类目录》的基础上，对 116 个典型工种的劳动防护用品的配备给出了明确建议，并要求各省市根据自身经济条件和特点制定相应的地方配备标准。此外，《煤矿职业安全卫生个体防护用品配备标准》（AQ 1051）对煤矿井下、井上、煤炭洗选和露天煤矿作业岗位所配备个体防护用品的种类、配备范围及使用期限等做了规定。

二是根据工作场所有害因素进行选用。根据作业环境和作业活动中存在的职业病危害因素，选择具有相应防护特性的个体防护用品，是个体防护用品选用的常用原则。参考依据：《工作场所有害因素职业接触限值 第 1 部分：化学有害因素》（GBZ 2.1）和《工作场所有害因素职业接触限值 第 2 部分：物理因素》（GBZ 2.2）。

三是根据作业现场职业危害浓度（强度）选用。企业在根据工作场所存在的有害因素类型选用个体防护用品时，也可进一步根据工作场所有害因素的测定值选用适宜的防护用品。参考依据：《呼吸防护用品的选择、使用与维护》（GB/T 18664）。该标准中给出了比较明确的呼吸防护用品选择思路和具体步骤。具体包括：①对作业环境进行职业危害识别评价，确定危害水平。②明确各种呼吸防护用品的防护级别。③选择防护级别高于危害水平的呼吸防护用品种类。

四是个体防护用品选择需要考虑的其他因素。参考依据：《关于用人单位劳动防护用品管理规范的通知》（安监总厅安健 [2018] 3 号）（简称《通知》）。重点考虑：

① 可兼容性。《通知》第十二条规定，同一工作地点存在不同种类的危险、有害因素的，应当为劳动者同时提供防御各类危害的劳动防护用品。需要同时配备的劳动防护用品，还应考虑其可兼容性。劳动者在不同地点工作，并接触不同的危险、有害因素，或接触不同的危害程度的有害因素的，为其选配的劳动防护用品应满足不同工作地点的防护需求。

② 其佩戴的合适性和基本舒适性。《通知》第十三条规定，劳动防护用品的选择还应当考虑其佩戴的合适性和基本舒适性，根据个人特点和需求选择适合号型、式样（见表 4-25）。

表 4-25　用人单位劳动防护用品配备标准

岗位/工种	作业者数量	危险、有害因素类别	危险、有害因素浓度/强度	配备的防护用品种类	防护用品型号/级别	防护用品发放周期	呼吸器过滤元件更换周期

③ 人员的流动性作业。《通知》第十四条规定，用人单位应当在可能发生急性职业损伤的有毒、有害工作场所配备应急劳动防护用品，放置于现场邻近位置并有醒目标识。用人单位应当为巡检等流动性作业的劳动者配备随身携带的个人应急防护用品。

五是按国家规定和标准选择配备类型合适和质量合格的产品。在确定了存在的职业危害后，要根据作业环境的实际情况，根据相应的产品标准进一步选择适当的产品形式、防护等级和型号等参数，以便找到某一款适当的最终产品。具体的个体防护用品产品选择确定后，还应注意防护用品产品的质量，如果产品质量不合格，仍起不到有效的防护作用。

（2）个体防护用品的选用程序。个体防护用品的选用程序见图 4-3。

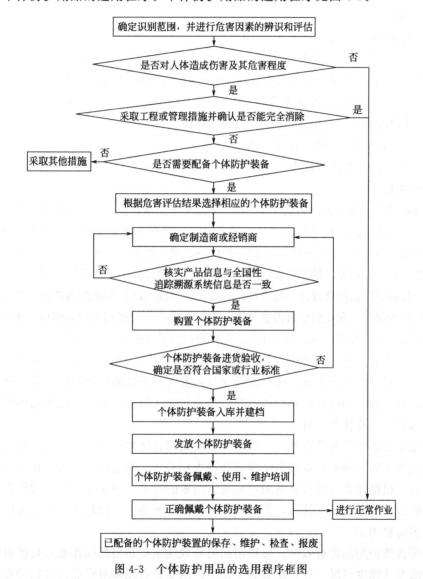

图 4-3　个体防护用品的选用程序框图

3. 个体防护用品的使用期限和报废

（1）使用期限。一般来说，个体防护用品的使用期限与作业场所环境、个体防护用品使用频率、个体防护用品自身性质等多方面因素有关。确认个体防护用品的使用期限重点考虑：一是腐蚀程度；二是损耗情况；三是耐用性能。

（2）报废条件。依据《个体防护装备选用规范》（GB/T 11651—2008）规定，个体防护用品出现下列情况之一时，即予报废：一是所选用的个体防护用品技术指标不符合国家相关标准或行业标准。二是所选用的个体防护用品与所从事的作业类型不匹配。三是个体防护用品产品标识不符合产品要求或国家法律法规的要求。四是个体防护用品在使用或保管储存期内遭到破损或超过有效使用期。五是所选用的个体防护用品经定期检验和抽查不合格。六是当发生使用说明中规定的其他报废条件时。

二、个体防护用品评价内容与方法

1. 评价依据

（1）《职业病防治法》；

（2）《使用有毒物品作业场所劳动保护条例》（国务院 352 号令）；

（3）《关于修改用人单位劳动防护用品管理规范的通知》（安监总厅安健〔2018〕3 号）；

（4）《个体防护装备配备规范 第一部分：总则》（GB/T 39800.1）；

（5）《呼吸防护用品的选用、使用与维护》（GB/T 18664）；

（6）《劳动防护用品分类与代码》（LD/T 75）；

（7）其他相关法律法规标准。

2. 评价内容

个体防护用品评价是职业病危害评价的一项重要基础性评价工作。在预评价时，按照划分的评价单元，分析建设项目的运行与建设施工过程可能存在的职业病危害作业工种（岗位），以及可行性研究报告中提出的相应防护用品的配备状况，根据该工种（岗位）及其相关工作地点的作业环境状况、职业病危害因素的理化性质、类比检测的接触水平以及相关标准要求，评价拟配备个体防护用品的合理性与符合性，并提出针对性的防护用品配备建议。按照使用职业病防护用品调查结果、职业病危害因素调查与检测结果，并对照相关标准要求，评价使用职业病防护用品的符合性与有效性。总体而言，个体防护用品评价有三个层次。

（1）配备人群的确定。个体防护用品的评价首先需要根据建设项目职业病危害因素存在情况，按照划分的评价单元，分析建设项目需要配备个体防护用品的作业工种（岗位）。此处需要注意，找出的需要配备个体防护用品的作业人员是否完全，是否能够覆盖接触职业病危害因素的主要作业人员。

（2）配备防护用品的符合性。个体防护用品的符合性主要是指配备的个体防护用品是否与作业人员实际接触的职业病危害因素的种类相对应。确定需要配备个体防护用品的作业人员之后，根据作业人员接触的职业病危害因素的种类、相关工作地点的作业环境状况以及职业病危害因素的理化性质，需进一步评价是否配备了与接触职业病危害因素种类相符合的个体防护用品。

（3）配备防护用品的有效性。防护用品的有效性主要是指根据作业人员接触职业病危害因素的浓度或强度情况，评价配备的个体防护用品是否能够对作业人员起到有效的防护作用。针对预评价依据的职业病危害因素浓度或强度主要是类比工程的检测结果，控制效果评价依据的是作业现场职业病危害因素浓度或强度的实际检测结果。

3. 评价方法

对于建设项目个体防护用品的评价，主要采用职业卫生现场调查，结合工程分析、职业病危害因素分析与评价等得出的建设项目作业人员接触职业病危害因素情况，采用检查表法（见表 4-26）对配备人群的确定，配备个体防护用品的符合性和有效性等进行评价。

表 4-26 个体防护用品评价检查表示例

评价单元	工种（作业岗位）	接触的职业病危害因素	职业病危害因素的接触水平	配备的防护用品	评价结论

4. 个体防护用品预评价示例

以个体防护用品预评价为例：

（1）职业病危害因素情况。某建设项目作业人员接触到粉尘、化学毒物和物理因素，作业人员具体接触职业病危害因素情况见表 4-27。

表 4-27 某项目生产过程中人员接触职业病危害因素情况

评价单元	工 种	接触方式	可能接触的职业病危害因素	预计接触人数/人
某研制生产场地	动力实验室试验人员	燃气轮机组综合测试	柴油、一氧化碳、氮氧化物、噪声	5
		柴油发电机组综合测试		
	无线作业人员	电路板返修	铅烟、二氧化锡	10
某设备装配厂房	车辆装配焊接作业人员	车辆总装检测焊接	电焊烟尘、一氧化碳、氮氧化物、臭氧、电焊弧光	2

（2）个体防护用品评价。此评价为职业病危害预评价，在建设项目可行性研究报告中没有提出具体的个体防护用品配备情况，根据《个体防护装备选用规范》(GB/T 11651—2008)，针对本项目接触职业病危害因素的作业人员提出如下个体防护用品的选用建议（表 4-28）。

表 4-28 个体防护用品的选用建议

作业类别		可以使用的防护用品	建议使用的防护用品
编号	类别名称		
A19	吸入性气相毒物作业	B06 防毒面具； B21 防化学品手套； B52 化学品防护服	B69 劳动护肤剂
A21	吸入性气溶胶毒物作业	B01 工作帽； B06 防毒面具； B21 防化学品手套； B52 化学品防护服	B05 防尘口罩（防颗粒物呼吸器）； B69 劳动护肤剂
A24	噪声作业	B18 耳塞	B19 耳罩
A25	强光作业	B13 防强光、紫外线、红外线护目镜或面罩； B15 焊接面罩； B22 焊接手套； B45 焊接防护鞋； B55 焊接防护服； B56 白帆布类隔热服	
A38	一般性作业		B46 一般防护服； B70 普通防护装备

　　同时，结合建设项目作业人员接触职业病危害因素的具体情况，针对本项目提出如下的个体防护用品配发建议（表4-29）。

表4-29　建设项目个体防护用品配发建议

评价单元	工种	接触的职业病危害因素	个体防护用品配发建议
某研制生产场地	某实验室试验人员	柴油、一氧化碳、氮氧化物、噪声	B06 防毒面具； B21 防化学品手套； B52 化学品防护服； B18 耳塞
	某无线作业人员	铅烟、二氧化锡	B01 工作帽； B06 防毒面具； B21 防化学品手套； B52 化学品防护服
某设备装配厂房	某装配焊接作业人员	电焊烟尘、一氧化碳、氮氧化物、臭氧、电焊弧光	B01 工作帽； B06 防毒面具； B15 焊接面罩； B21 防化学品手套； B22 焊接手套； B45 焊接防护鞋； B52 化学品防护服； B55 焊接防护服

第七节　职业健康监护评价

　　职业健康监护是以预防为目的，根据劳动者的职业接触史，通过定期或不定期的医学健康检查和健康相关资料的收集，连续性地监测劳动者的健康状况，分析劳动者健康变化与所接触的职业病危害因素的关系，并及时地将健康检查和资料分析结果报告给用人单位和劳动者本人，以便及时采取干预措施，保护劳动者健康。职业健康监护主要包括职业健康检查、离岗后健康检查、应急健康检查和职业健康监护档案管理等内容。

一、职业健康检查

　　职业健康检查（occupational medical examination）是指通过医学手段和方法，针对劳动者所接触的职业病危害因素可能产生的健康影响和健康损害进行临床医学检查，了解受检者健康状况，早期发现职业病、职业禁忌证和可能的其他疾病和损害健康的医疗行为。职业健康检查是职业健康监护的重要内容和主要的资料来源。职业健康检查包括上岗前、在岗期间、离岗时和应急健康检查。

　　1. 职业健康监护人群的界定原则

　　（1）接触需要开展强制性健康监护的职业病危害因素的人群，都应接受职业健康监护。

　　（2）在岗期间定期健康检查为推荐性的职业病危害因素，原则上可根据用人单位的安排接受健康监护。

（3）虽不是直接从事接触需要开展职业健康监护的职业病危害因素的作业，但在工作环境中受到与直接接触人员同样的或几乎同样的接触，应视同职业性接触，需和直接接触人员一样接受健康监护。

（4）根据不同职业病危害因素暴露和发病的特点及剂量-效应关系，主要根据工作场所有害因素的浓度或强度以及个体累计暴露的时间长度和工种，确定需要开展健康监护的人群。

（5）离岗后健康检查的时间，主要根据有害因素致病的流行病学及临床特点、劳动者从事该作业的时间长短、工作场所有害因素的浓度等因素综合考虑确定。

2. 职业健康检查的种类

（1）上岗前职业健康检查。上岗前健康检查的主要目的是发现有无职业禁忌证，建立接触职业病危害因素人员的基础健康档案。上岗前健康检查均为强制性职业健康检查，应在开始从事有害作业前完成。下列人员应进行上岗前职业健康检查：拟从事接触职业病危害因素作业的新录用人员，包括转岗到该作业岗位的人员；拟从事有特殊健康要求作业的人员，如高处作业、电工作业、职业机动车驾驶作业等。

（2）在岗期间职业健康检查。长期从事规定的需要开展健康监护的职业病危害因素作业的劳动者，应进行在岗期间的定期健康检查。定期健康检查的目的主要是早期发现职业病患者、疑似职业病患者或劳动者的其他健康异常改变；及时发现有职业禁忌证的劳动者；通过动态观察劳动者群体健康变化，评价工作场所职业病危害因素的控制效果。定期健康检查的周期应根据不同职业病危害因素的性质、工作场所有害因素的浓度或强度、目标疾病的潜伏期和防护措施等因素决定。

（3）离岗时职业健康检查。劳动者在准备调离或脱离所从事的职业病危害作业或岗位前，应进行离岗时健康检查，主要目的是确定其在停止接触职业病危害因素时的健康状况。如最后一次在岗期间的健康检查是在离岗前的 90d 内，可视为离岗时职业健康检查。

下列情况须对劳动者进行离岗后的健康检查：劳动者接触的职业病危害因素具有慢性健康影响，所致职业病或职业肿瘤常有较长的潜伏期，故脱离接触后仍有可能发生职业病。离岗后健康检查时间的长短应根据有害因素致病的流行病学及临床特点、劳动者从事该作业的时间长短、工作场所有害因素的浓度等因素综合考虑确定。

（4）应急健康检查。当发生急性职业病危害事故时，根据事故处理的要求，对遭受或者可能遭受急性职业病危害的劳动者，应及时组织健康检查。依据检查结果和现场劳动卫生学调查，确定危害因素，为急救和治疗提供依据，控制职业病危害的继续蔓延和发展。应急健康检查应在事故发生后立即开始。从事可能产生职业性传染病作业的劳动者，在疫情流行期或近期密切接触传染源者，应及时开展应急健康检查，随时监测疫情动态。

二、职业健康检查分析与评价

1. 评价依据

（1）《职业病防治法》；

（2）《用人单位职业健康监护监督管理办法》（国家安全监管总局令［2012］第 49 号）；

（3）《工作场所职业卫生管理规定》（国家卫生健康委员会［2021］第 5 号）；

（4）《职业健康监护技术规范》（GBZ 188—2014）；

（5）其他相关法律、法规及标准。

2. 评价内容

对于职业健康监护分析与评价，通过对职业健康监护主要内容的调查与分析，评价建设项目职业健康检查的实施、检查结果的后续处置以及职业健康监护档案管理的符合性。

（1）职业健康检查工作内容的符合性评价。主要包括：一是用人单位是否建立了职业健康监护制度。二是用人单位是否制定了年度职业健康检查计划，并委托具有资质的职业健康检查机构开展职业健康检查。三是所实施的职业健康检查是否覆盖了接触职业病危害因素的应检人群。四是所实施的职业健康检查是否满足上岗前、在岗期间、离岗时和应急职业健康检查等各种职业健康检查类别的要求。五是是否根据相关法规要求，针对职业健康检查报告采取了相应后续措施。六是是否针对职业健康检查的结果及建议，向劳动者履行了告知义务。七是是否为从事职业病危害作业的劳动者建立了职业健康监护档案，并依照相关要求进行管理。

（2）职业健康监护措施的符合性评价。主要包括：一是职业健康检查机构名称、资质证书编号、职业健康检查报告编号。二是建设项目职业病危害因素及接触人员汇总情况（包括接触总人数、男女人数）。三是与职业病危害因素相对应的职业健康检查因素、职业健康检查种类、职业健康检查内容。四是职业健康检查结果、职业健康检查结论及建议。

3. 评价方法

职业健康监护分析与评价主要采用职业卫生调查的方法。

4. 评价示例

（1）调查存在的职业病危害因素对作业人员造成的危害情况。职业健康监护评价首先需明确建设项目存在的职业病危害因素对作业人员造成的危害情况，见表4-30。

表4-30　某建设项目存在的主要职业病危害因素对人体的危害

职业病危害因素	危害健康	防护措施	职业健康监护
煤油	吸入高浓度煤油蒸气，常先有兴奋，后转入抑制，表现为乏力、头痛、酩酊感、神志恍惚、肌肉震颤、共济失调；严重者出现定力障碍、意识模糊等	皮肤接触：立即脱去污染衣物，用流动清水冲洗。眼睛接触：立即提起眼睑，用流动清水冲洗。吸入：迅速脱离现场至空气新鲜处。必要时进行人工呼吸。就医	建议参考"汽油"的职业健康监护措施进行管理
镍及其化合物	可引起镍皮炎，又称"镍痒症"。皮肤巨痒，后出现丘疹、疱疹及红斑，重者化脓、溃烂。长期吸入镍粉可导致呼吸道刺激、慢性鼻炎，甚至发生鼻中隔穿孔。尚可引起变态反应性肺炎、支气管炎、哮喘	呼吸防护：可能接触其粉尘时，应该佩戴自吸过滤式防尘口罩。身体防护：穿透气型防毒服。手防护：戴防化学品手套	建议参考"羰基镍"的职业健康监护措施进行管理
噪声	长期接触工业噪声可引起耳鸣、耳痛、头晕、烦躁、失眠、记忆力减退等症状出现；引起暂时性听阈位移、永久性听阈位移、高频听力损伤、语频听力损失直至噪声性耳聋	（1）选用低噪声、低振动设备和工艺。（2）采用隔离、远距离控制等措施，尽量将噪声源、振动源与操作人员隔开。（3）采用吸声、隔声、消声和降噪等技术。（4）为劳动者提供声衰性能良好的护耳器	（1）职业病：职业性噪声聋；（2）职业禁忌证：噪声易感者（噪声环境下工作1年，双耳3000Hz、4000Hz、6000Hz中任意频率听力损失≥65dB(HL)；（3）在岗期间健康检查周期：1年

续表

职业病危害因素	危害健康	防护措施	职业健康监护
微波	微波辐射是非电离辐射。高强度微波对机体的损害是由于机体组织吸收微波能和转化为热能,引起组织温度上升,导致组织损伤。眼局部过热可发生晶体混浊,睾丸局部过热可致精原细胞和精母细胞损伤,使精子减少。低强度微波可引发神经衰弱综合征表现及心血管系统功能紊乱症状	(1)闭合屏蔽(屏蔽室、屏蔽罩)室。 (2)不闭合的屏蔽,用吸收或反射材料作挡板、屏蔽帘。 (3)为劳动者提供防护眼镜	(1)职业禁忌证: ① 神经系统器质性疾病; ② 白内障。 (2)职业病:职业性白内障。 (3)在岗期间健康检查周期:3 年
紫外线	紫外线可对人体皮肤、眼睛以及免疫系统等造成伤害。强烈的紫外线会引起电光性眼炎和皮肤红斑症。焊接作业时,会产生对人体有害的电焊弧光。当光辐射作用在人体上,机体内组织便会吸收,引起组织热作用、光化学作用或电离作用,致使人体组织发生急性或慢性的损伤	(1)隔离操作。 (2)屏蔽措施。 (3)个体防护,如防护服、防护眼镜等	(1)职业病: ① 职业性电光性皮炎; ② 职业性白内障。 (2)职业禁忌证:活动性角膜疾病。 (3)在岗期间健康检查周期:2 年

(2) 列出建设项目职业健康检查要求。在明确建设项目存在的职业病危害因素对作业人员造成的危害情况以后,针对建设项目的实际情况,列出建设项目职业健康检查要求。某建设项目接触职业病危害因素人员的职业健康监护要求示例,见表 4-31。

表 4-31　某建设项目职业健康监护要求

评价单元	工种	可能接触的职业病危害因素	上岗前检查项目	职业病或职业禁忌证	体检周期/年
某设备研制生产场地	实验室试验人员	柴油	内科常规检查、皮肤科检查、神经系统检查、血常规、尿常规、血清 ALT、心电图	(1)过敏性皮肤疾病; (2)神经系统器质性疾病	1
		一氧化碳	内科常规检查、神经系统常规检查,必检项目:血常规、尿常规、心电图、血清 ALT	(1)中枢神经系统器质性疾病; (2)心肌病	2
		氮氧化物	内科常规检查、血常规、尿常规、心电图、血清 ALT、肺功能	(1)慢性阻塞性肺病; (2)支气管哮喘; (3)支气管扩张; (4)慢性间质性肺病	2
	无线作业人员	铅烟	内科常规检查、神经系统常规检查、血常规、尿常规、心电图、血清 ALT	(1)贫血; (2)卟啉病; (3)多发性周围神经病	2
		二氧化锡	—	—	—
某调研场地	电装作业人员	铅烟	内科常规检查、神经系统常规检查、血常规、尿常规、心电图、血清 ALT	(1)贫血; (2)卟啉病; (3)多发性周围神经病	2
		二氧化锡	—	—	—

续表

评价单元	工种	可能接触的职业病危害因素	上岗前检查项目	职业病或职业禁忌证	体检周期/年
某设备装配厂房	装配焊接作业人员	电焊烟尘	内科常规检查、血常规、尿常规、血清 ALT、心电图、后前位 X 射线高千伏胸片、肺功能	(1)活动性肺结核； (2)慢性阻塞性肺病； (3)慢性间质性肺病； (4)伴肺功能损害的疾病	
		一氧化碳	内科常规检查、神经系统常规检查，必检项目：血常规、尿常规、心电图、血清 ALT	(1)中枢神经系统器质性疾病； (2)心肌病	2
		氮氧化物	内科常规检查、血常规、尿常规、心电图、血清 ALT、肺功能	(1)慢性阻塞性肺病； (2)支气管哮喘； (3)支气管扩张； (4)慢性间质性肺病	2
		臭氧	—	—	—

(3) 职业健康检查情况。针对建设项目职业健康检查情况用如下两个表（表 4-32 和表 4-33）来对健康检查的具体内容进行分析和评价。

表 4-32　建设项目职业健康检查情况表

体检时间	体检机构	体检类别	备　注

表 4-33　建设项目职业健康检查结果表

评价单元	主要工序	体检项目	体检人数	体检结论

某电子企业针对建设项目接触职业病危害因素的作业人员进行了岗前、在岗和离岗的职业健康检查，具体情况见表 4-34。

表 4-34　建设项目职业健康情况检查表

体检时间	体检机构	体检类别	体检人数	备　注
2011 年	名称(资质)	岗前	500	
2012 年	名称(资质)	岗前、离岗	400	
2013 年	名称(资质)	岗前	300	

依据《职业健康监护技术规范》(GBZ 188—2014)，建设项目职业健康检查结果见表 4-35。针对需要复查的人员，建设单位安排进行了复查。此处需列出建设单位的复查结果。

表 4-35 建设项目职业健康检查结果表

评价单元	主要工序	体检项目	体检人数	体检结论
陈列工程	化学气相沉积	紫外线/磷化氢/氨气 检查科目:内科常规检查、眼科检查、耳鼻喉科检查; 其他检查科目:腹部 B 超、肺功能、心电图、胸片、血常规、尿常规、血清 ALT	33	岗前体检:未发现职业禁忌证
	干刻	氯气/紫外线 检查科目:内科常规检查、眼科检查、耳鼻喉科检查; 其他检查科目:腹部 B 超、肺功能、心电图、胸片、血常规、尿常规、血清 ALT	28	岗前体检:未发现职业禁忌证
	湿刻	酸雾 检查科目:内科常规检查、耳鼻喉科检查; 其他检查科目:腹部 B 超、肺功能、心电图、胸片、血常规、尿常规、血清 ALT	23	岗前体检:未发现职业禁忌证
		酸雾 检查科目:内科常规检查、耳鼻喉科检查; 其他检查科目:腹部 B 超、肺功能、心电图、胸片、血常规、尿常规、血清 ALT	2	1 人岗前体检:未发现职业禁忌证; 1 人离岗体检:未发现疑似职业病
彩膜工程	ITO 线	噪声 检查科目:内科常规检查、耳鼻喉科检查; 其他检查科目:心电图、血常规、尿常规、纯音阈听测试、血清 ALT	20	岗前体检:未发现职业禁忌证
	酸洗	检查科目:内科常规检查、耳鼻喉科检查; 其他检查科目:腹部 B 超、肺功能、心电图、胸片、血常规、尿常规、血清 ALT	12	岗前体检:未发现职业禁忌证
	碱洗	检查科目:内科常规检查、耳鼻喉科检查; 其他检查科目:腹部 B 超、肺功能、肝功能、心电图、胸片、血常规、尿常规	1	岗前体检:未发现职业禁忌证
成盒过程	组装	紫外线 检查科目:内科常规检查、眼科检查; 其他检查科目:腹部 B 超、心电图、血常规、尿常规、血清 ALT	16	岗前体检:未发现职业禁忌证
模块工程	高温设备	高温 检查科目:内科常规检查、眼科检查; 其他检查科目:血压、腹部 B 超、心电图、血常规、尿常规、血清 ALT、血糖	10	岗前体检:未发现职业禁忌证
		高温 检查科目:内科常规检查; 其他检查科目:血压、心电图、肝功能、血常规、尿常规、血糖	10	岗前体检:未发现职业禁忌证
	技术组装	噪声 检查科目:内科常规检查、耳鼻喉科检查; 其他检查科目:腹部 B 超、心电图、血常规、尿常规、纯音阈听测试、血清 ALT	27	岗前体检:未发现职业禁忌证

续表

评价单元	主要工序	体检项目	体检人数	体检结论
化学品车间	化学品供应设备	酸雾/噪声 检查科目:内科常规检查、耳鼻喉科检查; 其他检查科目:腹部 B 超、肺功能、心电图、胸片、纯音听阈测试、血常规、尿常规、血清 ALT	26	岗前体检:未发现职业禁忌证
综合动力站	空调系统	噪声 检查科目:内科常规检查、耳鼻喉科检查; 其他检查科目:心电图、血常规、尿常规、纯音听阈测试、血清 ALT、血糖	48	岗前体检:符合职业禁忌证者 2 人(王××、朱××,需进行纯音听阈测试复查);其余未发现职业禁忌证
	变配电系统	噪声 检查科目:内科常规检查、耳鼻喉科检查; 其他检查科目:腹部 B 超、肺功能、心电图、胸片、纯音听阈测试、血常规、尿常规、血清 ALT	37	岗前体检:未发现职业禁忌证
	动力设备纯水处理系统	噪声 检查科目:内科常规检查、耳鼻喉科检查; 其他检查科目:腹部 B 超、肺功能、心电图、胸片、纯音听阈测试、血常规、尿常规、血清 ALT	31	岗前体检:符合职业禁忌证者 1 人(赵××,需进行纯音听阈测试复查);其余未发现职业禁忌证
污水处理系统	污水处理工艺设备	噪声/酸雾/氟化氢 检查科目:内科常规检查、耳鼻喉科检查; 其他检查科目:腹部 B 超、肺功能、心电图、胸片、纯音听阈测试、血常规、尿常规、血清 ALT	28	岗前体检:符合噪声职业禁忌证者 1 人(马××,需进行纯音听阈测试复查);其余未发现职业禁忌证

第八节　职业卫生管理评价

一、职业卫生管理

1. 职业卫生管理措施

依据《职业病防治法》的有关规定,职业卫生管理措施应包括:职业卫生管理机构与人员的配置、职业卫生管理制度和操作规程、职业卫生培训、职业危害告知、职业病危害因素检测、职业健康监护以及警示标识设置等内容。

2. 职业卫生档案

职业卫生档案是职业卫生监督管理和监察执法的重要依据,必须加强其管理,一般由一个汇总档案(样例见表4-36)和12个分档案(样例见表4-37)组成,即档案主要包括:

(1) 职业卫生管理机构和责任制档案;

(2) 职业卫生管理制度、操作规程档案;

(3) 职业病危害因素种类清单、岗位分布及作业人员接触情况档案;

(4) 职业病防护设施、应急救援设施档案;

(5) 工作场所职业病危害因素检测、评价报告与记录档案;

表 4-36 用人单位基本情况汇总一览表（样例）

企业名称				组织机构代码	□□□□□□□□-□		
注册地址				工作场所地址			
法定代表人				联系电话			
所属行业		登记注册类型			企业规模		
从业人员数		接触职业病 危害因素人数			合同告知 职业病危害人数		
女职工人数		外协工人数			农民工人数		
建立职业健康 监护档案人数		职业病危害 作业岗位数			设置警示 标识岗位数		
应职业卫生培训 人数		实际职业卫生 培训人数			专职职业卫生 管理人数		
兼职职业卫生 管理人数		应职业病危害 预评价项目数			实际职业病危害 预评价项目数		
应职业病危害控制 效果评价项目数		实际职业病危害控制 效果评价项目数			职业病危害申报		□已申报 □未申报

主要负责人 职业卫生培训	□已培训 □未培训	应职业健康检查人数			实际职业健康检查人数		
		岗前	在岗	离岗	岗前	在岗	离岗

新发职业病病例数					累计职业病病例数				
合计	尘肺	职业 中毒	噪声聋	职业性 皮肤病	合计	尘肺	职业 中毒	噪声聋	职业性 皮肤病

职业病危害因素		接触人数	检测点数	达标点数
1.粉尘(小计)	FC			
(1)硅尘	FC1			
……	……			
2.化学毒物(小计)	HX			
(1)铅	HX1			
……	……			
3.物理因素(小计)	WL			
(1)高温	WL1			
……	……			
4.生物因素(小计)	SW			
(1)炭疽杆菌	SW1			
……	……			

填表人： 部门负责人： 主要负责人： 填表时间： 年 月 日

注：1.本表记录用人单位基本情况，每年 1 月份填写，所填内容为上一年度数据；

2.所属行业按《国民经济行业分类》(GB/T 4754—2017) 填写至小类；

3.企业规模按《国家统计局关于印发统计上大中小微型企业划分办法的通知》(国统字〔2011〕75 号) 填写；

4.从业人员包括正式工、合同工、临时工和劳务派遣工，外协工是指通过劳务派遣或承包单位到本单位从事生产、检修、工程建设、服务等的作业人员；

5.职业病危害因素检测和职业健康检查是指由取得国家认可资质的职业卫生技术服务机构进行的检测和检查；

6.主要负责人是指董事长、经理、厂（矿）长（含实际控制人）、站长等。

（6）职业病防护用品管理档案；

（7）职业卫生培训档案；

（8）职业病危害事故报告与应急处置档案；

（9）职业健康检查汇总及处置档案；

（10）建设项目职业卫生"三同时"档案；

（11）职业卫生安全许可证、职业病危害项目申报档案；

（12）职业卫生监督检查及其他管理档案。

表 4-37　职业健康检查结果告知记录（样例）

职业健康检查机构：　　　　　　　检查时间：　　年　月　日

部门/车间	岗位	单位是否已书面告知健康检查结果（是/否）	劳动者本人签字	签字时间	备注

注：本表记录用人单位职业健康检查告知情况，应在告知劳动者职业健康检查结果时填写。

3. 职业健康监护档案

《职业病防治法》规定，职业健康监护档案应当包括劳动者的职业史、职业病危害接触史、职业健康检查结果以及职业病诊疗等有关个人健康资料（样例见表 4-38～表 4-40）。

二、职业卫生管理分析与评价

1. 评价依据

（1）《职业病防治法》；

（2）《用人单位职业病防治指南》（GBZ/T 225）；

（3）《工作场所职业卫生管理规定》（国家卫生健康委员会 [2021] 第 5 号）；

（4）《职业健康监护技术规范》（GBZ 188）；

（5）其他相关法律、法规及标准。

表 4-38　个人基本信息

姓名		性别		出生年月		照片
曾用名						
籍贯		婚姻		文化程度		
嗜好			身份证号			

	用人单位名称	从事工种（或岗位）	工作起始时间	接触职业病危害因素名称	证明人
职业史、接触史			年　月至　年　月		
			年　月至　年　月		
			年　月至　年　月		
			年　月至　年　月		
			年　月至　年　月		

	曾患病	诊断日期	诊断单位	治疗结果	备注
既往病史					

注：1.本表记录用人单位接触职业病危害的作业人员基本信息；

2.既往病史是指劳动者曾患病情况，包括职业病和其他疾病。

表 4-39　工作场所职业病危害因素检测结果

姓名：

岗位	检测时间	检测机构	危害因素名称	危害因素检测结果	防护措施	备注

注：1.本表记录用人单位劳动者所在工作场所（岗位）历年由具有职业卫生检测资质的检测机构进行的职业病危害因素检测结果，包括放射工作人员个人剂量监测结果；

2.防护措施是指劳动者所在工作场所设置的职业病防护设施和为劳动者配备的个体防护用品。

表 4-40　历次职业健康检查结果及处理情况

检查日期	检查种类	检查结论	检查机构	岗位	人员处理情况	本人签字	现场处理情况

注：1. 检查种类是指上岗前、在岗期间、离岗时、应急、离岗后医学随访、复查、医学观察、职业病诊断等；

2. 检查结论是指未见异常、复查、疑似职业病、职业禁忌证、其他疾患、职业病等；

3. 人员处理情况是指调离、暂时脱离工作岗位、复查、医学观察、职业病诊断结果等处理、安置情况及检查、诊断结果，检查结论为未见异常或其他疾患的填"—"；

4. 现场处理情况是指造成职业损害的作业岗位，现场及个体防护用品整改达标情况，不需整改的可填"—"。

2. 评价内容

职业卫生管理评价主要是依据法律标准的要求，结合职业卫生管理措施的职业卫生现场调查，对建设单位的职业卫生管理措施等是否符合法律、法规等的要求做出评价。在预评价时，需分析拟建项目的职业卫生管理机构与人员的配置、职业卫生管理制度与操作规程、职业卫生培训、职业危害告知、职业病危害因素检测、健康监护以及警示标识设置等内容，根据职业卫生法规标准要求，评价拟采取职业卫生管理措施的符合性。在控制效果评价时，需要根据职业卫生管理情况的调查结果，对照相关职业卫生法规标准要求，评价建设项目及其建设施工阶段各项职业卫生管理内容的符合性。

（1）机构与人员、职业病防治规划和实施方案、管理制度与操作规程。对于职业卫生管理机构设置与人员的配备、职业病防治规划和实施方案、职业卫生管理制度和操作规程的评价，主要是对建设单位提供的有关证明文件（例如职业卫生管理人员的任命文件）、制度与操作规程等资料的完整性、合规性等进行评价。

（2）职业病危害告知。对于职业病危害告知的评价，主要包括三个方面：一是公告栏设置情况；二是警示标识和中文警示说明设置情况；三是合同告知情况。主要通过现场或者类比现场调查情况，依据职业卫生有关法规标准要求进行评价，包括其公告栏、警示标识等是否设置、是否健全、是否合理。

（3）职业卫生培训。对于职业卫生培训的评价，主要是根据建设单位提供的有关证明文件，分别评价负责人、管理人员和普通劳动者接受职业卫生培训的实际情况，包括职业卫生培训机构、职业卫生培训实施时间、职业卫生培训实施方式、职业卫生培训内容和培训人数。

（4）职业健康监护。对于职业健康监护措施的评价，应依据《职业健康监护技术规范》(GBZ 188) 提出的接触不同有害物质的体检周期、体检项目等对体检情况进行评价，同时对职业健康检查机构的资质情况、职业健康检查结果等进行评价。

（5）职业卫生档案和职业健康监护档案。对于职业卫生档案和职业健康监护档案的评价，主要是参照《用人单位职业病防治指南》(GBZ/T 225) 对评价对象职业卫生档案、职业健康监护档案的建立情况进行评价，包括是否建立档案，内容是否健全、完整。

（6）职业卫生专项投资。建设项目职业卫生专项投资一般包括对建设项目职业病危害评价、职业病危害防护措施配置及维护、个体防护用品配备、职业卫生培训、职业健康监护以及职业病危害因素检测与评价等的投资。对于职业卫生专项投资，一般是分析建设项目的职业卫生专项投资概算情况，评价其职业卫生"三同时"、职业病防护设施设计与建设等预算的需求符合性。

3. 评价方法

职业卫生管理评价一般是依据法律法规要求，结合职业卫生管理措施的职业卫生现场调查，主要采用检查表法（见表 4-41）评价符合性。

表 4-41　职业卫生管理评价检查表示例

序号	评价内容	评价依据	检查结果	评价结论

4. 职业卫生管理评价示例

根据对某建设单位职业卫生管理制度及操作规程、职业病危害因素检测制度、职业病危害的告知、职业卫生培训、职业病危害警示标识等职业卫生管理措施的评价结果，给出职业卫生管理措施完善建议，见表 4-42。

表 4-42　建设项目职业卫生管理措施完善建议

建设单位	评价单元	工　种	接触职业病危害因素情况	建　议
某单位	某设备研制生产场地	实验室试验人员	柴油、一氧化碳、氮氧化物、噪声	操作规程,定期检测,职业卫生培训,毒物、噪声警示标识,一氧化碳、氮氧化物等危害告知卡
		无线作业人员	铅烟、二氧化碳	操作规程,定期检测,职业卫生培训,毒物警示标识,铅烟、二氧化碳危害告知卡
	某设备装备厂房	装配焊接作业人员	电焊烟尘、一氧化碳、氮氧化物、臭氧、电焊弧光	操作规程,定期检测,职业卫生培训,毒物、粉尘和电焊弧光警示标识,一氧化碳、氮氧化物等危害告知卡

核心概念

建筑卫生学、辅助用室、职业病防护设施、应急救援设施、个体防护用品、职业健康监护、职业卫生管理

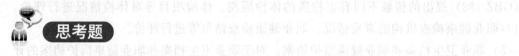

思考题

1. 简述总体布局和工艺设备布局评价的内容。
2. 简述车间卫生特征分级的划分原则。
3. 简述工程防护设施的选用原则和优先顺序。
4. 简述应急救援设施配置与管理要求。
5. 简述个体防护用品评价的三个层次。
6. 简述职业健康检查的工作内容。
7. 简述职业卫生管理评价的内容。
8. 简述职业健康监护档案的主要内容。

● 参考文献 ●

[1] 吴世达,仲伟鉴.建设项目卫生学评价 [M].北京:化学工业出版社,2009.

[2] 国家安全生产监督管理总局职业安全健康监督管理司,中国安全生产科学研究院.建设项目职业病危害评价 [M].北京:煤炭工业出版社,2013.

第五章 评价报告编制与质量控制

第一节 评价报告编制

一、评价结论与建议

预评价和控制效果评价的结论与建议所包含的内容有所区别。

1. 建设项目职业病危害评价结论与建议的基本内容

（1）建设项目职业病危害因素的汇总结果，包括职业病危害因素、存在场所或岗位。

（2）建设项目粉尘、化学物质、物理因素的检测结果分析、评价与风险评估总结。

（3）建设项目总体布局、生产工艺和设备布局、建筑设计卫生要求、辅助用室的评价结果总结。

（4）建设项目工程防护措施、个体防护措施、应急救援措施、职业健康监护措施的评价结果总结。

（5）建设单位职业卫生管理措施的评价结果总结。

（6）建设项目职业病危害分类结果（明确建设项目是职业病危害一般、较重还是严重的建设项目）。一般分类依据是《建设项目职业病防护设施"三同时"监督管理办法》（国家安全生产监督管理总局令第90号）和《国家卫生健康委办公厅关于公布建设项目职业病危害风险分类管理目录（2021年版）的通知》（国卫办职健发〔2021〕5号）。

建设项目职业病危害评价的建议应从总体布局、生产工艺和设备布局、建筑设计卫生要求、辅助用室、工程防护措施、个体防护措施、应急救援措施、职业健康监护措施和职业卫生管理措施几个方面分别提出相应的建议。特别注意：提出的建议一定要合理、可行。

2. 预评价结论与建议主要内容与提出依据

（1）主要内容。应确定拟建项目的职业病危害类别，明确拟建项目在采取了可行性研究报告和评价报告所提防护措施的前提下，是否能满足国家和地方对职业病防治方面法律、法规、标准的要求。

（2）提出依据。预评价结论和建议提出的主要依据是可行性研究报告提出的职业病危害防护措施和评价报告所建议的职业病危害防护措施。评价结论中需明确拟建项目的职业病危害类别。

【示例】 建设项目职业危害预评价结论与建议示例如下。

[评价结论]

根据《职业病防治法》《建设项目职业病危害评价规范》等有关法律、法规和规范的规定，对某港口煤码头工程项目进行了职业病危害预评价，得到以下结论。

（1）拟建项目中可能存在的职业病危害因素包括：

① 生产性粉尘：煤尘、电焊烟尘；

② 有毒物质：苯系物、硫化氢、氯气、一氧化碳、二氧化氮、臭氧、锰及其化合物、六氟化硫、汽油、碳酸钠；

③ 物理因素：噪声、工频电场、紫外辐射、高低温；

④ 本项目最主要的职业病危害因素为煤尘和噪声。

（2）由类比检测结果可知：

① 类比工程中翻车机房巡检工（卸车挂钩操作位）煤尘超标；

② 类比工程中码头清煤工煤尘浓度虽然合格，但接近标准限值；

③ 类比工程中拖轮机巡检工接触的噪声超标；

④ 类比工程中翻车机房巡检工接触的噪声较高，接近国家卫生标准限值，其他岗位的噪声强度均符合国家卫生标准要求；

⑤ 类比工程中其他各检测点职业病危害因素的浓度（强度）均符合国家卫生标准要求。

（3）拟建项目的总体布局、生产工艺及设备布局符合国家卫生标准要求。

（4）建设单位采取报告书中的职业病危害防护措施和补充措施后，能够满足要求。

（5）拟建项目主要的职业病危害因素为煤尘和噪声，煤尘中游离二氧化硅含量小于10%。本项目存在苯、硫化氢、氯气三种高毒物质，但预计接触人数少，浓度低于类比工程。类比工程中翻车机房巡检工接触的煤尘超标且噪声较大；码头拖轮机巡检工接触的噪声超标，码头清煤工接触的煤尘接近标准限值，类比工程中其他检测点的职业病危害因素的浓度/强度均符合国家标准要求。

拟建项目在类比工程的基础上，增加和补充职业病危害防护措施、职业病危害管理措施和职业危害事故应急救援措施，为其操作人员配备相应的个体防护用品，并拟对其进行职业健康体检，加强职业健康监护，及时发现和预防职业病或职业禁忌证的发生。

按照《建设项目职业病防护设施"三同时"监督管理办法》（国家安全生产监督管理总局令第90号）的规定，综合分析判定，该拟建项目为职业病危害较重的建设项目。

综上所述，根据拟建项目可行性分析报告等资料，拟建项目基本执行了我国职业病危害预防控制的有关规定。拟建项目在今后工程的设计和工程建设中，若能将已考虑到的职业病防护设施和本报告中提出的补充措施建议予以落实，预计项目建成后，拟建项目中存在的职业病危害能够得到有效预防和控制。因此，拟建项目在职业病危害防控方面是可行的。

[建议]

拟建项目为新建项目，针对建设单位现状，提出以下建议：

建设单位应委托具有体检资质的职业健康体检机构对所有接触粉尘、化学毒物、噪声、高低温、工频电场等职业病危害因素的操作人员进行上岗前的职业健康体检，并建立职业健康监护档案。对上岗前职业健康体检异常的应及时进行复查，确定为职业禁忌证的，不得安排其从事相应岗位工作。

拟建项目建成后，按照《职业健康监护技术规范》（GBZ 188—2014）要求的体检项目、周期定期对接触职业病危害因素的操作人员进行在岗期间的职业健康体检，并随时进行离岗时的职业健康体检。在岗期间体检确定为职业禁忌证或职业病患者的应调离相应作业岗位。

相应岗位和接触职业病危害因素的操作人员应按《职业健康监护技术规范》（GBZ 188—2014）规定的体检项目、周期等进行职业健康体检。

（1）在初步设计阶段，建设单位应当委托具有相应资质的设计单位对建设项目职业病防护设施进行设计，编制职业病防护设施设计专篇。

（2）建设项目职业病防护设施竣工或者试运行完成后，建设单位应当委托具有相应资质的职业卫生技术服务机构进行职业病危害控制效果评价。

（3）拟建项目建成后，建设单位拖轮作业，变电站、污水处理厂可能存在外委作业，建设单位不得将产生职业病危害的作业转移给不具备职业病防护条件的单位和个人；建设单位应与外协单位或个人签订职业病防治相关劳动合同，在合同中明确告知操作岗位上存在的职业病危害、防护措施、应急救援措施等情况，并明确双方职业病防治方面的相关权利和义务，确保能够为外委工提供有效的个体防护用品，进行上岗前的职业健康体检、在岗期间的定期职业健康体检和离岗时的职业健康体检，以及患病后的治理措施等。

（4）拟建项目建成后，建设单位应建立定期对防尘措施、防毒措施、防噪措施等职业病危害防护措施定期进行检测、评估和维修的管理制度，并确保实施，从而确保职业病危害防护设施的正常、有效运行。

3. 控制效果评价结论与建议主要内容和提出依据

（1）主要内容。在全面总结评价工作的基础上，归纳建设项目的职业病危害因素及其接触水平、职业病防护设施、个人使用的职业病防护用品、建筑卫生学及辅助用室、职业卫生管理等的评价结果，指出存在的主要问题，对该建设项目职业病危害控制效果做出总体评价，并阐明是否达到建设项目职业病防护设施竣工验收的条件。

（2）提出依据。控制效果评价结论和建议提出的主要依据是建设项目职业病危害因素检测结果、建设项目作业现场采取的职业病危害防护措施，评价结论中需阐明是否达到建设项目职业病防护设施竣工验收的条件。

【示例】 建设项目职业危害控制效果评价结论示例如下：

[评价结论]

根据《职业病防治法》等有关法律、法规和规范的规定，对某电子企业建设项目进行了职业病危害控制效果评价，得到以下结论：

（1）经过职业病危害因素分析，确定建设项目存在的职业病危害因素为：粉尘（聚丙烯酰胺）、化学物质（氨气、磷化氢、异丙醇、乙酸丁酯、氯气、六氟化硫、乙二醇、硝酸、硫酸、磷酸、盐酸、乙酸、臭氧、氢氧化钾、丙酮、二氧化锡、一氧化碳、二氧化硫、一氧化氮、二氧化氮、硫化氢、氢氧化钠、氢氟酸）和物理因素（噪声、激光、紫外线、高频电磁场、工频电场、高温和 X 射线）。

（2）由现场检测结果可知，建设项目粉尘时间加权平均容许浓度都远低于职业接触限值标准；建设项目有毒物质短时间接触容许浓度、最高容许浓度、时间加权平均容许浓度均符合国家卫生标准要求。

（3）由现场检测结果可知，噪声是本建设项目存在的主要职业病危害因素，并且部分作业岗位噪声超标。

（4）由现场检测结果可知，建设项目工频电场、高频电磁场检测强度值符合国家卫生标准要求。

（5）由现场检测结果可知，建设项目紫外线强度检测结果符合国家卫生标准要求。

（6）由高温检测结果可见，建设项目相关作业场所的高温检测结果符合国家卫生标准的要求。

（7）建设项目的职业危害关键控制点为：彩膜工程 OC 线以及 BM 线作业人员接触的臭氧、彩膜工程酸洗碱洗工序作业人员接触的酸碱、彩膜工程 ITO 成膜设备维护作业人员接触的噪声、化学品车间作业人员接触的噪声及化学物质、特气车间作业人员接触的特殊气体以及应急柴油发电机室作业人员接触的噪声。

（8）建设项目针对本企业存在的职业病危害因素都采取了相应的防尘防毒措施、防噪措施、防紫外线措施、防工频电场和高频电磁场措施、高温防护措施等职业病危害防护措施。建设项目的职业病危害防护措施能够满足要求。

（9）建设项目的总体布局，生产工艺和设备布局，职业病危害防护设施，应急救援措施，个体防护措施，建筑设计卫生学，辅助用室等方面符合卫生标准的要求。

（10）建设项目职业卫生管理措施、职业健康监护措施方面能够满足国家职业卫生要求。

（11）虽然建设项目生产过程中产生的氨气、一氧化碳、二氧化氮、磷化氢、氯气、硫化氢、氟化氢属于《高毒物品目录》中的毒物，属于可能产生严重职业病危害的因素，但是现场检测结果表明，建设项目中上述高毒物质的浓度都能够符合标准要求。建设项目其他化学毒物、粉尘的检测结果也能够符合限值要求。建设项目噪声强度较高的作业场所较多，建设项目为作业人员提供了声衰性能良好的防噪耳塞和防护耳罩，确保作业人员接触到的噪声低于标准限值。建设项目的自动化程度较高，作业人员主要以巡检为主。同时，建设项目针对作业场所存在的主要职业病危害因素采取了相应的工程防护措施和个体防护措施。

综合上述，建设项目的职业病危害防护设施符合相关职业卫生标准要求，职业卫生管理措施满足相关法律、法规规定。因此，建设项目能够达到竣工验收条件。

二、报告编制依据

建设项目职业病危害评价报告的编制依据是《职业病危害评价通则》《建设项目职业病危害预评价导则》《建设项目职业病危害控制效果评价导则》。

第二节　评价质量控制

评价质量控制是为了规范建设项目职业病危害评价工作，提高评价工作质量，建立完善的质量管理体系，加强建设项目职业病危害评价工作的内部管理。评价质量控制是建设项目职业病危害评价工作的重要环节，应当在质量管理工作方针的指引下，根据质量控制工作目标，尽可能控制和消除影响建设项目职业病危害评价报告质量的各种技术、管理与资源等因素。

一、质量管理体系

1. 质量管理体系的定义

质量管理体系是实施质量管理和控制所需要的组织结构、程序、过程和资源。在进行建设项目评价质量管理时，根据质量目标的需求，准备必要的条件（人员、设备、设施、环境等资源），然后通过设置组织机构，分析确定开展建设项目职业病危害评价所需的各项质量活动（过程），分配、协调各项活动的职责和接口，通过体系文件的编制给出各项质量活动的工作流程和方法，使各项质量活动（过程）能经济、有效、协调地进行，这样组成的有机整体就是质量管理体系。

2. 质量管理体系建立与有效运行

一个质量管理体系的建立和有效运行，通常包括：质量方针和目标的制定；识别评价过程（要素）；确定控制对象；组织结构及资源配置；质量体系的文件化；质量体系的运行；内部审核；管理评审；评价报告等。而评价报告是运行的结果，即各个环节的共同目的都是保证评价报告的高质量。质量体系文件一般分为四个层次：第一层次是质量手册，第二层次是程序性文件，第三层次是作业指导书，第四层次是各类记录、表格和报告。

二、评价过程的质量控制

1. 合同评审

在职业病危害评价项目签订合同之前，应进行合同评审，对其进行评价范围及评价能力的确认，以确保评价机构的资质业务范围以及现有评价专业人员构成能够满足评价项目的需要，并确定是否聘请相关专业的技术专家。

（1）合同评审内容。主要包括：一是资质条件。评价机构必须按照本单位所获取的职业卫生技术服务资质要求的业务范围、资质等级承接评价项目，不能超等级、超范围开展评价工作。二是评价能力。评价单位应对评价人员的技术水平、所承担相应项目的评价经验、评价机构的现场检测和实验室检测能力等方面进行综合评估，并考虑评价工作的时限要求能否满足。如果评价机构不具备合理的技术结构、足够的技术力量，评价人员不具备丰富的知识储备，就难以保证评价报告的质量。三是政策相符性。如评价项目是否与国家或相关产业政策相违背，是否属于国家淘汰的落后生产能力、工艺和产品。

（2）合同评审管理。职业卫生技术服务机构应制定合同评审程序文件，并按照程序要求在评价项目合同签订之前进行合同评审，填写合同评审记录。合同评审记录表应当受控，规范审核和记录，并按要求归档保存。

2. 资料收集审核

建设单位提供的技术资料是否真实、可靠和翔实，直接影响到评价机构出具的评价报告的真实性。因此，应当建立资料收集与审核的管理制度，对收集的资料进行分析和确认，确保资料的准确有效。资料审核的过程：

（1）建立技术资料承诺制，要求建设单位书面承诺提供的技术资料是真实、可靠、齐全的。

（2）结合经验和相关的文献资料，认真解读和分析建设单位提供的技术资料。

（3）遇到疑问，加强与建设单位技术人员的沟通、交流，也可以请教专家库成员。

（4）必要时应当召开业务技术交流会，邀请建设单位的资深技术人员进行面对面的交流。

3. 评价方案的制定与审核

（1）评价方案制定。评价方案是具体指导建设项目职业病危害评价的技术文件，应在对收集的有关资料进行研读与初步现场调查的基础上，编制评价方案，并经过质控审查进行确定。

【示例】 预评价方案示例：

主要包括：①概述。简述评价任务由来以及建设项目性质、规模、地点等基本情况。②编制依据。列出适用于评价的法律法规、标准和技术规范等。③评价方法、范围及内容。根据建设项目的特点，确定评价范围和评价内容，选定适用的评价方法。④项目分析。初步的工程分析、辐射源项分析、职业病危害因素识别分析，并确定评价单元以及职业病危害防护措施分析的内容与要求。⑤类比企业调查、检测方案。确定类比企业职业卫生调查以及收集职业病危害因素检测资料的内容与要求等；如果类比企业没有可收集的检测资料时，应确定类比企业职业病危害因素检测的项目、方法、检测点、检测对象和样品数等检测方案内容。⑥组织计划。主要包括评价程序、质量控制措施、工作进度、人员分工、经费概算等内容。

【示例】 控制效果评价方案示例：

主要包括：①概述。简述评价任务由来、评价目的。②编制依据。列出适用于评价的法律法规、标准和技术规范、职业病危害预评价报告书、卫生行政部门对项目在可行性研究阶段及设计阶段的审查意见。③评价方法、范围及内容。根据建设项目的特点，选定适用的评价方法，确定评价范围、评价单元和评价内容。④建设项目概况及试运行情况。简述建设项目性质、规模、地点等基本情况以及建设情况、试运行情况。⑤职业卫生调查内容。在分析预评价报告和建设项目有关资料的基础上，确定职业病危害因素及其分布、职业病防护设施与应急救援设施的设置与运行维护、个人使用的职业病防护用品的配备与使用管理、健康监护的实施与结果处置以及职业卫生管理措施的建立与实施等调查内容。⑥职业卫生检测方案。确定职业病危害因素检测的项目、方法、检测点、检测对象和样品数；确定所需检测的职业病防护设施及其检测的项目、方法等；确定建筑卫生学检测的方法、仪器、条件、频次、检测点设置等内容。⑦组织计划。主要包括质量控制措施、工作进度、人员分工、经费概算等内容。

（2）评价方案的审核。评价单位对制定的职业病危害评价方案应进行技术审核，以确保评价组专业人员的构成、评价范围、评价方法以及职业卫生调查与检测等内容，符合评价项目的实际需求以及相关标准的技术要求。

4. 职业卫生调查及审核

职业卫生调查是了解和获取被评价项目相关卫生信息的有效途径和手段。职业卫生调查工作的全面、准确和深入程度直接影响了评价内容和结论的准确性。

（1）评价单位应制定职业卫生调查程序文件和作业指导书，设计统一、规范，并经过评审确认的现场调查记录表。

（2）凡经筛选确定作为评价因子的职业病危害因素均应调查了解其时空分布并检测其接触水平，避免遗漏。

（3）职业卫生调查的内容应全面、真实地反映被调查对象的总体布局、工艺特征、原辅材料、职业病危害情况、职业病防护设施、个人防护用品配置和使用情况、应急措施情况、职业卫生管理以及职业健康监护等相关内容，既不能夸大放小，也不能遮盖掩饰。

（4）获取的资料和数据一定要认真进行核实，去伪存真，排除混杂和偏倚因素的影响，在确保其完整性与正确性的基础上进行整理、统计分析和汇总。

（5）应当依据有关程序文件和作业指导书实施职业卫生调查工作，调查记录表格应当受控，规范填写，并经被调查单位陪同人员确认。必要时，应当对调查的过程进行拍照或摄像。

（6）所有现场调查获取的资料信息、记录表格等均应当按要求归档保存，保证调查过程可溯源。

5. 评价报告的质量控制

（1）根据建设项目的工程内容，按照"人、机、料、物、环"的分析原则，确定职业病危害评价的范围。

（2）根据评价项目的性质、范围、规模、工艺特征、目标和内容，合理划分评价单元和选用评价方法。

（3）在进行资料收集和初步调查的基础上，认真研读相关技术资料，对建设项目的生产方法、工艺路线等进行深入的分析，可根据项目组成员的特长和技术经验，进行分工。

（4）在职业卫生调查、工程分析的基础上，对建设项目中存在的职业病危害因素进行全面、准确的识别和分析，正确应用职业接触限值，综合分析各种影响因素，客观、准确地评价职业病危害因素接触水平。

（5）职业病防护设施的全面分析和评价。建设项目职业病危害评价，尤其是控制效果评价工作中，重点考虑的是场所职业病危害因素的浓度（强度）是否达标以及职业病防护设施和防护用品等是否有效。职业病危害因素职业接触限值是评价职业病防护设施防护效果的主要依据，但并不意味着职业病危害因素的浓度或强度达标，其防护设施就有效，未达标就无效。超标原因有多种，如有通风系统的，也有通风系统以外的。评价工作中，无论职业病危害因素是否超标均应对防护设施的合理性和有效性进行全面分析和评价，除考虑一般卫生要求外，应对比分析使用和不使用防护设施的情况下职业病危害因素的浓度或强度有无变化，借此了解其有效性，并进一步分析超标原因，以便有的放矢地提出改进或补救措施。

6. 报告编制过程的质量控制

（1）评价报告编制。建设项目职业病危害评价报告应按照《职业病危害评价通则》《建设项目职业病危害预评价导则》《建设项目职业病危害控制效果评价导则》和有关评价报告编制的程序和作业指导书等文件的要求进行编制。评价报告书的内容应全面完整、用语规范、表述简洁，报告书的格式应统一规范，评价报告的有关资料性附件应翔实、准确。

（2）评价报告的审核。职业卫生技术服务机构应制定并实施评价报告审核制度和程序，对审核人员职责、方式、内容、标准、结论等提出明确要求，并按要求组织有关人员对评价报告进行审核。主要包括：一是审核内容。二是审核方式。评价报告审核一般实行三级审核制度，即内部审核、技术负责人审核和质量负责人审核。内部审核是由评价机构内非项目组成员进行的审核。三是审核记录。评价报告审核所使用的记录表格应当受控，审核记录应满足机构内部的规范管理要求，审核应保留纸质版或电子版的修改痕迹。

【示例】 评价报告书的审核内容示例。

主要包括：①评价报告内容是否全面，内容描述是否清晰、符合逻辑。②评价报告格式、用语是否规范，文字是否流畅。③建设项目概况描述是否全面、清晰。④评价目的是否明确，评价范围是否界定正确。⑤评价依据是否和评价内容相符合，引用的法规、标准是否为现行有效。⑥工程分析是否全面、准确、深入，工艺流程的描述是否清晰。⑦职业病危害因素的识别、分析是否全面、准确，引用的卫生标准是否正确。⑧各项评价内容是否合理、全面，对存在问题的描述是否准确、清晰。⑨评价结论是否科学、正确，建议措施是否合理、可行，具有针对性。

此外，控制效果评价报告的技术审核中，还应注意：①报告中确定的职业病危害因素检测范围是否全面；②报告中引用的职业病危害检测数据是否正确。

（3）评价报告的质量控制。建设单位对评价报告的质量持有异议时，评价单位应认真了解建设单位申述的理由，做好记录，及时对评价报告进行分析和复查，确认申述的理由是否成立，判断评价报告的质量是否存在问题，并做好分析和复查记录。对评价质量不存在问题的情况，评价单位应及时向建设单位说明。当评价报告存在质量问题时，评价单位应启动报告的重做、修改或补充程序进行纠正，并按要求纠正落实。

7. 评价报告档案管理

技术服务档案是职业卫生技术服务机构技术服务过程的证明，也是评价其技术服务质量和能力的依据，要求技术服务机构不仅要建立健全技术服务档案，还应按要求保存，保证评价工作全过程均有据可查。

（1）档案管理制度。职业卫生技术服务机构应制定档案管理制度，明确相关部门和人员的职责。由档案管理员统一管理评价工作相关档案，负责各类文件的及时归档、整理、管理和过期文档的销毁，并做好各种记录。档案管理应纳入评价单位质量管理体系，并定期进行内部审核。档案按类别放置并编制目录，在档案柜上标明所存档案主题，在档案盒侧面标出档案内存放文件的内容，档案盒内第一页为盒内存放文件目录。

（2）档案管理内容。主要包括：委托书、技术服务合同、合同审核记录、评价任务单、评价方案及方案审核记录、现场检测方案及审核记录、现场调查（类比调查）记录、现场采样记录、现场检测记录、评价报告书内审记录、控制效果评价项目整改意见和报告、建设单位内审资料和记录、专家评审资料和记录、报告书送审稿、报告书修改单、全程监督记录、评价报告书正式稿、建设单位提供的技术资料和其他相关说明。评价项目存档资料应同时保存电子版和纸质版。

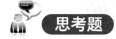

核心概念

评价报告、评价方案、合同评审、职业卫生档案、职业健康监护档案、质量控制

思考题

1. 简述建设项目职业病危害评价的结论内容。
2. 简述预评价方案的主要内容。
3. 简述控制效果评价方案的主要内容。
4. 简述合同评审的主要内容。
5. 简述评价报告书的审核内容。
6. 简述评价过程质量控制的基本内容。
7. 简述职业卫生档案的主要内容。

参考文献

[1] 吴世达, 仲伟鉴.建设项目卫生学评价 [M].北京：化学工业出版社, 2009.

[2] 国家安全生产监督管理总局职业安全健康监督管理司, 中国安全生产科学研究院.建设项目职业病危害评价 [M].北京：煤炭工业出版社, 2013.

[3] 建设项目职业病防护设施"三同时"监督管理办法 [R].国家安全监管总局令第 90 号.

[4] 国家卫生健康委办公厅.建设项目职业病危害风险分类目录 [S].国卫办职健发 [2021] 5 号.

职业病危害评价是由具备资质的评价机构进行的科学评价。常用的评价报告主要包括：建设项目职业病危害预评价（预评）、控制效果评价（控评）和现状评价（现评）报告。在编写评价报告时需要注意主要流程的完整性，从而确保报告的科学性。

第一节 职业病危害现状评价报告实例

一、某电子材料有限公司生产车间职业病危害现状评价报告

1. 评价范围及内容

评价范围为某电子材料有限公司生产车间，主要包括生产车间一、生产车间二、库房、机修车间，主要针对项目运行期间职业病危害、防护设施及效果和职业卫生管理措施等进行评价。

评价内容主要包括：总体布局；设备布局；建筑卫生学；职业病危害因素；职业病防护设施与应急救援；职业健康监护；个体防护用品；辅助用室；职业卫生管理。

2. 评价方法

根据用人单位职业病危害的特点，采用职业卫生调查、职业卫生检测、职业健康检查、检查表分析、职业病危害作业分级等方法，对用人单位正常生产期间存在职业病危害暴露的劳动者的职业病危害因素接触水平、职业病防护设施效果以及职业卫生管理措施进行综合分析、定性和定量评价。

（1）检查表分析法。依据国家有关职业卫生的法律、法规和技术规范、标准，以及操作规程、职业病危害事故案例等，通过对评价项目的详细分析和研究，列出检查单元、部位、项目、内容、要求等，编制成表，逐项检查符合情况，确定评价项目存在的问题、缺陷和潜在危害。

（2）职业卫生调查法。运用现场观察、文件资料收集与分析、人员沟通等方法，了解调查对象相关卫生信息。职业卫生调查内容主要包括：工程概况、总体布局、生产工艺、

生产设备及布局、生产过程中的物料及产品、建筑卫生学、职业病防护设施、个人使用的职业病防护用品、辅助用室、应急救援、职业卫生管理、职业病危害因素以及时空分布等。

（3）职业卫生检测。

① 职业病危害因素检测。根据检测规范和方法，对化学因素、粉尘、物理因素、不良气象条件等进行检测。

② 职业病防护设施及建筑卫生学检测。根据检测规范和方法，对职业病防护设施的技术参数以及采暖、通风、空气调节、采光照明、微小气候等建筑卫生学内容进行检测。

（4）职业健康检查法。按照《职业健康监护技术规范》（GBZ 188—2014）等有关规定，对从事职业病危害作业的劳动者进行健康检查，根据健康检查结果评价职业病危害作业的危害程度。

3. 评价程序

（1）准备阶段。接受用人单位委托后，对委托单位基本情况进行初步现场调查，收集委托单位最近 1 年职业卫生评价报告，以及近 3 年职业病危害因素监测及检测资料、工程技术资料、劳动者职业健康监护资料，主要包括既往职业健康检查结果汇总资料、职业病发病资料和职业中毒事故资料等。同时还包括国家、地方、行业有关职业卫生方面的法律、法规、标准、规范。在对收集的有关资料进行研读与初步调查的基础上，编制评价工作方案并对其进行技术审核。

（2）实施阶段。依据评价方案开展职业卫生调查、职业卫生检测、职业病危害评价，给出评价结论，提出措施建议，编制现状评价汇总表。

（3）报告编制阶段。对实施阶段调查所得的资料和检测数据进行综合分析、整理，给出评价结论，并提出相应的对策措施和可行性建议，完成用人单位职业病危害现状评价报告书与资料性附件的编制。职业病危害现状评价工作程序见图 6-1。

4. 企业概况

（1）企业简介。某电子材料有限公司是为电子、照明、医疗、国防、科研、冶金、建材等提供各种特种气体产品与服务的公司。

公司致力于特种气体的国产化，采用国内原料成功开发出纯度为 99.999％的四氟化碳、八氟环丁烷、三氟甲烷和六氟化硫并投入批量生产和销售，改变了此种产品完全依赖进口的局面。

根据《职业病防治法》《工作场所职业卫生管理规定》相关规定，某电子材料有限公司于 2018 年 9 月委托北京××有限公司对其进行职业病危害现状评价。该公司依据国家相关法律、法规的规定，本着真实、公正、客观的原则，承担了该职业病危害现状评价工作。

（2）原辅材料及产品。项目产品品种较多，主要有一氧化碳的合成提纯、氧硫化碳的合成提纯、四氟化硅的合成提纯、一氧化氮的合成提纯以及一些其他氟化物的合成提纯。合成提纯过程主要涉及的原辅材料及产品见表 6-1。

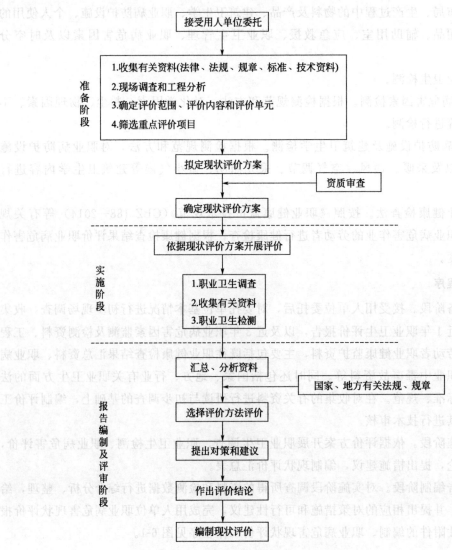

图 6-1 职业病危害现状评价工作程序图

注：资质审查由评价单位根据用人单位具体情况确定是否进行内审。

表 6-1 合成提纯过程主要涉及的原辅材料及产品

序号	组分	主要物性	使用工序	使用方式	储存方式	(用量/产量)/(t/a)	来源
1	SF_6	气态	提纯、产品	精馏纯化装置、管道	钢瓶	50	外购
2	CF_4	气态	提纯、产品	精馏纯化装置、管道	钢瓶	150	外购
3	CHF_3	气态	提纯、产品	精馏纯化装置、管道	钢瓶	40	外购
4	CH_3F	气态	提纯、产品	精馏纯化装置、管道	钢瓶	0.5	外购
5	C_4F_8	气态	提纯、产品	精馏纯化装置、管道	钢瓶	40	外购
7	CH_2F_2	气态	提纯、产品	精馏纯化装置、管道	钢瓶	35	外购

续表

序号	组分	主要物性	使用工序	使用方式	储存方式	(用量/产量)/(t/a)	来源
8	C_2F_6	气态	提纯、产品	精馏纯化装置、管道	钢瓶	160	外购
9	N_2	气态	提纯、产品	精馏纯化装置、管道	钢瓶	30	—
10	SiH_4	气态	提纯、产品	精馏纯化装置、管道	钢瓶	0.6	外购
11	CO	气态	合成、提纯、产品	一氧化碳生产装置、管道	钢瓶	45	—
12	甲酸	液态	原料	精馏纯化装置、管道	—	3	外购
13	浓硫酸	液态	辅料	精馏纯化装置、管道	—	2	外购
14	硫黄	固态	原料	精馏纯化装置、管道	袋装	45	外购
15	COS	气态	合成、提纯、产品	氧硫化碳生产装置、管道	钢瓶	50	—
16	SiF_4	气态	合成、提纯、产品	四氟化硅反应装置、管道	钢瓶	15	—
17	NO	气态	合成、提纯、产品	一氧化氮反应装置、管道	钢瓶	0.45	—
18	亚硝酸钠	固态	原料	精馏纯化装置、管道	袋装	3	外购

(3) 岗位定员及工作制度。该电子材料有限公司劳动定员 56 人,其中分析工 8 人,库工 11 人,操作工 28 人,叉车工 9 人。生产班制为四班两倒,每班工作 12h,平均每周工作 42h;工作过程主要为巡检作业,每小时巡检 1 次,每次基本 5min;焊工 4 人,生产班制为正常班,8h/班。

(4) 企业总平面布置。根据装置组成的类别、生产特点、工艺流程及使用功能,分为办公楼、生产车间一、生产车间二、危化品库、机修车间;生产车间一位于厂区西南侧,生产车间二位于厂区东南侧,危化品库位于厂区东北侧,办公楼布置在厂区西北侧,布局方便工厂生产和符合业主习惯要求,且和谐统一。

厂区共设 2 个出入口,分别设在厂区北侧和西侧,可方便消防车进出和人员疏散,使厂区布置功能分区合理,人流、物流线路明确,厂区的生产运输和管理方便。

根据《工业企业设计卫生标准》(GBZ 1—2010)中对总平面布置的要求,采用检查表法对项目的总体布局进行分析评价。总平面布置职业卫生检查见表 6-2。

表 6-2 总平面布置职业卫生检查表

序号	检查内容	检查依据	检查情况	检查结果
1	工业企业厂区总平面布置应明确功能分区,可分为生产区、非生产区、辅助生产区。其工程用地应根据卫生要求,结合工业企业性质、规模、生产流程、交通运输、场地自然条件、技术经济条件等合理布局	GBZ 1—2010 5.2.1.1	用人单位厂区总平面布置功能分区明确,分为生产区、办公区、动力区	符合
2	工业企业总平面布置,包括建(构)筑物现状、拟建建筑物位置、道路、卫生防护、绿化等应符合《工业企业平面设计规范》(GB 50187—2012)等国家相关标准要求	GBZ 1—2010 5.2.1.2	用人单位各建筑物之间按照工艺合理布局,绿化等符合国家相关标准要求	符合

续表

序号	检查内容	检查依据	检查情况	检查结果
3	工业企业厂区总平面功能分区原则应遵循:分期建设项目宜一次整体规划,使各单体建筑均在其功能区内有序合理,避免分期建设时破坏原功能分区;行政办公用房应设置在非生产区;生产车间及与生产有关的辅助用室应布置在生产区内;产生有害物质的建筑(部位)与环境质量较高的有较高洁净要求的建筑(部位)应有适当的间距或分隔	GBZ 1—2010 5.2.1.3	用人单位生产设备、辅助设施等布置在生产区,行政办公房设置在非生产区	符合
4	生产区宜选在大气污染物扩散条件好的地段,布置在当地全年最小频率风向的上风侧;产生并散发化学和生物等有害物质的车间,宜位于相邻车间当地全年最小频率风向的上风侧;非生产区布置在当地全年最小频率风向的下风侧;辅助生产区布置在两者之间	GBZ 1—2010 5.2.1.4	办公楼布置在厂区西北侧,虽未处于全年最小频率风向的下风侧,但也不处于全年主导风向的下风侧,且办公区与生产区间距满足卫生防护距离	符合
5	工业企业的总平面布置,在满足主体工程需要的前提下,宜将可能产生严重职业性有害因素的设施远离一般职业性有害因素的其他设施,应将车间按有无危害、危害的类型及其危害浓度(强度)分开;在产生职业性有害因素的车间与其他车间及生活区之间宜设一定的卫生防护绿化带	GBZ 1—2010 5.2.1.5	用人单位将产生严重职业病危害的生产车间单独布置,生产区与办公区之间设置有防护绿化带	符合
6	放散大量热量或有害气体的厂房宜采用单层建筑。当厂房是多层建筑物时,放散热和有害气体的生产过程宜布置在建筑物的高层。如必须布置在下层时,应采取有效的措施防止污染上层工作环境	GBZ 1—2010 5.2.2.1	生产车间一、生产车间二、危化品库均为单层厂房	符合

本工程总平面布置上功能分区明确,可分为生产区和办公区。厂房内工艺设备按照工艺流程依次布置,产生尘/毒危害的工艺设备布置在室外。综上所述,总体布局符合《工业企业设计卫生标准》等标准规范的要求。

5. 生产工艺和设备布局

(1)生产工艺。该公司产品虽然品种较多,但生产流程基本相同,大致分为提纯、生产制造、混配充装、气瓶处理等几个基本工序。

①气体处理及灌装流程。

a.新钢瓶处理。该公司产品为高纯度气体,对钢瓶本身的清洁度要求较高。新购置的钢瓶内残留的空气和水蒸气将会影响充装后成品气体的纯度,因此,对新钢瓶要进行净化处理。新钢瓶处理流程见图6-2。

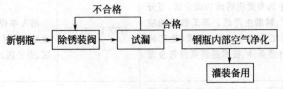

图6-2 新钢瓶处理流程

b.除溴化氢、氯化氢回收钢瓶处理。回收利用的钢瓶首先进行余压检查,再对钢瓶内气体进行置换处理,最后进行试漏保证钢瓶可以继续使用,回收钢瓶处理流程见图6-3。

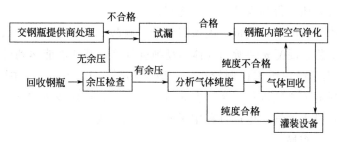

图 6-3　回收钢瓶处理流程

c. 溴化氢、氯化氢回收钢瓶。溴化氢、氯化氢回收钢瓶不进行置换处理，经检验气体纯度不合格的钢瓶降级作为低纯度级别产品钢瓶使用。

d. 气体提纯充装过程。该公司各种气体的生产过程类似，但有各自不同的特点，图 6-4 所示流程图为一般产品充装工艺流程，具体过程将在具体的产品流程中分别进行分析。不同介质的充装压力不同，但应小于钢瓶的许用压力和国标中对液化气体、永久气体的充装要求。

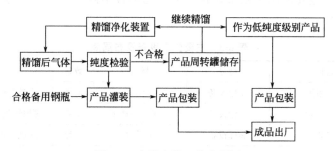

图 6-4　产品充装工艺流程图

② 气体生产过程。每种产品都有一套专用的生产设备，由于该公司产品种类较多，产品生产工艺可分为精馏提纯、生产制造、混配充装三个方面。

a. 精馏提纯工艺。该公司六氟化硫、三氟甲烷、八氟环丁烷、四氟甲烷、二氧化碳、溴化氢、氯化氢、甲烷、氟甲烷、二氟甲烷、氮气等原料气体的纯度为 99.9%，原料气体利用其本身的压力自动进入吸附塔及后续设备。吸附塔中利用 5A 分子筛对气体中的水分和二氧化碳进行吸附，吸附剂饱和后定期使用氮气进行反冲洗再生。反冲洗过程中会有少量废气排出，此部分废气经管道送入活性炭吸附装置处理后经由排气筒排放。精馏过程中不产生废气。

b. 生产制造工艺。甲酸通过计量泵设定进料量进入反应釜中（反应器上温度控制通过加热棒来实现，反应温度在最佳反应区域之内），在 140℃时经 98% 的浓硫酸的脱水作用，甲酸分解为一氧化碳和水蒸气。催化反应后的气体经一级冷凝器除去大部分水蒸气，然后进入一级氢氧化钠碱洗塔中进行碱洗。碱洗后的气体经过二级碱洗塔进行二次碱洗，碱洗剂均为氢氧化钠。由于碱洗后其中含有大量的水分，因此将碱洗后的气体再次进入二级冷凝器进行脱水处理，经过初步脱水后的气体还含有少量的水分，继续经过三级吸附器进行深度脱水，然后进入气囊。为增加产能，气囊出来的成品气通过一级压缩机进行增压，再通过干燥机进行变压吸附处理，最后通过二级压缩机进行钢瓶充装，得到最终成品。为得到纯度更高的一氧化碳，需对得到的粗品由吸附器进行吸附，再通过精馏装置进行低温精馏，除去杂质，得到高纯度一氧化碳。

此工艺过程中涉及的职业病危害因素有甲酸、硫酸、氢氧化钠、一氧化碳和噪声。

c.混配充装工艺。混配充装所用气体为高纯度气体，其纯度能达到成品标准要求，硅烷-氮气混合气，由于硅烷所占比例较小（一般＜10％或1％～5％），配气过程中首先通入硅烷气体，然后通入氮气进行充装。在充装结束后，管道内残留的气体均为氮气。此部分氮气通过排空管排入大气，生产过程中无硅烷废气排放。

（2）生产设备及布局。

① 生产车间一。生产车间一厂房中部为分析室，西南侧为三氟甲烷、四氟甲烷等氟化物的提纯精馏区，东南侧为六氟化硫生产区，东侧为四氟化硅合成区和氯化氢/溴化氢提纯区。各区域之间设计合理可以减少相互之间以及对其他工作区的影响。

② 生产车间二。生产车间二由一氧化碳合成区、一氧化碳/氟化物充装区、氧硫化碳工艺区、一氧化氮合成区、硅烷-氮气配气区等组成，各区域之间设计合理可以减少相互之间以及对其他工作区的影响。

③ 危化品库。危化品库单独布置在厂区东北侧且不同类别的产品分开存放。主要生产设备及布局见表6-3。

表6-3　主要生产设备及布局表

序号	设备名称	型号	材质	数量	布局
1	精馏纯化装置	非标设备	不锈钢	5套	不燃气体纯化用,露天布置
2	精馏纯化装置	非标设备	耐腐蚀不锈钢	2套	腐蚀性气体纯化用,露天布置
3	精馏纯化装置	非标设备	不锈钢	2套	易燃气体纯化用,露天布置
4	四氟化硅反应装置	非标设备	不锈钢	1套	露天布置
5	一氧化氮反应装置	非标设备	搪瓷	1套	露天布置
6	一氧化碳生产装置	非标设备	碳钢	1套	露天布置
7	氧硫化碳生产装置	非标设备	不锈钢	1套	露天布置
8	洗涤解毒塔	—	聚丙烯	1套	露天布置
9	配气系统	非标设备	不锈钢	1套	—
10	隔膜泵	GV-9/3-160	碳钢	11	—
11	压缩机	GV25-3-20 等	碳钢	19 台	露天布置
12	真空泵	TRP-60	碳钢	10 台	露天布置
13	钢瓶处理总线	非标设备	碳钢	2	室内单独布置,机械通风
14	钢瓶干燥设备	非标设备	碳钢	1	室内单独布置,机械通风
15	钢瓶干燥设备	S-030106	碳钢	1	室内单独布置,机械通风
16	装阀机	YZ210-Ⅲ	碳钢	1	—
17	电子秤	TCS-150	—	32	—
18	台秤	TGT-400	—	4	—
19	尾气处理-高空排放装置	15m	碳钢	1套	露天布置
20	车间通风系统	FB-400	—	3套	—
21	内燃平衡重式叉车	CPC30	—	1	—

续表

序号	设备名称	型号	材质	数量	布局
22	蓄电池平衡重式叉车	SWFE25AC-4F1	—	1	—
23	蓄电池平衡重式叉车	FB25	—	1	—
24	气体分析色谱仪器	HP580	—	6 台	室内单独布置,局部排风
25	气体分析用水分仪	HALO	—	3 台	室内单独布置,局部排风
26	气体分析用氧分仪	HALO	—	2 台	室内单独布置,局部排风
27	液氮罐	$20m^3$	不锈钢	3 台	—
28	气瓶纯化预处理装置	非标设备	不锈钢	1 套	室内单独布置,局部排风
29	氮气充装系统	非标设备	碳钢	1 套	室内单独布置,机械通风
30	产品充装系统	非标设备	不锈钢	8 套	室内单独布置,机械通风
31	气瓶抽真空处理系统	非标设备	不锈钢	4 套	室内单独布置,机械通风
32	气瓶检验系统	非标设备	碳钢	1 套	室内单独布置,机械通风
33	气瓶出厂检验测压系统	非标设备	不锈钢	2 套	室内单独布置,机械通风

6. 公用工程及辅助设施

（1）给排水。

① 水源。用人单位所在产业园给水水源为市政供水，厂区四周均敷设有市政给水管，环状管网。

② 排水。厂区排水为雨、污水分流制。生活粪便污水经化粪池处理后，与其他污、废水排至厂区污水管网。厂区污水最终排至市政污水管网。雨水经雨水管收集后排至厂区雨水管网，最终排至市政雨水管网。

（2）供配电。项目用电依托天津市武清区河西务镇工业园区内一座 30kV 总配变电站，厂房低压配电等级为交流 220/380V，采用放射式与树干式相结合的配电方式。

（3）动力。项目压缩机根据工艺需求分开设置在各工段，共 19 台，型号为 GV25-3-20、TRP-60 等，室内压缩空气管道沿墙及柱架空敷设，局部接设备处埋地敷设。室外压缩空气管道埋地敷设。

（4）危化学品库。危化学品库单独布置在厂区靠北侧，库内设有事故通风装置，储存生产过程使用的原辅材料以及产品。

7. 建筑卫生学

（1）采光照明。项目厂房主要以房顶采光带、门、窗自然采光为主，对需要加强照明的地方设计了人工照明。

① 正常照明。正常照明灯具选用高效节能光源，办公、值班、配电等区域采用荧光灯，厂房等场所采用金属卤化物灯。厂房内要求防爆的房间均按爆炸性气体环境危险区域划分等级采用隔爆型高效节能灯。

② 应急照明。正常照明故障时在重要场所如消防控制室、楼梯间、安全出口等场所设置应急照明；应急照明采用双电源供电，正常电源与备用电源自动切换。

项目各车间照度检测结果见表 6-4。

表 6-4 照度检测结果

检测地点	测量结果/lx	照度标准值/lx	判定结果
生产车间—1#分析室	190.7	100	符合
生产车间—2#分析室	189.4	100	符合
生产车间控制室	191.3	100	符合

注：$1lx = 1lm/m^2$。

由照度检测结果可知，项目各检测点的照度均符合《建筑照明设计标准》（GB 50034—2013）的要求。

（2）采暖。采用中央空调集中供暖方式，采用分体多联直流变速空调机组和分体空调系统，均为直接蒸发式，空调冷媒均采用环保冷媒。

（3）通风。为满足生产要求，对生产过程中产生粉尘，有害、有味气体，余热量大的房间设置了系统通风，进行全室通风换气，厂房排风优先利用厂房顶部的可电动开启的天窗进行自然排风。辅助设计全室机械排风系统。

（4）建筑卫生学评价。建筑卫生学检查情况见表 6-5。

表 6-5 建筑卫生学检查表

序号	检查内容	检查依据	检查情况	检查结果
1	事故通风宜由经常使用的通风系统和事故通风系统共同保证，但在发生事故时，必须保证能提供足够的通风量。事故通风的风量宜根据工业设计要求计算确定，但换气次数不宜<12 次/h	GBZ 1—2010 6.1.5.2	生产车间内的事故通风由经常使用的通风系统和事故通风系统共同保证，事故通风换气次数均不小于 12 次/h	符合
2	采暖地区的办公室、休息室、就餐场所冬季室温应≥18℃	GBZ 1—2010 6.2.3	办公室、餐厅、会议室、接待室等场所冬季采暖均使用中央空调	符合
3	工作场所照明设计按《建筑照明设计标准》(GB 50034—2013)执行	GBZ 1—2010 6.5.2	各单体房间照明按照《建筑照明设计标准》执行	符合
4	室内工作及相关辅助场所,均应设置正常照明;正常照明因故障熄灭后,需确保正常工作或活动继续进行的场所,应设置应急照明	GB 50034—2013 3.1.2	办公室、生产车间均设置正常照明装置,正常照明故障时可能发生危险的重要场所装设应急照明	符合
5	建(构)筑物的通风换气条件,应保证作业环境空气中的危险和有害物质浓度不超过国家职业卫生标准和防爆规定	GB/T 12801—2008 5.4.2	可能突然逸出大量有害物质或易造成急性中毒或易燃易爆的化学物质的作业场所通风换气次数不小于 12 次/h,经检测上述作业环境空气中危险和有害物质浓度不超过国家职业卫生限值的要求	符合

评价结论：依据《工业企业设计卫生标准》（GBZ 1—2010）、《建筑照明设计标准》（GB 50034—2013）、《生产过程安全卫生要求总则》（GB/T 12801—2008）的相关要求采用检查表进行检查，共检查 5 项内容，均符合相关标准、规范的要求。

8. 职业病危害因素

（1）职业病危害因素辨识。根据对项目的生产工艺的分析，结合职业卫生现场调查，综合分析确定项目存在的职业病危害因素。

① 生产过程中职业病危害因素辨识。

a.氯化氢提纯。氯化氢提纯工艺过程中，氯化氢气体可能逸散到空气中，同时设备运行过程中产生噪声。劳动者在工艺区巡检作业时可能会接触氯化氢和噪声。

b.四氟化硅合成。四氟化硅合成过程中六氟硅酸钠进入反应器中加热反应，此过程生成的氟化物可能逸散到空气中，同时设备运行过程中产生噪声。劳动者在工艺区巡检作业时可能会接触氟化物和噪声。

c.氟化物提纯。一氟甲烷、二氟甲烷等氟化物在提纯过程中，氟化物可能逸散到空气中，同时设备运行过程中产生噪声。劳动者在工艺区巡检作业时可能会接触氟化物和噪声。

d.实验室分析。实验室主要分析各种原辅材料的含量及纯度，此过程氟化物可能逸散到空气中，同时设备运行过程中产生噪声。劳动者在实验室分析作业时可能会接触氟化物和噪声。

e.一氧化氮合成。一氧化氮合成是将亚硝酸钠、硫酸加入反应器内进行反应，会生成硫酸钠、一氧化氮气体，此过程可能会有一氧化氮气体逸散到空气中，同时设备运行过程中产生噪声。劳动者在工艺区巡检作业时可能会接触一氧化氮和噪声。

f.氧硫化碳合成。氧硫化碳由一氧化碳与硫黄在反应器内加热生成，在加料时会产生硫黄粉尘，同时设备运行过程中产生噪声。劳动者在加料及工艺区巡检作业时可能会接触粉尘和噪声。

g.一氧化碳/氟化物提纯。在提纯过程中，一氧化碳、氟化物可能逸散到空气中，同时设备运行过程中产生噪声。劳动者在工艺区巡检作业时可能会接触氟化物、一氧化碳和噪声。

h.一氧化碳合成。在加热及98%浓硫酸的脱水作用下，甲酸分解为一氧化碳和水蒸气，然后碱洗。此过程甲酸、硫酸、氢氧化钠、一氧化碳均可能逸散到空气中，同时设备运行过程中产生噪声。劳动者在加料及工艺区巡检作业时可能会接触甲酸、硫酸、氢氧化钠、一氧化碳和噪声。

i.危化品库。危化品库主要存放各种氟化物、一氧化碳等产品。劳动者在巡检作业时可能会接触氟化物、一氧化碳和噪声。

② 劳动过程中的职业病危害因素。项目实行四班二运转的工作制度，每班工作12h，平均每周工作42h。工作过程主要为巡检作业，每小时巡检1次，每次基本5min，工人可得到较为充分的休息，劳动组织和作息制度不合理造成的员工健康损害较小。

③ 生产环境中的职业病危害因素。劳动人员主要在室内作业，各车间设有供暖、空调，员工受环境中有害因素影响较小。

④ 应急状态下可能产生的职业病危害因素。生产劳动过程中因设备设施的故障或者劳动者操作不当可能发生原辅材料及产品的跑、冒、滴、漏，会有大量氟化物、一氧化碳、氯化氢等有毒有害气体逸散到空气中，现场作业人员接触高浓度有毒有害物质会发生急性中毒。

职业病危害因素接触情况见表6-6。

表 6-6　职业病危害因素接触情况一览表

评价单元	评价子单元	岗位/工种	人数	存在的职业病危害因素	接触方式	危害途径	接触时间/(h/班)	接触频次
生产车间一	分析室	分析工	8	氟化物	定岗	原辅料和产品需要检测各项指标,设备运行产生噪声;作业人员操作设备时接触	2	每天
	四氟化硅工艺区			氟化物、噪声		四氟化硅提纯时逸散氟化物,设备运转产生噪声;作业人员工作过程中接触	1	每天
	氟化物工艺区			氟化物、噪声		三氟甲烷、四氟甲烷等氟化物提纯精馏过程逸散氟化物,设备运转产生噪声;作业人员工作过程中接触	1	每天
	氯化氢工艺区			氯化氢、噪声		氯化氢提纯精馏过程逸散氯化氢等毒物,设备运转产生噪声;作业人员工作过程中接触	1	每天
生产车间二	一氧化氮工艺区	操作工	28	一氧化氮、噪声	巡检	一氧化氮合成过程逸散一氧化氮毒物,设备运转产生噪声;作业人员工作过程中接触	1	每天
	氧硫化碳工艺区			其他粉尘、噪声		氧硫化碳合成过程中涉及硫黄加料,会产生粉尘,设备运转产生噪声;作业人员工作过程中接触	1	每天
	一氧化碳/氟化物工艺区			氟化物、一氧化碳、噪声		一氟甲烷、二氟甲烷、一氧化碳提纯精馏过程逸散氟化物、一氧化碳毒物,设备运转产生噪声;作业人员工作过程中接触	1	每天
	一氧化碳工艺区			一氧化碳、甲酸、硫酸、氢氧化钠、噪声		一氧化碳合成工艺会用到甲酸、硫酸、氢氧化钠,同时产生一氧化碳,设备运转产生噪声;作业人员工作过程中接触	1	每天
	配气区			噪声		硅烷、氮气充装设备运转产生噪声;作业人员工作过程中接触	1	每天
库房	危化品库	库工	11	一氧化碳、氟化物、噪声	巡检	危化品库存放各工艺产品,包括一氟甲烷、二氟甲烷、硅烷、一氧化碳等,这些物质会逸散到空气中;作业人员工作过程中接触	1	每天
机修车间	机修间	电焊工	6	二氧化氮、锰及其无机化合物、电焊烟尘、臭氧、电焊弧光、噪声	定岗	设备在进行检维修时会使用电焊、氩弧焊、打磨机等设备,此过程会产生二氧化氮、锰及其无机化合物、电焊烟尘、臭氧、电焊弧光、其他粉尘、噪声;作业人员工作过程中接触	2	不定时
		打磨工		其他粉尘、噪声				

（2）职业病危害因素对人体健康的影响。生产过程中存在的职业病危害因素对人体健康的影响详见表 6-7。

表 6-7　职业病危害因素对人体健康的影响

职业病危害因素	对人体健康的影响	法定职业病
氢氧化钠	有强烈刺激和腐蚀性。粉尘刺激眼和呼吸道,腐蚀鼻中隔;皮肤和眼直接接触可引起灼伤;误服可造成消化道灼伤、黏膜糜烂、出血和休克	化学性皮肤灼伤、化学性眼部灼伤
硫酸	对皮肤、黏膜等组织有强烈的刺激和腐蚀作用。蒸气或雾可引起结膜炎、结膜水肿、角膜浑浊,以致失明;引起呼吸道刺激,重者发生呼吸困难和肺水肿;高浓度引起喉痉挛或声门水肿而窒息死亡。口服后引起消化道烧伤以致溃疡形成;严重者可能有胃穿孔、腹膜炎、肾损害、休克等。皮肤灼伤轻者出现红斑,重者形成溃疡,愈后瘢痕收缩影响肌体功能。溅入眼内可造成灼伤,甚至角膜穿孔、全眼炎以致失明。慢性影响:牙齿酸蚀症、慢性支气管炎、肺气肿和肺硬化	化学性皮肤灼伤、化学性眼部灼伤、牙酸蚀
一氧化碳	① 急性一氧化碳中毒 轻度中毒:出现剧烈的头痛、头昏、四肢无力、恶心、呕吐或出现轻度至中度意识障碍,但无昏迷; 中度中毒:除上述症状外,面色潮红、多汗、脉快,出现浅至中度昏迷,经抢救恢复后无明显并发症; 重度中毒:除上述症状外,出现深昏迷或去大脑皮层状态,可并发脑水肿、休克或严重的心肌损害、呼吸衰竭等。 ② 慢性中毒 多见脑衰弱综合征的症状	一氧化碳中毒
氮氧化物	急性氮氧化物中毒是以呼吸系统急性损害为主的全身性疾病。轻者表现为化学性气管炎、支气管炎或支气管周围炎。较重者表现为化学性支气管肺炎、间质性肺气肿或局部肺泡性肺气肿。重症者表现为急性肺泡性肺气肿或阻塞性毛细支气管炎。严重并发症主要是成人呼吸窘迫综合征	氮氧化物中毒
臭氧	臭氧具有强烈的氧化作用。对眼睑及呼吸道黏膜有刺激作用,可引起支气管炎,较低浓度即能引起视力降低、头痛、头晕等,高浓度可引起肺水肿	中毒性呼吸系统疾病
锰及其化合物	早期主要表现为类神经症和自主神经功能障碍,多先出现嗜睡,对周围事物缺乏兴趣,精神萎靡、注意力涣散、记忆力减退等症状。四肢麻木、疼痛,夜间腓肠肌痉挛。病情继续发展后,可出现锥体外系神经障碍的症状和体征	锰及其化合物中毒
电焊烟尘	电焊工尘肺的发病及发展缓慢,病程较长,一般发病工龄在 15～25 年,早期症状较少,往往是 X 射线胸片已有改变而无明显自觉症状。当出现肺部感染或肺气肿时,症状才较为明显,最常见的症状是咳嗽、咳痰、胸痛、胸闷及气短等。单纯的电焊工尘肺患者多无明显体征,严重肺气肿可出现桶状胸,一般症状较重的与 X 射线胸片所见不完全一致	电焊工尘肺
其他粉尘	大部分"其他粉尘"吸入后无症状或有轻微症状,长期或反复接触后仅小部分可引起肺部损伤,主要表现为咳嗽、咳痰、胸痛、气急等。由于接触生产性粉尘的理化性质,作用部位、剂量与机体反应不同,其临床症状各有特征,严重者可并发慢性支气管炎、肺气肿和肺心病	尘肺病
电焊弧光	不戴防护眼镜看电焊弧光,眼睛会被电弧光中强烈的紫外线所刺激,从而发生电光性眼炎,主要症状是眼睛疼痛、流泪、怕光。从眼睛被电弧光照射到出现症状,大约要经过 2～10h	电光性皮炎、电光性眼炎
紫外辐射	皮肤损害:表现红斑,有时伴有水泡和水肿。停止照射后,一般在 24h 后消退,可有色素沉着。常出现在暴露部位,如躯干和腿部,由于结缔组织损害和弹性丧失而致皮肤皱缩、老化,长期照射亦可诱发皮肤癌。电光性眼炎:一般为 6～8h 潜伏期,常在夜间或清晨发作。轻度电光性眼炎:仅有双眼异物感或轻度不适。重症电光性眼炎:眼部烧灼感或剧痛,伴有高度畏光、流泪和视物模糊。检查可见球结膜充血、水肿、瞳孔缩小,对光反应迟钝,眼睑皮肤潮红。严重时,角膜上皮有点状或泡状剥落	电光性眼炎、电光性皮炎、白内障

续表

职业病危害因素	对人体健康的影响	法定职业病
噪声	长期接触较高强度的噪声,可引起耳鸣、耳痛、头昏、烦躁、失眠、记忆力减退等,导致劳动者暂时性听阈位移、高频听力损失、语频听力损失甚至噪声性耳聋。噪声也可对听觉外系统造成影响,包括心率、血压、末梢血管阻力和前庭功能的改变等	职业性噪声聋
甲酸	短时间接触高浓度甲酸蒸气可引起皮肤、眼和上呼吸道刺激症状。流泪、眼痛和眼睑红肿;鼻咽部黏膜干燥或大量流涕、咽痛、剧烈干咳,病情严重者可有胸痛、呼吸困难、发绀及双肺湿性啰音;皮肤接触可发生局部皮肤红肿、疼痛、水泡等	化学性眼灼伤、化学性气管炎、化学性支气管炎、化学性皮肤灼伤
氟及其化合物	早期轻症患者可无明显症状。中、重患者主诉腰、腿、脊椎关节和膝关节疼痛,疼痛为固定性,一般不受天气变化影响。随着病情进展,疼痛加剧,各关节活动受限或强直,甚至下蹲、前俯、后仰、左右转动均感困难。患者可伴有头晕、头痛、易疲劳、精神不振、烦躁、耳鸣等症状及上腹部不适、饱胀、胃纳减退等消化道症状	氟及其无机化合物中毒
六氟化硫	经呼吸进入人体内,对呼吸系统有强烈的刺激作用,当吸入高浓度六氟化硫时可出现呼吸困难、喘息、皮肤和黏膜变蓝、全身痉挛等症状	—

（3）职业病危害因素检测结果与评价。

① 甲酸检测结果见表 6-8。

表 6-8 甲酸检测结果

工种	检测地点	接触时间 /(h/d)	检测范围 /(mg/m³)	检测结果/(mg/m³)		评价结论
				C_{STEL}	C_{TWA}	
一氧化碳工艺操作工	生产车间一氧化碳合成区	1	0～<0.8	<0.8	—	符合

注：甲酸最低检出浓度为 0.8mg/m³（以采集 4.5L 空气样品计）。

② 一氧化氮检测结果见表 6-9。

表 6-9 一氧化氮检测结果

工种	检测地点	接触时间 /(h/d)	检测范围 /(mg/m³)	检测结果 /(mg/m³)		评价结论
				C_{TWA}	C_{STEL}	
一氧化氮工艺操作工	生产车间二一氧化氮合成区	1	0.002～0.005	0.0005	0.0045	符合

注：一氧化氮最低检出浓度为 0.0032mg/m³（以采集 7.5L 空气样品计）。

一氧化氮工艺操作工接触一氧化氮的浓度符合职业接触限值的要求。

③ 二氧化氮检测结果见表 6-10。

表 6-10　二氧化氮检测结果

工种	检测地点	接触时间/(h/d)	检测范围/(mg/m³)	检测结果/(mg/m³)		评价结论
				C_{STEL}	C_{TWA}	
焊工	机修车间电焊操作位	2	0.022～0.059	0.059	0.0094	符合

注：二氧化氮最低检出浓度为 0.0032mg/m³（以采集 7.5L 空气样品计）。

焊工接触二氧化氮的浓度符合职业接触限值的要求。

④ 氟化物检测结果见表 6-11。

表 6-11　氟化物检测结果

工种	检测地点	接触时间/(h/d)	检测范围/(mg/m³)	检测结果 C_{TWA}/(mg/m³)	评价结论
四氟化硅工艺操作工	生产车间一四氟化硅合成区	1	0.02～0.284	0.046	符合
氟化物工艺操作工	生产车间一氟化物生产区 8#精馏塔	1	0.02～1.064	0.220	符合
1#分析室分析工	生产车间一1#分析室	1	0.016～1.685	0.976	符合
2#分析室分析工	生产车间一2#分析室	1	0.013～0.599	0.224	符合
一氧化碳/氟化物工艺操作工	生产车间二一一氧化碳/氟化物工艺区	1	0.013～0.948	0.047	符合
库工	危化品库	1	0.107～2.12	0.167	符合

注：氟化物最低检出浓度为 0.013mg/m³（以采集 75L 空气样品计）。

四氟化硅工艺操作工、氟化物工艺操作工、1#分析室分析工、2#分析室分析工、一氧化碳/氟化物工艺操作工、库工接触氟化物的浓度符合职业接触限值的要求。

⑤ 氢氧化钠检测结果见表 6-12。

表 6-12　氢氧化钠检测结果

工种	检测地点	接触时间/(h/d)	检测范围/(mg/m³)	检测结果 C_{MAC}/(mg/m³)	评价结论
一氧化碳工艺操作工	生产车间二一一氧化碳合成区	1	0.016～0.030	0.03	符合

一氧化碳工艺操作工接触氢氧化钠的浓度符合职业接触限值的要求。

⑥ 硫酸检测结果见表 6-13。

表 6-13　硫酸检测结果

工种	检测地点	接触时间/(h/d)	检测范围/(mg/m³)	检测结果/(mg/m³)		评价结论
				C_{STEL}	C_{TWA}	
一氧化碳工艺操作工	生产车间二一一氧化碳合成区	1	0.70～0.96	0.96	0.12	符合

注：硫酸的最低检出浓度为 0.15mg/m³（以采集 15L 空气样品计）。

一氧化碳工艺操作工接触硫酸的浓度符合职业接触限值的要求。

⑦ 臭氧检测结果见表 6-14。

表 6-14 臭氧检测结果

工种	检测地点	接触时间/(h/d)	检测范围/(mg/m³)	检测结果 C_{MAC}/(mg/m³)	评价结论
焊工	机修车间电焊操作位	2	0.01	0.01	符合

注：臭氧最低检出浓度为 0.001mg/m³（以采集 30L 空气样品计）。

焊工接触臭氧的浓度符合职业接触限值的要求。

⑧ 锰及其化合物检测结果见表 6-15。

表 6-15 锰及其化合物检测结果

工种	检测地点	接触时间/(h/d)	检测范围/(μg/mL)	检测结果 C_{TWA}/(μg/mL)	评价结论
焊工	机修间电焊操作位	2	0.1～3	0.029	符合

注：锰及其化合物最低检出浓度为 0.005mg/m³（以采集 75L 空气样品计）。

焊工接触锰及其化合物的浓度符合职业接触限值的要求。

⑨ 一氧化碳检测结果见表 6-16。

表 6-16 一氧化碳检测结果

工种	检测地点	接触时间/(h/d)	检测范围/(mg/m³)	检测结果/(mg/m³)		评价结论
				C_{STEL}	C_{TWA}	
一氧化碳/氟化物工艺操作工	生产车间二一氧化碳/氟化物工艺区	1	0.2～1.3	1.3	0.12	符合
一氧化碳工艺操作工	生产车间二一氧化碳合成区	1	0.2～1.6	1.6	0.13	符合
库工	危化品库房	1	0.2～0.9	0.9	0.07	符合
焊工	机修车间电焊操作位	2	1.0～4.5	4.5	0.7	符合

一氧化碳/氟化物工艺操作工、一氧化碳工艺操作工、库工、焊工接触一氧化碳的浓度符合职业接触限值的要求。

⑩ 六氟化硫检测结果见表 6-17。

表 6-17 六氟化硫检测结果

工种	检测地点	接触时间/(h/d)	检测范围/(mg/m³)	检测结果 C_{TWA}/(mg/m³)	评价结论
六氟化硫工艺操作工	生产车间一氟化物生产区 1#和 2#精馏塔	1	0～1630	＜1630	符合

注：六氟化硫最高检出浓度为 1630mg/m³（以采集 1mL 空气样品计）。

根据表 6-17，六氟化硫工艺操作工接触六氟化硫的浓度符合职业接触限值的要求。

⑪ 盐酸检测结果见表 6-18。

表 6-18 盐酸检测结果

工种	检测地点	接触时间/(h/d)	检测范围/(mg/m³)	检测结果 C_{MAC}/(mg/m³)	评价结论
盐酸工艺操作工	生产车间一盐酸提纯区	1	0.037～0.065	0.065	符合

注：盐酸最低检出浓度为 0.027mg/m³（以采集 15L 空气样品计）。

盐酸工艺操作工接触盐酸的浓度符合职业接触限值的要求。

⑫ 粉尘检测结果见表 6-19。

表 6-19　粉尘检测结果

工种	粉尘类型	检测地点	接触时间/(h/d)	检测范围/(mg/m³)	检测结果		评价结论
					C_{TWA}/(mg/m³)	超限倍数	
氧硫化碳工艺操作工	其他粉尘	生产车间二氧硫化碳合成区	1	0.3~0.6	0.079	0.35	符合
焊工	其他粉尘	机修车间打磨操作位	0.5	0.3~0.7	0.0388	0.35	符合
焊工	电焊烟尘	机修车间电焊操作位	1.5	0.5~1.0	0.1688	0.5	符合

注：粉尘的最低检出浓度为 0.3mg/m³（以感量 0.01mg 天平，采集 300L 空气样品计）。

氧硫化碳工艺操作工、焊工接触其他粉尘的浓度均符合职业接触限值的要求，焊工接触电焊烟尘的浓度符合职业接触限值的要求。

⑬ 噪声检测结果见表 6-20。

表 6-20　噪声检测结果

工种	检测地点	接触时间/(h/d)	检测值/dB(A)	检测结果	评价结论
				40h 等效声级/dB(A)	
盐酸工艺操作工	生产车间一盐酸提纯区	1	59.7	49.1	符合
四氟化硅工艺操作工	生产车间一四氟化硅工艺区	1	80.9	70.3	符合
氟化物工艺操作工	生产车间一氟化物工艺区	1	79.9	69.3	符合
六氟化硫工艺操作工	生产车间一氟化物生产区 1-2♯精馏塔压缩机	1	73.5	62.9	符合
氧硫化碳工艺操作工	生产车间二氧硫化碳工艺区	1	75.5	64.9	符合
一氧化碳/氟化物工艺操作工	生产车间二一氧化碳/氟化物工艺区	1	78.3	67.7	符合
一氧化碳/氟化物工艺操作工	生产车间控制室	11	53.7	53.5	符合
一氧化碳工艺操作工	生产车间二一氧化碳工艺区	1	71.3	60.7	符合
配气操作工	生产车间二硅烷/氮气配气区	1	47.9	37.3	符合
库工	危化品库	1	54.6	44.0	符合
焊工	机修车间电焊操作位	2	64.6	—	符合
	机修车间打磨操作位		91.0	—	

根据噪声检测结果（表 6-20），盐酸工艺操作工、四氟化硅工艺操作工、氟化物工艺操作工、六氟化硫工艺操作工、氧硫化碳工艺操作工、一氧化碳/氟化物工艺操作工、一

氧化碳工艺操作工、配气操作工、库工、焊工接触噪声强度均符合职业接触限值要求,均不属于噪声作业。

⑭ 紫外辐射检测结果见表 6-21。

表 6-21 紫外辐射检测结果

工种	检测点位	接触时间/(h/d)	辐照度/($\mu W/cm^2$)	评价结论
焊工	机修车间电焊操作位	2	<0.1	符合

根据表 6-21,焊工接触紫外辐射的辐照度符合职业接触限值的要求。

⑮ 微小气候检测结果见表 6-22。

表 6-22 微小气候检测结果

工种	检测点位	温度/℃	相对湿度(RH)/%	风速/(m/s)	评价结论
一氧化碳/氟化物工艺操作工	生产车间控制室	18.3	38.6	0.04	符合

9. 职业病防护设施与应急救援

(1) 职业病防护设施。

① 防毒措施。

a. 生产设备多设置在室外且均为密闭化管道,生产车间设置机械通风系统,减少有害毒物在车间内积聚。

b. 对产生酸碱废气的清洗槽设置了槽边通风系统;危化品库设置机械通风系统,避免有害毒物的积聚;化学实验间设置局部排风罩。

生产现场职业卫生防护设施设置见图 6-5。

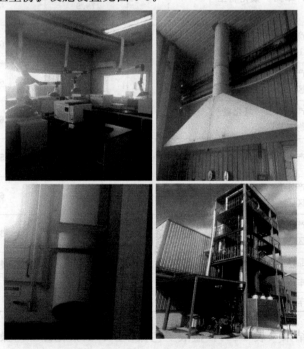

图 6-5 职业卫生防护设施设置

生产车间通风设施设置情况见表 6-23。

表 6-23　生产车间通风设施设置情况表

评价单元	设备名称	数量/个	规格				安装位置
			风量/(m³/h)	转速/(r/min)	功率/W	全压/Pa	
一号车间	轴流风机	13	10000	1450	750	200	全车间
	无动力风机	10	1380	—	—	—	屋顶
二号车间	轴流风机	6	7800	1450	750	216	高处-大
	轴流风机	3	2000	1450	370	215	高处-小
	轴流风机	5	7800	1450	750	216	低处-大
	轴流风机	3	2000	1450	370	215	低处-小

② 防噪声措施。空压机、通风机、空调设备选用低噪声型，布置于单层独立厂房，并对噪声较大的设备设减振基础，加隔声罩，设备接管采用柔性连接。空调系统的送、回风总管上均设置管道消声器，新排风口均设置消声百叶。

③ 防高温措施。对生产过程中散发余热房间和场所，均设置了机械通风系统。各控制室、操作间、办公室均设置有中央空调等降温设备。

（2）应急救援设施。电子材料有限公司安环部为职业卫生管理机构，并有专职人员组织管理职业卫生工作。设有应急领导小组，并确定了相应职责，定期组织应急预案的培训，每半年组织一次预案演练。制定了三级应急救援预案，在日常对应急救援预案内容进行培训学习，并定期演练，填写应急演练记录表，并对演练效果进行评价。

建立了《突发职业健康事件现场处置预案》《重大危险源现场处置预案》《灼烫事故现场处置预案》《中毒窒息事故现场处置预案》《化学清洗液泄漏（灼烫）事故现场处置预案》等应急救援相关制度。

生产车间一、生产车间二、危化品库、维修间均设有轴流风机等事故通风设施，事故通风设施的开关分别设在室内与室外便于操作的地方，当有毒气体泄漏时，自动联锁开启风机，也可手动开启风机。作业现场不同区域均设有喷淋洗眼装置，当发生紧急情况时可到就近喷淋洗眼装置处处理。

（3）职业病防护设施和应急救援设施的维护情况。用人单位执行管道公司有关职业病危害防护设施维护检修制度，规定职业病危害防护设施由所属单位、部门指定专人负责管理，经常进行检查、维护和保养，由专业技术部门和人员负责校验（检验）与维修。生产运行过程中定期对职业病防护设施和应急救援设施进行检查与维护，并建有防护设施台账。

10. 职业病防护设施和应急救援设施评价

（1）职业病防护设施评价。依据《工业企业设计卫生标准》（GBZ 1—2010）的相关要求，对采取的职业病防护设施设置情况列表检查，检查结果见表 6-24。

表 6-24　职业病防护设施检查表

序号	检查内容	检查依据	检查情况	结论
一	防毒、防尘设施			
1	优先采用先进的生产工艺、技术和无毒（害）或低毒（害）的原材料,消除或减少尘、毒职业性有害因素;对工艺、技术和原材料达不到要求的,应根据生产工艺和粉尘、毒物特性,参照《工作场所防止职业中毒卫生工程防护措施规范》(GBZ/T 194—2007)的规定设计相应的防尘、防毒通风控制措施,使劳动者活动的工作场所有害物质浓度符合《工作场所有害因素职业接触限值 第1部分:化学有害因素》(GBZ 2.1—2019)要求;如预期劳动者接触浓度不符合要求的,应根据实际接触情况,参考《有机溶剂作业场所个人职业病防护用品使用规范》(GBZ/T 195—2007)、《呼吸防护用品的选择、使用与维护》(GB/T 18664—2002)的要求同时设计有效的个人防护措施	GBZ 1—2010 6.1.1	优先采用先进的生产设备、工艺、技术,产生粉尘及化学毒物的场所均设置了防毒设施和防爆轴流风机,经现场检测,工作场所化学毒物浓度符合 GBZ 2.1 要求	符合
2	原材料选择应遵循无毒物质替代有毒物质,低毒物质替代高毒物质的原则	GBZ 1—2010 6.1.1.1	原辅料优先选用无毒、低毒物质	符合
3	对产生粉尘、毒物的生产过程和设备(含露天作业的工业设施),应优先采用机械化和自动化,避免直接人工操作。为防止物料跑、冒、滴、漏,其设备和管道应采取有效的密闭措施,密闭形式应根据工业流程、设备特点、生产工艺、安全要求及便于操作、维修等因素确定,并应结合生产工艺采取通风和净化措施。对移动的扬尘和逸散毒物的作业,应与主体工程同时设计移动式轻便防尘和排毒设备	GBZ 1—2010 6.1.1.2	项目机械化和自动化程度较高,均选用密闭或半密闭的设备,有效防止物料跑、冒、滴、漏	符合
4	采用热风采暖、空气调节和机械通风装置的车间,其进风口应设置在室外空气清洁区并低于排风口,对有防火防爆要求的通风系统,其进风口应设在不可能有火花溅落的安全地点,排风口应设在室外安全处。相邻工作场所的进气和排气装置,应合理布置,避免气流短路	GBZ 1—2010 6.1.5.1	厂房顶部均设置无动力风机,侧墙设置防爆轴流风机,其进风口均设置在室外空气清洁区并低于排风口,排风口设在室外安全处	符合
5	在生产中可能突然逸出大量有害物质或易造成急性中毒或易燃易爆的化学物质的室内作业场所,应设置事故通风装置及与事故排风系统相联锁的泄漏报警装置		生产车间设置事故通风装置,风机的开启与可燃气体报警器联动	符合
6	事故通风宜由经常使用的通风系统和事故通风系统共同保证,但在发生事故时,必须保证能提供足够的通风量。事故通风的风量宜根据工业设计要求计算确定,但换气次数不宜<12次/h		生产车间等事故通风由经常使用的通风系统和事故通风系统共同保证,经计算事故通风换气次数均不小于 12 次/h	符合
7	事故通风设施的控制开关应分别设置在室内、室外便于操作的地点	GBZ 1—2010 6.1.5.2	事故通风设施的控制开关分别设置在室内、室外便于操作的地点	符合
8	事故排风装置排风口的设置应尽可能避免对人员造成影响:事故排风装置的排风口应设在安全处,远离门、窗及进风口和人员经常停留或经常通行的地点;排风口不得朝向室外空气动力阴影区和正压区		事故排风装置排风口的设置避免对人员造成影响,事故排风装置的排风口设在安全处,远离人员经常停留或经常通行的地点,排风口未设在室外空气动力阴影区和正压区	符合

续表

序号	检查内容	检查依据	检查情况	结论
9	在放散有爆炸危险的可燃气体、粉尘或气溶胶等物质的工作场所,应设置防爆通风系统或事故排风系统	GBZ 1—2010 6.1.5.3	生产车间均设置防爆轴流风机,满足正常通风和事故通风的需要	符合
10	应结合生产工艺和毒物特性,在有可能发生急性职业中毒的工作场所,根据自动报警装置技术发展水平设置自动报警或检测装置	GBZ 1—2010 6.1.6	生产车间设置防爆型可燃气体探测器及有毒气体报警控制器	符合
11	可能存在或产生有毒物质的工作场所应根据有毒物质的理化特性和危害特点配置现场急救用品,设置冲洗喷淋设备、应急撤离通道、必要的泄险区以及风向标	GBZ 1—2010 6.1.7	生产车间均配有急救箱、喷淋洗眼设施,厂房内有明显标识的应急撤离通道	符合
二	防噪声设施			
1	工业企业噪声控制应按《工业企业噪声控制设计规范》(GB/T 50087—2013)设计,对生产工艺、操作维修、降噪效果进行综合分析,采用行之有效的新技术、新材料、新工艺、新方法。对于生产过程和设备产生的噪声,应首先从声源上进行控制,使噪声作业劳动者接触噪声声级符合《工作场所有害因素职业接触限值 第2部分:物理因素》(GBZ 2.2—2007)的要求。采用工程控制技术措施仍达不到GBZ 2.2要求的,应根据实际情况合理设计劳动作息时间,并采取适宜的个人防护措施	GBZ 1—2010 6.3.1.1	优先选用低噪声设备,并综合采用了减振、隔声、消声等工程控制技术。生产车间的员工配有耳塞和耳罩	符合
2	产生噪声的车间与非噪声作业车间、高噪声车间与低噪声车间应分开布置	GBZ 1—2010 6.3.1.2	产生高噪声的空压机、冷水机等设备单独布置	符合
3	工业企业设计中的设备,宜选用噪声较低的	GBZ 1—2010 6.3.1.3	优先选用了低噪声设备,如:空压机、空调机等设备均选用节能低噪声产品	符合
4	产生噪声的车间,应在控制噪声发生源的基础上,对厂房的建筑设计采取减轻噪声影响的措施,注意增加隔声、吸声措施	GBZ 1—2010 6.3.1.6	空压机、冷水机组、空调机、通风机等设备均采用柔性接口、减振基础等降噪措施	符合

评价结论:依据《工业企业设计卫生标准》(GBZ 1—2010)的相关要求采用检查表进行检查,防毒、防尘设施共检查11项内容,均符合相关标准、规范的要求;防噪声设施共检查4项内容,均符合相关标准、规范的要求。

(2)应急救援设施评价。依据《工业企业设计卫生标准》(GBZ 1—2010)的相关要求,对项目采取的应急救援措施列表检查,检查结果见表6-25。

表6-25　应急救援措施检查表

序号	检查内容	检查依据	检查情况	结论
1	生产或使用有毒物质的、有可能发生急性职业病危害的工业企业的劳动定员设计应包括应急救援组织机构(站)编制和人员定员	GBZ 1—2010 8.1	管道分公司各级单位设有应急领导小组,人员分工明确	符合

序号	检查内容	检查依据	检查情况	结论
2	应急救援组织机构急救人员的人数宜根据工作场所的规模、职业性有害因素的特点、劳动者人数,按照0.1%～5%的比例配备,并对急救人员进行相关知识和技能的培训。有条件的企业,每个工作班至少安排1名急救人员	GBZ 1—2010 8.1.2	作业人员均进行了应急救援相关知识和技能的培训	符合
3	应根据车间(岗位)毒害情况配备防毒器具,设置防毒器具存放柜。防毒器具在专用存放柜内铅封存放,设置明显标识,并定期维护与检查,确保应急使用需要	GBZ 1—2010 8.2.3	生产车间均配有防毒面具,放置于车间防护用品柜中,定期维护与检查,且设有明显标识	符合
4	有可能发生化学性灼伤及经皮肤黏膜吸收引起急性中毒的工作地点或车间,应根据可能产生或存在的职业性有害因素及其危害特点,在工作地点就近设置现场应急处理设施。急救设施应包括:不断水的冲淋、洗眼设施;气体防护柜;个体防护用品;急救包或急救箱以及急救药品;转运病人的担架和装置;急救处理的设施以及应急救援通信设备等	GBZ 1—2010 8.3	生产车间均配有喷淋洗眼设施;厂房内防护用品柜中配有正压式空气呼吸器,急救包中配有急救药品	符合
5	应急救援设施应有清晰的标识,并按照相关规定定期保养维护以确保其正常运行	GBZ 1—2010 8.3.1	作业场所应急救援设施集中放置于厂房应急装备柜中,并定期维护	符合
6	急救箱应当设置在便于劳动者取用的地点,配备内容可根据实际需要确定,并由专人负责定期检查与更新	GBZ 1—2010 8.3.3	生产车间急救药箱内配备有烫伤膏、双氧水、医用酒精、风油精、医用胶带、紫药水、云南白药、纱布、棉签、硼酸、藿香正气水等急救物品,由专人负责定期检定、更新,保证药品的有效性	符合
7	对于产生或使用有毒物质的、有可能发生急性职业病危害的工业企业,应制定应对突发职业中毒的应急救援预案	GBZ 1—2010 8.5	制定有《突发职业健康事件现场处置预案》	符合

评价结论:依据《工业企业设计卫生标准》(GBZ 1—2010)的相关要求采用检查表进行检查,共检查7项内容,均符合相关标准、规范的要求。

11. 职业健康监护

(1)职业健康监护情况。

① 职业健康管理。用人单位建立有劳动者职业健康监护档案管理制度,安环部每年定期组织接触职业病危害因素的作业人员进行职业健康体检,并将职业健康体检报告存入档案。职业健康档案中还包括劳动者的职业史、既往史和职业病危害接触史。

② 职业健康体检。电子材料有限公司于2017年11月6日至2017年11月30日组织接触职业病危害因素的劳动者进行了职业健康体检。体检机构为北京市化工职业病防治院

[资质证书号：（京）卫职（健）证字（2015）第 8 号]。

本次职业健康检查情况见表 6-26。

表 6-26 职业健康检查情况

车间	工种	应检人数	实检人数	接触的职业病危害因素	实际体检的危害因素	体检项目
生产车间	操作工	28	28	氟化物、甲酸、硫酸、一氧化碳、氢氧化钠、一氧化氮	氟化物、甲酸、硫酸、一氧化碳、氢氧化钠、一氧化氮	内科常规检查、口腔常规检查、神经系统常规检查、骨科检查、心电图、血常规、血清 ALT、尿常规＋沉渣、鼻及咽部检查、骨盆正位片、尿氟、一侧尺桡骨正侧位片、DR 胸部正位片、肺功能、同侧胫腓骨正侧位片
	分析工	8	8	氟化物、一氧化碳	氟化物、一氧化碳	
库房	库工	11	11	氟化物、一氧化碳	氟化物、一氧化碳	
维修间	电焊工	6	6	锰及其化合物、臭氧、二氧化氮、一氧化碳、电焊烟尘、电焊弧光	锰及其化合物、臭氧、二氧化氮、一氧化碳、电焊烟尘、电焊弧光	
其他管理人员		23	23			

③ 职业健康体检结果。电子材料有限公司本次职业健康检查 76 人，其中上岗前 8 人，在岗期间 67 人，离岗时 1 人。本次检查未发现疑似职业病和职业禁忌证。

（2）职业健康监护评价。用人单位按要求委托具有职业健康检查资质的机构进行了在岗职业健康体检，体检率达到 100%，体检项目和体检周期符合《职业健康监护技术规范》(GBZ 188—2014) 的要求。用人单位建立了劳动者职业健康监护档案，内容规范，劳动者健康检查资料较全面。

12. 职业卫生管理

（1）职业卫生管理组织机构及人员。经调查，电子材料有限公司安环部为公司的职业卫生管理主管部门，设 1 名兼职人员负责本单位职业卫生管理工作，车间由安全员兼管职业健康工作，能够满足本单位职业卫生管理工作的需要。

（2）职业病防治规划、实施方案及执行情况。电子材料有限公司结合项目的实际情况，制定每年度的《HSE 工作实施计划》，计划中包括职业卫生培训、职业健康检查、职业病危害因素检测、个人使用的职业病防护用品发放等内容。

经调查，项目职业病防治、实施等基本按照公司制定的防治规划、实施方案按时完成。

项目管理单位的职业卫生工作计划及执行情况基本能满足工程运行后职业卫生管理的需要。

（3）职业卫生管理制度与操作规程及执行情况。电子材料有限公司的职业卫生管理按照管道分公司已制定的制度执行。管道分公司制定了《职业健康管理程序》《劳动防护用品管理程序》《职业健康风险评价与控制管理程序》《HSE 培训管理规定》《员工健康监护管理规定》《建设项目职业健康三同时管理规定》《女职工特殊保护管理规定》《作业场所卫生检测管理规定》等职业卫生相关管理制度。

经调查，电子材料有限公司在日常管理过程中认真贯彻执行职业卫生管理相关制度，基本能够满足职业卫生管理工作的需要。

（4）职业病危害监测及检测评价管理制度及执行情况。电子材料有限公司按照管道分公司《作业场所卫生检测管理规定》的要求，2017 年委托职业卫生技术服务机构对本单位存在职业病危害因素的作业场所进行定期检测。电子材料有限公司在 2017 年按照《HSE 工作实施计划》安排了作业场所的职业病危害因素检测，职业病危害因素检测报告存档保存。

经调查，项目 2017 年度的职业卫生定期检测报告中关于一氧化碳、一氧化氮、二氧化氮、氟化物、噪声等职业病危害因素的检测结果均符合职业接触限值的要求。

（5）职业卫生培训情况。根据《HSE 培训管理规定》，安环部提出公司年度 HSE 教育培训计划工作需求，并监督实施，开展职责范围内 HSE 培训工作；职业卫生教育培训内容包括国家有关劳动安全卫生的法律、法规和标准，主要有害因素的分布情况，个人劳动防护用品及急救器材的性能和使用方法，预防事故和职业危害的主要措施等，要求新上岗员工职业卫生教育达 100%，员工应急演练、急救互救培训达 100%。电子材料有限公司在 2017 年的《HSE 工作实施计划》中安排并完成了职业卫生有关培训内容。

经调查，项目关于职业卫生的评价内容主要有：国家和地方政府有关职业健康法律、法规、标准；公司职业健康规章制度；职业健康安全管理基础及专业技术知识；公司和车间（装置）生产特点、物料特性、主要危险有害因素；安全操作规程和安全注意事项；安全、卫生、环保、消防设施和防护器材及劳动防护用品的使用知识；典型事故案例、预防事故及事故应急处理措施；卫生保健、自救互救和职业病预防常识等。

（6）职业病危害告知。经现场调查，电子材料有限公司在员工上岗前培训中告知各工作场所存在的职业病危害因素，并进行了防护知识的教育，使员工了解各自工作岗位存在的职业病危害及防护措施。

① 岗前告知。与员工订立劳动合同（含聘用合同）时，将工作过程中可能产生的职业病危害及其后果、职业病防护措施和待遇等如实告知劳动者，并在劳动合同中写明。对员工进行上岗前和在岗期间的职业健康培训，普及职业健康知识，督促员工遵守职业病防治法律、法规、规章和操作规程，指导员工正确使用职业病防护设备和个人使用的职业病防护用品。

② 现场告知。公司应在生产车间醒目位置设置公告栏，公布作业场所职业病危害因素检测和评价的结果。在产生严重职业病危害的作业岗位的醒目位置，设置警示标识和中文警示说明。存在职业病危害的单位，应在监测点设置公告牌，将工作场所职业病危害因素检（监）测、评价结果进行公布。

（7）职业卫生档案管理建立及管理情况。经调查，HSE 信息系统中建立有职业卫生档案，内容包括单位基本概况、职业病危害因素分布、接触职业病危害因素人员统计表、职业病危害因素检测点汇总表、职业病危害因素检测结果统计、职业病危害防护设施统计、职业病危害防护用品统计、职业健康检查统计等。

通过检查表对项目职业卫生管理进行评价，详见表 6-27。

表 6-27　职业卫生管理检查表

序号	检查内容	检查依据	调查结果	评价
1	职业病危害严重的用人单位,应当设置或者指定职业卫生管理机构或者组织,配备专职职业卫生管理人员。其他存在职业病危害的用人单位,劳动者超过100人的,应当设置或者指定职业卫生管理机构或者组织,配备专职职业卫生管理人员;劳动者在100人以下的,应当配备专职或者兼职的职业卫生管理人员,负责本单位的职业病防治工作	《工作场所职业卫生管理规定》第八条	用人单位成立了职业卫生工作领导小组,配备兼职职业卫生管理人员	符合
2	用人单位应当对劳动者进行上岗前的职业卫生培训和在岗期间的定期职业卫生培训,普及职业卫生知识,督促劳动者遵守职业病防治的法律、法规、规章、国家职业卫生标准和操作规程	《工作场所职业卫生管理规定》第十条	用人单位定期组织职工进行职业卫生相关教育培训	符合
3	存在职业病危害的用人单位应当制定职业病危害防治计划和实施方案,建立、健全职业卫生管理制度和操作规程	《工作场所职业卫生管理规定》第十一条	用人单位制定有职业病防治计划和实施方案,已制定一系列职业卫生管理制度	符合
4	用人单位工作场所存在职业病目录所列职业病危害因素的,应当按照《职业病危害项目申报办法》的规定,及时、如实向所在地卫生健康主管部门申报职业病危害项目,并接受卫生健康主管部门的监督检查	《工作场所职业卫生管理规定》第十三条	用人单位已经进行了职业病危害因素的申报,并收到申报回执	符合
5	产生职业病危害的用人单位,应当在醒目位置设置公告栏,公布有关职业病防治的规章制度、操作规程、职业病危害事故应急救援措施和工作场所职业病危害因素检测结果。存在或者产生职业病危害的工作场所、作业岗位、设备、设施,应当按照《工作场所职业病危害警示标识》(GBZ 158)的规定,在醒目位置设置图形、警示线、警示语句等警示标识和中文警示说明	《工作场所职业卫生管理规定》第十五条	用人单位生产车间设置了公告栏,公布职业病防治规章制度、检测结果等内容。用人单位根据GBZ 158的要求设置现场警示标识,警示标识设置的数量、形式符合要求,并定期对警示标识进行维护	符合
6	职业病危害严重的用人单位,应当委托具有相应资质的职业卫生技术服务机构,每年至少进行一次职业病危害因素检测,每三年至少进行一次职业病危害现状评价。检测、评价结果应当存入本单位职业卫生档案,并向卫生健康主管部门报告和劳动者公布	《工作场所职业卫生管理规定》第二十条	用人单位每年定期委托具有资质的单位进行职业病危害因素检测,并将检测结果告知劳动者,检测报告存入档案	符合
7	用人单位与劳动者订立劳动合同时,应当将工作过程中可能产生的职业病危害及其后果、职业病防护措施和待遇等如实告知劳动者,并在劳动合同中写明,不得隐瞒或者欺骗	《工作场所职业卫生管理规定》第二十九条	用人单位与劳动者签订的劳动合同中有职业病危害告知书	符合
8	建立职业健康监护档案	《工作场所职业卫生管理规定》第三十一条	已建立职业健康监护档案	符合
9	建立健全职业卫生档案资料	《工作场所职业卫生管理规定》第三十四条	已建立职业卫生档案	符合
10	用人单位按照职业病防治要求,用于预防和治理职业病危害、工作场所卫生检测、健康监护和职业卫生培训等费用,按照国家有关规定,在生产成本中据实列支	《职业病防治法》第四十一条	用人单位明确了职业健康监护费用及职业病危害因素检测费用纳入预算	符合

二、案例分析与评价要点

1.案例分析

根据《建设项目职业病危害风险分类管理目录（2021年版）》（国卫办职健发［2021］5号）的有关规定，本项目属于"专用化学产品制造业"，属于职业病危害严重的建设项目，综合考虑用人单位工作场所存在的职业病危害因素的毒理学特征、浓度（强度）、潜在危险性、接触人数、接触频率、接触时间、职业病危害防护和个体防护措施以及发生职业病的危（风）险程度，本次职业病危害因素检测结果，综合分析确定用人单位职业病危害风险程度为严重。

根据企业职业病危害的特点，采用职业卫生调查、职业卫生检测、职业健康检查、检查表分析、职业病危害作业分级等方法，对企业正常生产期间存在职业病危害暴露的劳动者的职业病危害因素接触水平、职业病防护设施效果以及职业卫生管理措施进行综合分析、定性和定量评价。

2.评价要点

（1）职业危害接触情况。项目生产过程中产生的职业病危害因素为化学因素，主要包括：氯化氢、氟化物、六氟化硫、一氧化氮、硫酸、甲酸、氢氧化钠、二氧化氮、臭氧、锰及其无机化合物。

（2）职业危害预防控制的工程控制情况。对项目中的防毒措施、降噪措施、防高温措施及应急救援措施进行重点评价。

（3）职业卫生管理。对企业职业卫生管理组织机构及人员、职业病防治规划、实施方案及执行情况、职业卫生管理制度与操作规程及执行情况、职业病危害监测及检测评价管理制度及执行情况、职业卫生培训情况、职业卫生档案管理建立及管理情况等重点评价。

第二节　职业病危害控制效果评价报告实例

一、某汽车零配件公司职业病危害控制效果评价

1.总论

（1）项目背景。公司主要生产手动挡变速器和汽车关键零部件，厂区内设置有一工厂、二工厂、三工厂及本项目（即四工厂）。产品主要有5速手动变速箱、6速手动变速箱和新开发的7速双离合变速器，项目公用工程中供水系统、排水系统、污水处理等依托现有设施和人员。项目新增生产用水$2.4m^3/d$、冷却水系统补充水$160m^3/d$、生活用水$40.7m^3/d$，现有的供水和排水管网能够满足项目要求。项目建设前污水处理量为$1.48\times10^4m^3/a$，项目运行后污水排放量增加了$0.92\times10^4m^3/a$，现有污水处理系统能够满足处理要求，人员主要负责巡检和基本操作，鉴于污水处理量有较大幅度增加，对污水处理站工作场所中存在的职业病危害因素，以及操作工的实际接触水平进行重新分析及评价。

（2）评价目的。为贯彻落实国家有关职业卫生的法律、法规、规章、标准和产业政策，从源头控制和消除职业病危害，防治职业病，保护劳动者健康，通过开展职业病危害控制效果评价，明确建设项目生产过程、劳动过程及工作场所存在的职业病危害因素种

类，并对工作场所中存在的职业病危害因素的浓度（强度）进行检测，分析其危害程度及对劳动者健康的影响，评价职业病危害防护措施及其效果。针对项目特征，提出职业病危害的关键控制点和防护的特殊要求等，为该项目职业病防治的日常管理提供依据。

（3）评价范围与评价单元的划分。评价范围包括该变速器工厂项目主体生产厂房（生产车间）、新建的动力室、油品罐区、储气房、原有污水处理站等内容。根据该项目工艺特点及评价范围，评价单元划分见表 6-28。

表 6-28 评价单元划分

序号	单元	内容	涉及范围
1	加工单元	热前/热后加工	热前加工 9 条生产线；热后加工 16 条生产线
2	热处理单元	渗碳、喷丸、校直等	2 套真空渗碳、喷砂系统等
3	组装单元	零部件和外壳组装、测试、包装	3 条生产线：主装配线、压轴线、检测线（离合器装配线、组装检测线）
4	辅助单元	油品罐区	露天
		储气房	罩棚
5	公用工程	动力室	内设空压机房、变配电室（10kV 变压器）
		污水处理站	依托原有污水处理站

评价报告对生产线投产试运行过程中的职业病危害控制情况进行评价。如生产线再次进行改造，工艺变化后出现的职业病危害变化情况不在评价范围内。

（4）评价内容。职业病危害控制效果评价内容包括：项目总平面布局，生产工艺及设备布局，确定各装置存在的职业病危害因素及分布，检测其浓度（强度）水平，分析其对劳动者的健康影响，已采取的职业病危害防护设施及控制效果，个体防护用品配备，应急救援措施，建筑设计卫生学要求，辅助卫生用室，职业健康监护，职业卫生管理措施及落实情况等。

（5）评价方法。

通过职业卫生现场调查法、职业卫生检测、职业健康检查、检查表法等对该项目试运行期间作业人员的职业病危害因素的接触水平、职业病危害防护设施效果以及职业卫生管理措施等进行评价。

① 职业卫生现场调查法。

a. 现场职业卫生学调查。职业卫生现场调查内容主要包括：工程概况、试运行情况、总体布局、生产工艺、生产设备及布局、生产过程中的物料、建筑卫生学、职业病防护设施、个人使用的职业病防护用品、辅助用室、应急救援、职业卫生管理、职业病危害因素及分布、预评价报告与防护设施设计及审查意见的落实情况等。

b. 现场调查。利用岗位写实表，记录不同岗位工作内容，并识别劳动者在作业地点所接触的职业病危害因素及其接触时间，并观察各作业地点所采取的职业病危害防护设施。

② 职业卫生检测。

a. 职业病危害因素检测。根据现行检测规范，对化学因素、物理因素等进行检测。

b. 职业病防护设施效果及建筑卫生学检测。根据检测规范和方法，对车间建筑物通风、空气调节、微小气候等建筑卫生学内容进行检测。

③ 职业健康检查。依照《用人单位职业健康监护监督管理办法》和《职业健康监护技术规范》等有关规定执行。

④ 检查表法。依据国家有关职业卫生的法律、法规和技术规范、标准，以及操作规程、职业病危害事故案例等，通过对评价项目的详细分析和研究，列出检查内容、要求等，编制成表，逐项检查符合情况，确定评价项目存在的问题、缺陷和潜在危害。

（6）质量控制。遵守科学、公正、规范、准确的评价原则。在建设项目职业病危害控制效果评价过程中实施全过程质量控制。质量控制程序及内容见图 6-6。

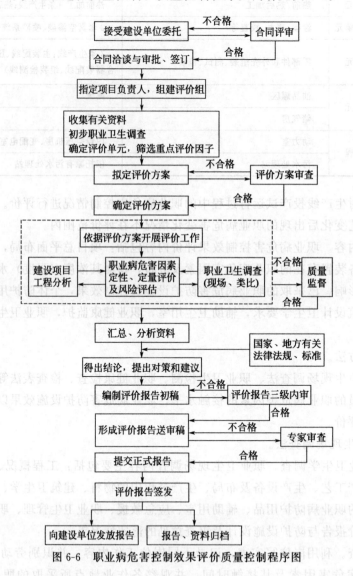

图 6-6　职业病危害控制效果评价质量控制程序图

2. 建设项目概况及试运行情况

（1）建设项目概况。

① 项目产品及规模。项目建设生产规模为年生产 7 速双离合变速器（DCT）45 万

台。计划产能逐步增加，项目一期试运行 25 万台/年，项目二期试运行 30 万台/年，项目三期最终达产 45 万台/年。

② 项目定员。加工操作工定员 34 人，17 人/班。组装线操作工定员 68 人，34 人/班。入库检查班 16 人。热处理操作工定员 15 人，由某公司派遣人员。污水处理站操作工 5 人。动力室 12 人，其中负责设施巡检 4 人。

加工、组装、热处理操作工均实行两班制，每班工作时间 8h。动力室和污水处理站作业人员实行两班制，每班 12h。

③ 项目组成情况。该项目工程包括 7 速双离合变速器（DCT）工厂即四期厂房（主体单层）、动力室（空压机房、变配电室）、油品罐区、储气房等。在新建厂房内设有食堂（360 个餐位）。污水处理站依托原有建设。

（2）建设项目概况。厂区为不规则五边形，分为生产区和辅助生产区。生产区包括一工厂、二工厂、三工厂和新建的四工厂；辅助生产区包括动力室、污水处理站、油品罐区等。

项目所在地属于典型的温带大陆性半湿润季风气候，具有春秋干旱多风，夏季炎热多雨，秋季天高气爽，冬季寒冷干燥四季分明的气候特点。

（3）"三同时"执行。根据职业病危害预评价报告，该项目为职业病危害较重的建设项目。项目试运行期间职业病防护设施同时投入运行，运转正常。在竣工验收前，项目试运行期间，对该项目进行职业病危害控制效果评价。

该项目的职业病防护设施所需费用已纳入建设项目工程预算，经核实其设计的各项职业病防护设施与主体工程同时设计，同时施工，同时投入生产和使用。项目"三同时"执行情况符合《职业病防治法》《建设项目职业病防护设施"三同时"监督管理办法》规定。

（4）预评价报告书建议落实情况。该项目按照预评价报告书提出的建议进行了落实，具体落实内容见表 6-29。

表 6-29　建议落实情况

序号	项目	落实情况
（一）	防护措施	
1	加强检维修等非正常工况下职业病危害的防护	制定了职业健康岗位安全操作规程；岗位上均已配备防护用品；对人员进行安全操作培训；重点作业管理升级
2	污水处理站重点加强硫化氢监控,在工作场所内安装硫化氢气体检测报警器,为操作岗位配置便携式硫化氢气体检测报警器	岗位已配备了便携式硫化氢气体检测报警器和防毒面具。同时加强有限空间作业职业卫生防护
3	对油品罐区、储气房等辅助单元加强异常天气的定期巡视	规定了巡检人员和巡检周期
4	加强现场作业人员个体防护用品使用情况监督管理,人员培训和危害告知,确保能正确佩戴防噪声耳塞,并保证耳塞的定期更换,落实巡检人员轮换制度,减少接触噪声的时间	已组织人员进行上岗培训和危害告知；严格执行职业健康检查制度,进行了岗前体检；每天有管理人员对作业人员防护用品使用情况进行巡视检查；生产线人员轮换作业,减少接触噪声的时间
（二）	应急救援措施	

序号	项目	落实情况
1	应侧重于制定和演练针对硫化氢事故的应急预案和高温中暑应急预案	已完善应急救援预案,并有计划开展演练
2	对操作人员进行应急救援方面的培训。	有上岗前培训、定期培训。内容包括应急救援和自救互救知识,提高作业人员的预警能力
(三)	警示标识	
1	各工作场所应悬挂职业病危害警示标识,设置警示说明	噪声作业区设置了"噪声有害""戴护耳器"等标识。污水处理站悬挂"当心中毒""注意通风""戴防毒面具"等标识,并在入口处设置中文警示说明
(四)	职业卫生管理	
1	完善职业卫生档案,对档案中的内容要定期更新	职业卫生档案已更新
2	对职业病防护设施、应急救援设施和个人使用的职业病防护用品,应进行经常性维护、检修,定期检测其性能和效果,确保处于正常状态,并不得擅自拆除或停用	制定了职业病防护设备设施管理制度
3	完善职业健康监护档案及职业健康检查项目,做好岗前体检	已组织人员进行了岗前体检,并建立了人员健康监护档案
4	设备维护、检修前必须全面做好职业病危害识别,对开放式作业、有限空间作业应严格按照相关操作规程执行	制定有相关操作规程
5	对危废处理装置,应加强外委工程的监管,做好承包商的管理,落实责任制。	对危废处理与承包商有协议,有监管
6	公司有明确的职业卫生专项投资,要有措施保证项目建成投产后各项费用的落实到位	有职业卫生管理人员负责费用的落实
7	要严格组织劳动者进行岗前体检,受检率应达到100%	已组织了岗前体检,受检率100%

(5)项目试生产运行情况。该项目在试运行期间生产线运行平稳,设备运转正常,生产负荷在80%~100%之间,符合职业卫生竣工验收条件;用于职业病危害防护的防尘毒设施、防噪声设施等均与生产设施同时投入使用;各防护设施运行良好。运行期间未发生职业病危害事故。

(6)项目物料及产品。项目产品为汽车变速器,主要由轴和齿轮组成。所需主要原辅材料及消耗情况见表6-30。

表6-30 项目原辅材料及消耗情况

序号	原料名称	年用量/(t/a)	材质	来源	备注
1	齿轮坯	4000	钢	配套公司	原材料
2	轴坯	1000	钢	配套公司	原材料
3	变速器油	300	矿物油	国产、外购	组装工艺
4	切削液	170	石蜡基基础油、低黏度矿物油等	国产、外购	机加工工艺
5	钢丸	100	高碳钢丝切丸	国产、外购	热处理喷砂工艺
6	清洗剂	4	石油溶剂等	国产、外购	组装工艺
7	乙炔	10.5	C_2H_2	国产、外购	热处理工艺

续表

序号	原料名称	年用量/(t/a)	材质	来源	备注
8	氮气	1412.5	N_2	国产、外购	热处理工艺
9	纳米钙	—	—	外购	污水处理

（7）生产工艺流程。项目生产流程主要是对轴坯和齿轮坯按要求加工，达到规定精度后，再与壳体组装成变速器产品。加工过程包括机加工、热处理和组装。其中，机加工包括热前加工和热后加工；热处理主要包括渗碳和淬火处理等；组装是将加工好的齿轮、离合器和外壳等部件按工艺要求进行组装，并测试其机械密封性。生产工艺流程简图见图6-7。

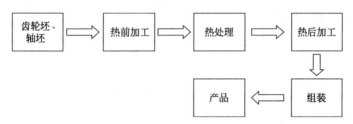

图 6-7 变速器生产工艺流程简图

（8）生产设备。项目生产线包括加工设备、组装设备、热处理设备等，均采用国外引进的全自动生产设备。其中，热前加工线9条、热处理线2条、热后加工线16条、组装线3条，项目主要生产设备见表6-31。

表 6-31 项目生产设备表

序号	工艺	设备名称	数量	产地	类别
1	加工	齿轮滚齿机	15	德国、日本、韩国	轴类、差速器、齿轮类
2		齿轮插齿机	1	德国、日本	轴类
3		齿轮去毛刺机	13	日本、韩国	轴类、差速器、齿轮类
4		齿轮剃齿机	4	德国、日本	轴类
5		校直机	3	韩国	轴类
6		数控车床	6	韩国	倒挡惰轮
7		外圆研磨机	8	日本	轴类
8		超精研磨机	2	韩国	轴类
9		清洗/压入机	6	韩国	齿轮类
10		清洗机	11	韩国	全部
11		电子束焊接机	6	日本	齿轮类
12		端面研磨机(两端面)	7	日本	齿轮类
13		端面内孔研磨机	7	日本	齿轮类、差速器
14		中孔珩磨机	6	韩国	齿轮类
15		斜面研磨机	6	日本	齿轮类
16		震动检测机	6	韩国	齿轮类
17		齿轮检测机	3	日本、韩国	轴类
18		齿轮磨齿机	11	德国	齿轮类、差速器

序号	工艺	设备名称	数量	产地	类别
19		齿轮珩齿机	4	德国	轴类
20		钻孔机	2	韩国	齿轮类
21		复合研磨机	4	德国	轴类
22	加工	焊接检测机	6	韩国	全部
23		上下料机	55	韩国	全部
24		激光刻字机	11	韩国	全部
25		零件盒清洗机	1	韩国	全部
1		真空渗碳机	2	德国、韩国	真空、渗碳
2		真空清洗机	2	德国、韩国	真空、清洗
3	热处理	喷丸机	2	韩国	—
4		热处理无人搬运车	2	韩国	—
5		热处理自动仓库	1	韩国	—
1		输入分装线	14	韩国	—
2		输出分装线	11	韩国	—
3		差速器分装线	6	韩国	—
4	组装	主装配线	27	韩国	—
5		离合器装配线	7	韩国	—
6		检测线	14	韩国	—
7		完成品出库	2	韩国	—
1		冷却塔	2	—	循环水量每台 500m³/h
2	辅助单元	空压机	2	日本	—
3		除尘器	2	韩国	—
4		直燃机(暖风机)	11	韩国	0.7MW

（9）公用工程与辅助用室。

① 给排水。

a. 供水。项目所在工业园区已经实现了基地供水管线与市区供水管线的顺利衔接，具备引进市政用水的条件。经过前期建设，已形成了完善的供水系统，现有供水系统能够满足项目用水的需要。项目用水情况见表 6-32。

表 6-32　项目用水情况一览表

序号	用水内容	新鲜水用量/(m³/d)
1	生产用水	2.4
2	冷却水系统用水补充水	160
3	生活用水	40.7
合计		203.1

b. 排水。雨水采用重力流雨水外排水系统。进入雨水管线，排入市政雨水管网，最终排入通惠河干渠。

项目废水分为生产废水和生活污水,生活污水主要来源于职工盥洗及冲厕废水。工厂建有 *DN* 400～1600mm 污水干管,通马路、经海七路建有 *DN* 400mm 污水支管,生活污水及餐厨废水经隔油池、化粪池处理后排入污水管网,最终排至次渠污水处理厂。生产废水主要为齿轮/轴清洗废水、热处理清洗废水、设备清洗废水及地面清洗废水等,含有切削油,作为危废进行处置,不直接排放至环境中。危废处置外包给承包商。

② 供电。电源来自工业园区变电站双路 10kV 电源线。项目新增设 6 台 10kV 变压器,能满足用电需要。

③ 消防。变速器工厂根据消防部门的规定,配置了必需的防火设施,并确保消防设施、消防用水的正常使用,定期组织员工进行火灾等事故培训及演练,建立防火责任制。

④ 辅助用室。项目主体生产厂房的设计已考虑了辅助用室,内设有食堂、休息室、更衣室、男、女厕所。休息室内有暖炕、饮水机、空调系统等。浴室依托厂区内二工厂现有的男、女浴室。项目辅助用室情况见表 6-33。

表 6-33　项目辅助用室设置

辅助用室	位置	内容
休息室	生产厂房加工区和组装区	加工区、组装区分设休息室:暖炕、空调、饮水机等
就餐场所	生产厂房内东南侧	食堂、就餐区、自动贩售区等
浴室	二工厂主办公楼	男浴室:淋浴器 31 个; 女浴室:淋浴器 20 个
更衣室	生产厂房加工区和组装区	男、女更衣室:个人更衣柜
妇女卫生室	—	
厕所、盥洗室	生产厂房加工区和组装区	男厕所 7 个蹲位,7 个小便器;女厕所 3 个蹲位;厕所内有盥洗池

3.总平面布局和设备布局调查与评价

(1)总平面布局。项目建设于一期生产厂房(一工厂)的东南侧。其东侧为三期用地(三工厂),西侧为西厂界。污水处理站位于厂区西侧。厂区总平面布局见图 6-8。

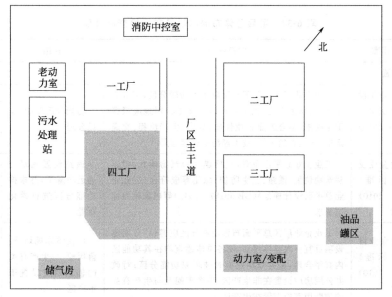

图 6-8　厂区总平面布局图

（2）设备布局。项目生产厂房、动力室等均为单层框架钢结构建筑。按生产工艺流程划分生产区域，相近设备同区布置的原则对设备进行布置。高噪声的空压机、冷冻机组等集中布置在动力室。项目主体生产厂房布局分区明确，设备相对集中，采取高噪声与低噪声设备分开放置。生产车间布局见图6-9。

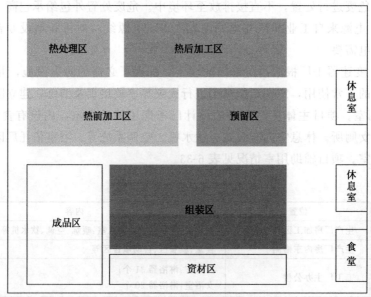

图6-9 项目生产车间布局图

（3）总平面布局和设备布局评价。生产厂房建设于一期生产厂房的东南侧预留用地内。其东侧为三期用地，西侧为西厂界。污水处理站位于厂区西侧，位于全年最小频率风向的上风侧。高噪声的设备如空压机等集中布置在动力室。依据《工业企业设计卫生标准》，结合项目的特点编制了检查表，对项目总体布局和设备布局进行检查。检查表分析结果见表6-34。

表6-34 项目总体布局和设备布局检查评价表

序号	依据标准	检查内容	检查结果	评价结论
1	平面布置			
1.1	《工业企业设计卫生标准》（GBZ 1—2010）5.2.1.1	工业企业厂区总平面布置应明确功能分区，可分为生产区、非生产区、辅助生产区。其工程用地应根据卫生要求，结合工业企业性质、规模、生产流程、交通运输、场地自然条件、技术经济等合理布局	功能分区明确，布局合理	符合
1.2	《工业企业设计卫生标准》（GBZ 1—2010）5.2.1.2	工业企业总平面布置，包括（建）构筑物现状、拟建建筑物位置、道路、卫生防护、绿化等应符合《工业企业总平面设计规范》（GB 50187—2012）等国家相关标准要求	道路设置满足交通运输需要，并根据功能分区进行绿化布置	符合
1.3	《工业企业设计卫生标准》（GBZ 1—2010）5.2.1.3	工业企业厂区总平面布置功能分区应遵循：分期建设项目宜一次整体规划，使各单体建筑均在其功能区内有序合理，避免分期建设时破坏原功能分区；行政办公用房应设置在非生产区；生产车间及与生产有关的辅用室应布置在生产区内	厂区整体规划、预留用地，与生产有关的辅助用室设置于生产区	符合

续表

序号	依据标准	检查内容	检查结果	评价结论
1.4	《工业企业设计卫生标准》(GBZ 1—2010)5.2.1.4	生产区宜选在大气污染物扩散条件好的地段,布置在当地全年最小频率风向的上风侧;产生并散发化学和生物等有害物质的车间,宜位于相邻车间当地全年最小频率风向的上风侧;非生产区布置在当地全年最小频率风向的下风侧;辅助生产区布置在两者之间	项目为扩建项目,仅在生产区内进行扩建。污水处理站位于厂区西侧,全年最小频率风向上风侧	符合
1.5	《工业企业设计卫生标准》(GBZ 1—2010)5.2.1.5	工业企业的总平面布置,在满足主体工程需要的前提下,宜将可能产生严重职业性有害因素的设施远离产生一般职业性有害因素的其他设施。应将车间按有无危害、危害的类型及其危害浓度(强度)分开;在产生职业性有害因素的车间与其他车间及生活区之间宜设一定的卫生防护绿化带	项目主体建设内容位于生产区。污水处理站、空压机房与主体生产区分开布置,并有一定卫生防护绿化带	符合
1.6	《工业企业设计卫生标准》(GBZ 1—2010)5.2.1.6	存在或可能产生职业病危害的生产车间、设备按照《工作场所职业病危害警示标识》(GBZ 158—2003)设置职业病危害警示标识	在产生职业病危害的地点设置警示标识	基本符合
1.7	《工业企业设计卫生标准》(GBZ 1—2010)5.2.1.7	可能发生急性职业病危害的有毒、有害的生产车间应设置与相应事故防范和应急救援相配套的设施及设备,并留有应急通道	场所未设置固定式硫化氢检测报警器;有排风扇;有紧急出口	基本符合
2	设备布局			
2.1	《工业企业设计卫生标准》(GBZ 1—2010)5.2.2.1	放散大量热量或有害气体的厂房宜采用单层建筑。当厂房是多层建筑物时,放散热和有害气体的生产过程宜布置在建筑物的高层。如必须布置在下层时,应采取有效措施防止污染上层工作环境	项目厂房为单层建筑	符合
2.2	《工业企业设计卫生标准》(GBZ 1—2010)5.2.2.2	在满足工艺流程要求的前提下,宜将高噪声设备相对集中,并采取相应的隔声、吸声、消声、减振的控制措施	高噪声设备集中布置,并采取了降噪、隔声等措施	符合

综上所述,该项目的总平面及设备布局基本符合《工业企业设计卫生标准》(GBZ 1)的有关要求。

4. 职业病危害因素调查、检测与评价

(1) 职业病危害调查。

① 生产过程中存在的职业病危害因素。该项目生产过程中存在的职业病危害因素有噪声、粉尘、高温、硫化氢。

项目生产工艺过程中的主要职业病危害因素分布情况以及项目有害作业岗位、人数及接触职业病危害因素情况见表 6-35 和表 6-36。

表 6-35　项目生产过程中职业病危害因素分布情况

单元	地点	职业病危害因素	职业病危害因素来源(分布)
加工单元	生产线	噪声	热前、热后全自动加工生产线(设备)
热处理单元	渗碳炉旁	噪声、高温、粉尘	真空渗碳炉、喷砂工序
组装单元	生产线	噪声	全自动组装生产线(设备)

单元	地点	职业病危害因素	职业病危害因素来源(分布)
辅助单元	油品罐区	—	露天罐区、润滑油、齿轮油等
	储气房	—	罩棚,乙炔气瓶存放
公用工程	动力室	噪声	空压机房
	污水处理站	硫化氢	污水处理场站

表 6-36 项目有害作业岗位、人数及接触职业病危害因素情况

单元	岗位	定员/人	职业病危害因素	工作内容及接触时间
加工单元	加工操作工	34	噪声	生产线作业 4~5h/班
热处理单元	保全巡检工	4	噪声、高温	作业区巡检作业 渗碳炉旁 0.5h/班
	喷砂操作工	3	粉尘	区域作业 1h/班
组装单元	组装操作工	68	噪声	生产线定岗作业 7h/班
公用工程	动力室设施巡检工	4	噪声	变配电室、空压机房巡检作业 1h/班
	污水处理操作工	5	硫化氢	巡检、处理操作等作业 4h/班

② 生产过程中产生的职业病危害因素。生产过程中的职业病危害因素主要来源于自然环境,如炎热季节的太阳辐射;厂房建筑或布局不合理,如采光照明不足、通风不良等;作业环境空气污染等。项目所在地夏季炎热,冬季寒冷,但项目生产均在室内。操作工为室内作业,厂房内有空气调节系统调节室内温湿度,有送风系统及通风系统等。生产环境中不产生职业病危害因素。

③ 劳动过程中的职业病危害因素。劳动过程中的职业病危害因素主要来源于不合理的劳动组织和作息制度,职业性精神(心理)紧张,劳动强度过大,长时间处于不良体位、姿势或使用不合理的工具等。项目均采用全自动生产线,工人劳动强度较低。但生产线连续运行,劳动过程中存在夜班作业、单调作业等,易产生心理疲劳。生产车间内设置了休息区和休息室,休息区和生产区摆放绿植,休息室有暖炕,供劳动者休息,缓解身心疲劳和紧张。需要人员长期站姿或坐姿的作业位,在机器设备设计之初就考虑了符合人机工效学,使人能准确、省力地操作,并使用方便,提高人的工作效能。其主要包括显示装置、控制台和座椅的设计等。

④ 检维修作业中的职业病危害因素。公司生产线设备均引进国外进口新型成套设备,大型检修作业全部委托外部专业设备维修单位承担,检修施工作业全部由外委单位人员进行,本单位人员只负责现场监督管理。所以检维修更多涉及的是外单位人员。控制效果评价现场调查及检测主要是在正常生产情况下进行的,未能检测到检修时各种职业病危害因素的浓度、强度情况。建设单位在与外委单位签订施工合同时,应明确双方在职业病危害

防护方面的职责，做好检修期间各种职业病危害的防护工作。

对热处理工艺，检维修一般每年进行 1～2 次，在对真空渗碳炉、喷丸机等进行检维修（清理、维修等）过程中可能会接触到粉尘，需要做好职业病危害防护，检修作业人员佩戴防尘口罩等个体防护用品，建设单位要加强现场监督管理。

对污水处理站，在进行清池、清淤、设备检维修等过程中，可能会接触到较高浓度硫化氢等化学有害因素，要先进行职业卫生检测，确保有害物质浓度符合要求，做好相应的防护措施、警示标识和现场监护，在确保人员安全的情况下进行相关作业。

（2）职业病危害因素检测。

评价单位对变速器工厂进行了工作场所职业病危害控制效果评价检测。按照《工业企业设计卫生标准》《工作场所空气中有害物质监测的采样规范》《工作场所空气有毒物质测定》《工作场所物理因素测量 第 8 部分：噪声》《工作场所有害因素职业接触限值 第 1 部分：化学有害因素》等标准对该项目扩建的生产车间以及辅助生产设施、公用工程作业场所的职业病危害因素进行了布点、采样、检测及结果分析。

① 采样点（对象）选择。

a. 硫化氢检测。硫化氢检测中采用短时间定点采样，样本经实验室检测后得到最高容许浓度 C_{MAC}。

b. 粉尘检测。粉尘检测采用短时间定点采样，根据作业人员会接触到粉尘的作业时间，计算岗位时间加权平均容许浓度 C_{TWA}。

c. 噪声检测。个体采样：在现场调查基础上，根据工作岗位的设置，将可能接触噪声的岗位作为采样对象，使用个体噪声剂量计对岗位人员接触噪声的实际情况进行检测。

个体采样对象选择：在现场调查的基础上选择采样对象。在工作过程中，凡接触和可能接触噪声的劳动者都列入采样对象范围。采样对象包括不同岗位、接触噪声强度最高和接触时间最长的劳动者。

定点采样：使用声级计对有噪声的作业场所进行噪声定点检测。工作场所声场分布不均匀时，将工作场所划分为若干个声级区，同一声级区内声级差 3dB（A），在劳动者作业的不同声级区检测噪声强度。

② 检测项目及检测频次。

a. 检测项目确定。根据职业卫生现场调查情况，职业病危害因素见表 6-37。

表 6-37　控制效果评价检测项目一览表

评价单元	岗位	职业病危害因素
加工单元	加工操作工	噪声
热处理单元	保全巡检工	噪声、高温（引用数据）
	喷砂操作工	粉尘
组装单元	组装操作工	噪声
公用工程	动力室设施巡检工	噪声
	污水处理操作工	硫化氢

另外，除职业病危害因素检测外，需要对作业场所及辅助用室的微小气候（温度、湿

度、风速）进行检测。

b. 检测频次。职业病危害控制效果评价检测，对化学毒物连续采样三个工作日。短时间采样每天分三个时段分别进行（因喷丸岗位接触粉尘的时间较短，每天分两个时段进行），个体噪声采样对象为生产线主要操作人员，检测期间项目正常连续生产，设备噪声处于稳定状态。

③ 检测方法。硫化氢、粉尘、噪声检测方法见表6-38。

表6-38　检测方法

项目	检测与评价依据
硫化氢	《工作场所空气中硫化物的测定方法》(GBZ/T 160.33—2004)
粉尘	《工作场所空气中粉尘测定 第1部分:总粉尘浓度》(GBZ/T 192.1—2007)
噪声	《工作场所物理因素测量 第8部分:噪声》(GBZ/T 189.8—2007)

（3）职业病危害因素检测结果分析与评价。

① 硫化氢检测结果。硫化氢短时间定点采样检测结果见表6-39。

表6-39　硫化氢检测结果

采样日期	岗位	检测地点	检测结果/(mg/m³)			检测结果 C_{MAC}/(mg/m³)	结果判定
			1	2	3		
9月11日	污水处理操作工1	污水处理站一层污水口	1.1	1.1	1.1	1.1	合格
	污水处理操作工2	污水处理站二层操作位	1.1	1.1	1.1	1.1	合格
9月12日	污水处理操作工1	污水处理站一层污水口	1.6	1.1	1.6	1.6	合格
	污水处理操作工2	污水处理站二层操作位	1.1	1.1	1.1	1.1	合格
9月13日	污水处理操作工1	污水处理站一层污水口	1.6	1.1	1.1	1.6	合格
	污水处理操作工2	污水处理站二层操作位	1.1	1.1	1.1	1.1	合格

② 粉尘检测结果。粉尘短时间定点采样检测结果见表6-40。

表6-40　粉尘检测结果

采样日期	岗位	检测地点	检测结果/(mg/m³)		检测结果 C_{TWA}/(mg/m³)	结果判定
			1	2		
9月11日	喷砂操作工	喷砂机旁	0.056	0.028	0.005	合格
9月12日	喷砂操作工	喷砂机旁	0.056	0.084	0.009	合格
9月13日	喷砂操作工	喷砂机旁	0.028	0.083	0.007	合格

③噪声检测结果。项目各评价单元岗位接触噪声的个体检测结果（8h等效声级）和工作场所定点噪声检测结果见表6-41和表6-42。

表6-41 各岗位个体检测结果 $L_{EX,8h}$

工艺	岗位	工作地点	$L_{EX,8h}$/dB(A)	单项判定
热前加工	热前处理操作工1	二挡/三挡输出齿轮线	78.6	合格
	热前处理操作工2	二挡输出齿轮线	78.4	合格
热后加工	热后处理操作工1	输出轴♯2磨齿线	79.5	合格
	热后处理操作工2	三挡输出齿轮	78.1	合格
动力室	设施巡检工	变配电室、空压机房	78.6	合格
组装	装配工1	压轴线输出轴分装线中段操作位	74.7	合格
	装配工2	检测线离合器装配线中段操作位	75.9	合格
	装配工3	检测线离合器装配线检测位	77.1	合格
	组装工1	组装主线前段操作位	75.1	合格
	组装工2	组装主线末段操作位	75.3	合格
热处理	保全巡检工	热处理区渗碳工序	77.2	合格

表6-42 接触噪声定点检测结果

工艺	检测地点	检测结果/dB(A)		
热前加工	三挡输出齿轮前段	78.3	79.4	80.7
	三挡输出齿轮中段	79.8	80.4	81.2
	三挡输出齿轮末段	76.6	77.5	77.3
	二挡/三挡输出齿轮前段	83.2	82.6	82.4
	二挡/三挡输出齿轮中段	79.7	78.9	79.1
	二挡/三挡输出齿轮末段	80.1	80.7	79.5
	二挡输出齿轮前段	81.3	81.7	82.3
	二挡输出齿轮中段	82.5	81.7	81.3
	二挡输出齿轮末段	77.4	76.9	77.9
热后加工	输入轴♯2/输出轴♯1磨齿前段	79.6	79.2	80.4
	输入轴♯2/输出轴♯1磨齿中段	78.5	77.8	78.2
	输入轴♯2/输出轴♯1磨齿末段	78.3	77.9	78.6
	输出轴♯2磨齿前段	84.1	83.4	83.6
	输出轴♯2磨齿中段	79.5	79.7	80.2

续表

工艺	检测地点	检测结果/dB(A)		
热后加工	输出轴#2磨齿末段	79.7	80.2	79.2
	三挡输出齿轮前段	83.9	83.1	82.4
	三挡输出齿轮中段	80.7	79.8	80.3
	三挡输出齿轮末段	79.8	80.7	80.2
	输出轴#2热后前段	79.6	81.2	80.7
	输出轴#2热后中段	79.5	78.6	79.2
	输出轴#2热后末段	77.2	76.4	76.2
加工区	休息室	55.3	55.2	55.3
组装	压轴线输出轴分装线前段	75.6	75.8	76.2
	压轴线输出轴分装线中段	76.4	75.9	76.1
	压轴线输出轴分装线末段	75.8	76.1	76.3
	检测线离合器装配线前段	77.5	77.8	78.3
	检测线离合器装配线中段	76.5	76.8	77.4
	检测线离合器装配线末段	76.8	77.1	77.6
	检测线离合器装配线检测位	76.5	77.0	77.4
	组装主线前段	77.7	77.1	77.3
	组装主线中段	76.9	77.4	76.8
	组装主线末段	77.1	77.6	76.7
	休息室	55.0	55.1	55.1
热处理	热处理(P434-03)#1	76.0	76.4	76.7
	热处理(P434-03)#5	78.3	78.7	79.1
	渗碳区工作台	79.2	79.4	78.8
	热处理(P434-03)#6	81.9	81.6	81.0
	渗碳炉旁	80.1	80.4	81.1
动力室	变配电室	72.4	73.4	72.8
	空压机房	93.3	92.7	92.4
	控制室	56.1	55.8	56.0

④高温检测结果。热处理单元操作工的体力劳动强度为Ⅱ级，接触时间率25%，其WBGT指数检测结果见表6-43。

表6-43　高温WBGT指数检测结果

工艺	岗位	检测地点	WBGT指数/℃	WBGT限值/℃	结果判定
热处理	热处理保全巡检工	真空渗碳炉旁	27.6	32	合格

（4）职业病危害因素控制综合评价。

① 检测结果统计。控制效果评价检测，3 天共采集硫化氢样品 24 个，粉尘样品 6 个。噪声强度检测，共采集个体检测样本 11 个，工作场所定点检测样本 114 个。检测结果全部合格。检测结果统计见表 6-44。

表 6-44　检测结果统计

检测项目	工艺	样本数	个体样本数	合格率/%
硫化氢	污水处理站	24	—	100
粉尘（总尘）	热处理喷砂工序	6	—	100
噪声	热前加工单元	27	2	100
	热后加工单元	36	2	100
	组装单元	30	5	100
	热处理单元	15	1	100
	动力室	6	1	100
总计	—	144	11	100

② 综合评价。

a.化学毒物。控制效果评价检测结果显示，污水处理站作业人员接触硫化氢的检测结果、热处理单元喷砂操作工接触粉尘的检测结果均符合国家职业接触限值要求。污水处理站的硫化氢含量虽符合要求，但仍要加强现场管理，保证通风良好，确保操作人员进入作业区域能正确佩戴和使用个体防护用品，配备好便携式硫化氢报警器，提前预警，防止发生急性职业卫生中毒事故。热处理单元喷砂岗位粉尘时间加权平均容许浓度符合要求。时间加权平均容许浓度 C_{TWA} 含量小于职业接触限值 1/10，远低于行业水平，现场粉尘防护措施到位，控制效果好，粉尘可不作为日常监测的重点项目。

b.噪声。根据个体噪声检测结果，该项目各岗位 8h 等效声级 $L_{\mathrm{EX},8h}$ 均低于 80dB（A），不属于噪声作业。但由个体检测结果和定点检测结果，热前加工单元、热后加工单元和动力室的作业人员 8h 等效声级较高［接近 80dB（A）］，且热前加工单元的二挡/三挡输出齿轮线、二挡输出齿轮生产线，热后加工单元的输出轴♯2 磨齿生产线、三挡输出齿轮生产线以及动力室的空压机房都是噪声较高的作业区域，建议对岗位人员进行职业健康监护。尤其针对空压机房，公司为全部劳动者配备了防噪声耳塞（3M 1110），并要求职工进入空压机房必须正确佩戴。

c.高温。根据 WBGT 指数检测结果，检测当天气象温度 30.2℃，热处理单元真空渗碳炉旁 WBGT 指数 27.6℃，不属于高温作业。

真空渗碳炉不同于以往的连续渗碳炉，不采用明火加热，设备设有冷却系统夹套，其表面温度＜40℃，对岗位操作人员影响不大。故高温不作为重点防护的职业病危害因素。

另外，该项目生产车间、动力室以及休息室等辅助用室的微小气候均能满足工业企业设计卫生标准要求。

③ 重点防护职业病危害因素确定。综合现场检测结果及各职业病危害因素在工作场所的浓度（强度）、分布、危害性大小等因素，确定该项目需重点防护的职业病危害因素是硫化氢和噪声，见表 6-45。

表 6-45 需要重点防护的职业病危害因素及关键控制点

工艺	岗位	重点防护职业病危害因素	检测结果	关键控制点
污水处理站	污水处理操作工	硫化氢	一层污水口 1.6mg/m³；二层处理间 1.1mg/m³	一层收集区污水口、二层处理间
加工单元	热前处理操作工	噪声	$L_{EX,8h}$ 78.6dB(A)	生产线
	热后处理操作工	噪声	$L_{EX,8h}$ 79.5dB(A)	生产线
动力室	设施巡检工	噪声	$L_{EX,8h}$ 78.6dB(A)	空压机房

5. 职业病危害防护措施调查与评价

（1）职业病防护措施。

① 防尘设施。项目热处理单元喷砂工序全套采用新型自动化设备，设备密闭化运行，并有通风除尘系统。厂房也设计有配套的布袋除尘系统，作业现场环境整洁，远程操控。岗位操作工根据需要向料口注入 0.6mm 的钢丸后，在操作控制台前完成相应设置和启动操控，基本不会接触到粉尘。

② 防毒设施。污水处理站存在硫化氢的区域，设置围栏、警戒线、中文警示说明。二层处理间设有两台排风扇。为操作工配备了自吸过滤式防毒面具和便携式气体检测报警器。未设置事故通风装置，排风扇没采用防爆风机。

③ 防噪声设施。项目均采用新型的低噪声设备，设备有减震、隔声和消声等设施。动力室隔间均采用隔声门、隔声墙。操作工人在进入高噪声区佩戴防噪声耳塞。

④ 防高温设施。项目热处理单元采用了新工艺和新设备，新型真空渗碳炉为自动化、密闭操作系统，设有冷却系统夹套，监控台遥控操作，操作人员在区域外围操控设备和调整参数。现场配备防暑、防烫伤等急救药品。

（2）职业病防护设施符合性评价。该项目试运行期间职业病防护设施运行良好，防护设施符合性评价表见表 6-46。

表 6-46 职业病防护设施符合性检查评价表

序号	依据标准	检查内容	检查结果	评价结论
1	《工业企业设计卫生标准》（GBZ 1—2010）6.1.1.1	优先采用先进的生产工艺、技术和无毒（害）或低毒（害）的原材料,消除或减少尘、毒职业性有害因素	采用了先进的生产工艺	符合
2	《工业企业设计卫生标准》（GBZ 1—2010）6.1.1.2	对产生粉尘、毒物的生产过程和设备（含露天作业的工艺设备）,应优先采用机械化和自动化,避免直接人工操作。为防止物料跑、冒、滴、漏,其设备和管道应采取有效的密闭措施	生产线均为自动化、机械化,管道采取了有效密闭措施	符合
3	《工业企业设计卫生标准》（GBZ 1—2010）6.1.3	酸、碱及高危液体物质储罐区周围应设置泄险沟（堰）	不涉及酸碱,油罐区设有围堰	符合
4	《工业企业设计卫生标准》（GBZ 1—2010）6.1.5	防尘和防毒设施应依据车间自然通风风向、扬尘和逸散毒物的性质、作业点的位置和数量及作业方式等进行设计。经常有人来往的通道（地道、通廊）,应有自然通风或机械通风,并不宜敷设有毒液体或有毒气体的管道	防毒设施设计符合要求	符合

续表

序号	依据标准	检查内容	检查结果	评价结论
5	《工业企业设计卫生标准》(GBZ 1—2010)6.1.5.2	在生产中可能突然逸出大量有害物质或易造成急性中毒或易燃易爆的化学物质的室内作业场所,应设置事故通风装置及与事故排风系统相联锁的泄漏报警装置	无事故通风装置	不符合
6	《工业企业设计卫生标准》(GBZ 1—2010)6.1.5.3	在放散有爆炸危险的可燃气体、粉尘或气溶胶等物质的工作场所,应设置防爆通风系统或事故排风系统	现有排风扇不是防爆通风系统	不符合
7	《工业企业设计卫生标准》(GBZ 1—2010)6.1.6	应结合生产工艺和毒物特性,在有可能发生急性职业中毒的工作场所,根据自动报警装置技术发展水平设计自动报警或检测装置	污水处理站配备便携式气体检测报警器	符合
8	《工业企业设计卫生标准》(GBZ 1—2010)6.3.1.1	工业企业噪声控制应对生产工艺、操作维修、降噪效果进行综合分析,采用行之有效的新技术、新材料、新工艺、新方法。对于生产过程和设备产生的噪声,应首先从声源上进行控制,使噪声作业劳动者接触噪声声级符合 GBZ 2.2 的要求。采用工程控制技术措施仍达不到 GBZ 2.2 要求的,应根据实际情况合理设计劳动作息时间,并采取适宜的个人防护措施	噪声控制按国家标准设计,采用了新型设备	符合
9	《工业企业设计卫生标准》(GBZ 1—2010)6.3.1.2	产生噪声的车间与非噪声作业车间、高噪声车间与低噪声车间应分开布置	厂房分区规划;空压机房单独布置	符合
10	《工业企业设计卫生标准》(GBZ 1—2010)6.3.1.3	工业企业设计中的设备,宜选用噪声较低的设备	优选低噪声设备	符合
11	《工业企业设计卫生标准》(GBZ 1—2010)6.3.1.4	在满足工艺流程要求的前提下,宜将高噪声设备相对集中,并采取相应的隔声、吸声、消声、减振等控制措施	噪声设备集中,采取了控制措施	符合
12	《工业企业设计卫生标准》(GBZ 1—2010)6.3.1.5	为减少噪声的传播,宜设置隔声室。隔声室的天棚、墙体、门窗均应符合隔声、吸声的要求	空压机房为隔声室设计	符合
13	《工业企业设计卫生标准》(GBZ 1—2010)6.3.1.6	产生噪声的车间,应在控制噪声发生源的基础上,对厂房的建筑设计采取减轻噪声影响的措施,注意增加隔声、吸声措施	厂房设计时考虑了降噪措施	符合
14	《工业企业设计卫生标准》(GBZ 1—2010)6.2.1.1	优先采用先进的生产工艺、技术和原材料,工艺流程的设计宜使操作人员远离热源,同时根据其具体条件采取必要的隔热、通风、降温等措施,消除高温作业危害	采用新工艺、新设备,由自动化生产监控台遥控操作;有通风、降温等措施	符合
15	《工业企业设计卫生标准》(GBZ 1—2010)6.2.1.10	高温、强热辐射作业,应根据工艺、供水和室内微小气候等采取有效的隔热措施,如水幕、隔热水箱和隔热屏等。工作人员经常停留或靠近的高温地面或高温壁板,其表面平均温度不应>40℃,瞬间最高温度也不宜>60℃	渗碳炉设有冷却系统夹套,其表面温度<40℃	符合

综合分析,该项目已实施并运行的防尘、防噪声、防高温设施能满足防护需要,现场职业病危害因素检测结果均低于国家职业卫生接触限值。污水处理站防毒通风设施,不符

合《工业企业设计卫生标准》中的相关要求，没有设置事故通风装置和防爆通风系统。

6. 应急救援能力调查与评价

（1）应急救援管理。公司成立了应急救援指挥机构及各部门负责人，确定了总负责人。组织制定了职业病危害事故应急救援预案，形成书面文件予以公布，明确了事故发生后的疏通线路、紧急集合点、技术方案、救援设施的维护和启动、医疗救护方案等内容。厂区内配备有义务救援组织，组建了微型消防队（消防中控室）负责厂区内救援任务。一旦发生事故，能保证短时间内到达现场。现场应急救援设施均是检验合格的产品，安全有效，定期检查，及时维修或更新，保证现场应急救援设施的安全有效性。公司周边有社区卫生服务站，距厂区 700m；通州区第三医院属一级综合性医疗机构，距厂区 1.5km。当出现急性中毒事故时，可及时就近送医。公司成立至今，未发生过职业病危害事故。

公司编制有应急救援预案，包括综合应急预案 1 项和专项应急预案 12 项（包括有限空间作业职业卫生防护、硫化氢急性中毒、高温中暑专项应急预案等）。每年定期演练职业病危害事故应急救援预案，如实记录演练过程并存档。

（2）现场应急救援设施。

① 应急物资配备。公司消防中控室内设置有监控系统、事故应急柜，配备应急物资等。应急救援装备实行分类管理，主要有通信类、救生类、照明类、防护类和抢险类，包括对讲机、照明灯、易燃易爆气体检测仪、正压式空气呼吸器、防毒面具、安全带、事故救援电动三轮车等，具体配置情况见表 6-47。

表 6-47　应急救援装备台账

类别	装备名称	备注	数量	来源
通信类	对讲机	手持	2	企业自筹
	外线电话	—	1	企业自筹
救生类	安全带	全身型	5	企业自筹
	安全绳	轻型尼龙	2	企业自筹
	呼救器	RHJ240 防爆型	5	企业自筹
照明类	照明灯	防爆型	2	企业自筹
防护类	防毒面具	三奇安	30	企业自筹
	头盔、手套、防护服、防护靴	97 款	5 套	企业自筹
抢险类	消防腰斧	普通	2	企业自筹
	正压式空气呼吸器(携气式)	RHZKF6.8	2	企业自筹

② 报警设施。项目热处理工艺使用到乙炔气，工艺现场和储气房设有固定式乙炔气体检测报警仪，在意外泄漏事故发生时，可发出声光报警，警示作业人员采取措施。污水处理站配备了便携式气体检测报警器。报警器设置情况见表 6-48。

表 6-48　报警器设置情况

序号	报警器名称	型号	安装地点	数量
1	可燃/有毒气体报警控制器(乙炔)	RBK-6000-ZL9	热处理渗碳控制台旁	2
2	点型可燃气体探测器(乙炔)	RBK-6000-ZLG/A	热处理渗碳工艺区	6

序号	报警器名称	型号	安装地点	数量
3	点型可燃气体探测器(乙炔)	RBK-6000-ZLG/A	储气房	4
4	便携式多参数气体检测报警器	ADKS-4	污水处理站	2

（3）应急救援能力评价。从事故应急救援组织机构，医疗救援机构，现场应急救援设施物资配备，应急事故预案及演练等方面，该项目具备一定的事故救援能力，经过有关的自救互救培训及事故预案演练，现场人员也具有一定的事故处理能力和风险意识，在突发职业病危害事故时，可以组织起有效的现场救援，应急救援能力评价见表6-49。

表6-49　职业病危害应急救援检查评价表

序号	依据标准	检查内容	检查结果	评价结论
1	《工业企业设计卫生标准》(GBZ 1—2010)8.1	生产或使用有毒物质的、有可能发生急性职业病危害的工业企业的劳动定员设计应包括应急救援组织机构(站)编制和人员定员	应急救援机构编制定员依托原有	符合
2	《工业企业设计卫生标准》(GBZ 1—2010)8.3.1	应急救援设施应靠近可能发生相应事故的工作地点	厂区内设有事故应急柜	符合
3	《工业企业设计卫生标准》(GBZ 1—2010)8.3.3	急救箱应当设置在便于劳动者取用的地点,配备内容根据实际需要,并由专人负责定期检查和更新	现场设急救箱,有专人负责定期检查及更新	符合
4	《工业企业设计卫生标准》(GBZ 1—2010)8.4	对于生产或使用有毒物质的、且有可能发生急性职业病危害的工业企业的卫生设计应制定应对突发职业中毒的应急救援预案	依托原有应急救援预案,原有应急救援预案可以满足需要	符合
5	《工业企业设计卫生标准》(GBZ 1—2010)6.1.6.2	应设置有毒气体检测报警仪的工作地点,宜采用固定式,当不具备设置固定式的条件时,应配置便携式检测报警仪	设置有气体检测报警仪和便携式检测报警仪	符合
6	《工业企业设计卫生标准》(GBZ 1—2010)6.1.6.3	毒物报警值应根据有毒气体毒性和现场实际情况至少预设报值、警报值和高报值。预报值为MAC或PC-STEL的1/2,无PC-STEL的化学物质,预报值可设在相应超限倍数值的1/2;警报值为MAC或PC-STEL值,无PC-STEL的化学物质,警报值可设在相应的超限倍数值;高报值应综合考虑有毒气体毒性、作业人员情况、事故后果、工艺设备等各种因素后设定	硫化氢气体检测报警器的预报值应设定为硫化氢MAC的1/2:5mg/m³;警报值设定为硫化氢MAC:10mg/m³	符合
7	《金属制品业职业卫生技术规范》(DB11/T 1356—2016)10.3	可能发生急性职业病危害的工作场所应配备救援人员使用的个体防护用品、应急救援通信设备,以及急救药品等现场应急处理设施和用品	污水处理站配备有防毒面具、对讲机等	符合
8	《金属制品业职业卫生技术规范》(DB11/T 1356—2016)10.4	应急撤离通道、应急救援设备设施和急救药品应设专人定期检查和维护,确保通道畅通、设备设施和急救药品安全有效	有专人负责设备设施和急救药品安全有效	符合
9	《金属制品业职业卫生技术规范》(DB11/T 1356—2016)10.5	应根据本企业可能发生的职业病危害事故特点制定应急预案,应急预案的内容应符合《生产经营单位生产安全事故应急预案编制导则》(GB/T 29639—2020)的要求。应急预案应每年至少组织1次演练	制定有应急预案,每年组织演练1次	符合

由检查结果可见，该项目应急救援组织机构、设施等可以满足应急救援需求。

7. 个人使用的职业病防护用品调查与评价

（1）防护用品使用管理制度及执行情况。企业制定有《劳动防护用品管理制度》，明确了防尘口罩、耳塞、自吸过滤式防毒面具（防硫化氢）等个体防护用品发放标准、发放岗位和发放周期等。个体防护用品发放情况见表 6-50、表 6-51。

表 6-50　个体防护用品岗位配置情况

评价单元	岗位	接触的职业病危害因素	个体防护用品
加工单元	热前处理操作工	噪声	耳塞
	热后处理操作工	噪声	耳塞
热处理单元	热处理操作工	噪声、高温、粉尘	耳塞、耐火阻燃手套、防尘口罩
公用工程	动力室	噪声	耳塞
	污水处理站	硫化氢	防毒面具、橡胶手套

表 6-51　个体防护用品参数及发放标准

个体防护用品	型号及参数	发放标准	备注
耳塞	3M 1110 NRR:29dB/SNR:31dB	1/（人·月）	按需随时领取
防尘口罩	3M 3001V　KN90 3M 9001V　KN90	1/（人·周）	按需随时领取
防毒面具	以勒 9600A 自吸过滤式半面罩	1/人	滤毒盒按要求时间更换
手套	橡胶手套、耐火阻燃手套	1/（人·月）	按需随时领取

（2）防护用品评价。项目配备的个体防护用品能满足《个体防护装备选用规范》（GB/T 11651）的要求。企业选配的个体防护用品均具有"LA"标志。

另外，要加强现场日常管理和人员培训，确保作业人员能正确佩戴和使用个体防护用品。对污水处理站，防硫化氢的自吸过滤式防毒面具严格按照产品要求定期更换滤盒。

8. 建筑卫生学及辅助用室调查与评价

（1）建筑卫生学设置及评价

项目建（构）筑物如表 6-52 所示，项目新建的建（构）筑物包括生产厂房、动力室、储气房等均采用单层框架钢结构。油品罐区为露天构筑物，设有围堰。

表 6-52　项目建（构）筑物一览表

名称	建筑面积/m²	结构	备注
生产厂房	27784	主体单层，框架钢结构	新建
油品罐区	165	露天储罐	新建
储气房	300	罩棚	新建
动力室	1920	单层框架钢结构	新建
污水处理站	—	主体单层，框架钢结构，搭建有隔层	依托

项目主体生产厂房为封闭式车间,设置有新风系统和排风系统。车间内配置了排风口13个,送风口20个。污水处理站为半敞开式厂房,通风较好。二层处理间有2台排风扇。

项目主体生产厂房的人均新风量>30m³/h,符合《工业企业设计卫生标准》的要求。

生产车间设有11台暖风机,分布于厂房内。制冷系统设置2台循环水量500m³/h的冷却塔,设置于动力室屋顶,10台机组分布于厂房内。污水处理站、动力室的休息室、控制室等室内均设有空调。

项目设置了生产照明和应急照明。室内照明采用节能混光灯具。办公区采用节能灯。道路照明采用金属钠灯。照明电压均为220V,工厂移动检修电压为36V。

该项目建筑卫生学评价表如表6-53。

表6-53 建筑卫生学评价表

序号	依据标准	检查内容	检查结果	评价结论
1	《工业企业设计卫生标准》(GBZ 1—2010)5.3.1	厂房建筑方位应能使室内有良好的自然通风和自然采光,相邻两建筑物的间距一般不宜小于二者中较高建筑物的高度	相邻两建筑物的间距符合要求	符合
2	《工业企业设计卫生标准》(GBZ 1—2010)5.3.5	车间办公室宜靠近厂房布置,但不宜与处理危险、有毒物质的场所相邻。应满足采光、照明、通风、隔声等要求	办公场所满足采光、照明、通风、隔声的要求	符合
3	《工业企业设计卫生标准》(GBZ 1—2010)6.1.5.1	采用热风采暖、空气调节和机械通风装置的车间,其进风口应设置在室外空气清洁区并低于排风口,对有防火防爆要求的通风系统,其进风口应设在不可能有火花溅落的安全地点,排风口应设在室外安全处。相邻工作场所的进气和排气装置,应合理布置,避免气流短路	进风口设在室外空气清洁区并低于排风口,排风口设在室外安全处	符合
4	《工业企业设计卫生标准》(GBZ 1—2010)6.2.2.1	凡近10年每年最冷月平均气温≤8℃的时间≥3个月的地区应设置集中采暖设施,<2个月的地区应设局部采暖设施。当工作地点不固定,需要持续低温作业时,应在工作场所附近设置取暖室	生产车间有暖风系统,休息室有暖炕。污水处理站、动力室的休息室、控制室有空调取暖	符合
5	《工业企业设计卫生标准》(GBZ 1—2010)6.2.2.2	冬季寒冷环境工作地点采暖温度应符合《工业建筑供暖通风与空气调节设计规范》(GB 50019)的要求	有采暖设施,能满足要求	符合
6	《工业企业设计卫生标准》(GBZ 1—2010)6.2.2.3	采暖地区的生产辅助用室冬季室温应符合《工业建筑供暖通风与空气调节设计规范》(GB 50019)的要求	有采暖设施,能满足要求	符合
7	《工业企业设计卫生标准》(GBZ 1—2010)6.2.2.4	工艺建筑采暖的设置、采暖方式的选择应按照《工业建筑供暖通风与空气调节设计规范》(GB 50019—2015),根据建筑物规模、所在地区气象条件、能源状况、能源及环保政策等要求,采用技术可行、经济合理的方式	项目采暖技术可行、经济合理	符合
8	《工业企业设计卫生标准》(GBZ 1—2010)6.2.2.6	设计热风采暖时,应防止强烈气流直接对人产生不良影响,送风的最高温度不得超过70℃,送风宜避免直接面向人,室内气流一般应为0.1~0.3m/s	气流不会对人产生不良影响	符合

续表

序号	依据标准	检查内容	检查结果	评价结论
9	《工业企业设计卫生标准》(GBZ 1—2010)6.5.3	照明设计宜避免眩光,充分利用自然光,选择适合目视工作的背景,光源位置选择宜避免产生阴影	设计避免眩光	符合
10	《工业企业设计卫生标准》(GBZ 1—2010)6.5.4	应根据工作场所的环境条件,选用适宜的符合现行节能标准的灯具	选用了节能灯具	符合
11	《工业企业设计卫生标准》(GBZ 1—2010)6.6.1	工作场所的新风应来自室外,新风口应设置在空气清洁区,新风量应满足下列要求:非空调工作场所人均所占用容积＜20m³ 的车间,应保证人均新风量≥30m³/h;如所占容积＞20m³ 时,应保证人均新风量≥20m³/h。采用空气调节的车间,应保证人均新风量≥30m³/h。洁净室的人均新风量应≥40m³/h	生产车间有新风系统,新风来自室外空气清洁区	符合
12	《工业企业设计卫生标准》(GBZ 1—2010)6.6.2	封闭式车间人均新风量宜设计为 30~50m³/h。微小气候设计宜符合 GBZ 1 的要求	生产车间人均新风量能保证＞30m³/h。微小气候符合要求	符合
13	《建筑照明设计标准》(GB 50034—2013)3.1.2	按下列要求确定照明种类: (1)室内工作及相关辅助场所,均应设置正常照明。 (2)工作场所下列情况应设置应急照明: ① 正常照明因故障熄灭后,需确保正常工作或活动继续进行的场所,应设置备用照明; ② 正常照明因故障熄灭后,需确保处于潜在危险之中的人员安全的场所,应设置安全照明; ③ 正常照明因故障熄灭后,需确保人员安全疏散的出口和通道,应设置疏散照明。 (3)需要夜间值守或巡视的场所应设置值班照明。 (4)需要警戒的场所,应根据警戒范围的要求设置警卫照明	设置有正常照明、应急照明、夜间值班照明	符合

综上所述,该项目建筑卫生学符合职业卫生相关要求。

(2)辅助用室设置及评价。项目主体生产厂房内设有休息室、更衣室、厕所、盥洗间和餐厅等。休息室内设有暖炕、空调系统、饮水机等。浴室依托厂区内二工厂现有的男、女浴室。该项目辅助用室评价如表 6-54。

表 6-54　辅助用室检查结果及评价

序号	依据标准	检查内容	检查结果	评价结论
1	《工业企业设计卫生标准》(GBZ 1—2010)7.1.1	应根据工业企业生产特点、实际需要和使用方便的原则设置辅助用室,包括车间卫生用室(浴室、更/存衣室、盥洗室以及特殊作业、工种或岗位设置的洗衣室)、生活室(休息室、就餐场所、厕所)、妇女卫生用室,并符合相应的卫生标准要求	设置有浴室、更衣室、休息室、就餐场所、厕所等	符合
2	《工业企业设计卫生标准》(GBZ 1—2010)7.1.2	辅助用室应避开有害物质、病原体、高温等职业性有害因素的影响。建筑物内部构造应易于清扫,卫生设备便于使用	辅助用室设置能避开职业病危害因素影响,易于清扫,便于使用	符合

续表

序号	依据标准	检查内容	检查结果	评价结论
3	《工业企业设计卫生标准》(GBZ 1—2010)7.1.3	浴室、盥洗室、厕所的设计,一般按劳动者最多的班组人数进行设计。存衣室设计应按车间劳动者实际总数计算	浴室、厕所、存衣室的设计满足人数要求	符合
4	《工业企业设计卫生标准》(GBZ 1—2010)7.2.1	应根据车间的卫生特征设置浴室、更/存衣室、盥洗室	设置符合车间卫生特征	符合
5	《工业企业设计卫生标准》(GBZ 1—2010)7.2.2.1	卫生特征1级、2级的车间应设浴室;3级的车间宜在车间附近或厂区设置集中浴室;4级的车间可在厂区或居住区设置集中浴室。浴室可由更衣间、洗浴间和管理间组成	项目车间卫生特征为3级,根据需要均设有更衣室,厂区设有浴室	符合
6	《工业企业设计卫生标准》(GBZ 1—2010)7.3.1	生活用室的配置应与产生有害物质或有特殊要求的车间隔开,应尽量布置在生产劳动者相对集中、自然采光和通风良好的地方	项目生活用室与车间相对独立设置,自然采光和通风良好	符合
7	《工业企业设计卫生标准》(GBZ 1—2010)7.3.2	应根据生产特点和实际需要设置休息室或休息区。休息区内应设置清洁饮水设施。女工较多的企业,应在车间附近清洁安静处设置孕妇休息室或休息区	设置有休息室和休息区,均设置了清洁饮水设施	符合
8	《工业企业设计卫生标准》(GBZ 1—2010)7.3.3	就餐场所的位置不宜距车间过远,但不能与存在职业性有害因素的工作场所相邻设置,并应根据就餐人数设置足够数量的洗手设施。就餐场所及所提供的食品应符合相关的卫生要求	就餐场所与存在职业性有害因素的工作场所相对独立设置	符合
9	《工业企业设计卫生标准》(GBZ 1—2010)7.3.4	厕所不宜距工作地点过远,并应有排臭、防蝇措施。车间内的厕所,一般应为水冲式,同时应设洗手池、洗污池。寒冷地区宜设在室内。除有特殊需要,场所蹲位应按使用人数设计	卫生间在室内,均为水冲式,并设置洗手池,设有排臭、防蝇措施	符合
10	《工业企业设计卫生标准》(GBZ 1—2010)7.3.4.1	男厕所:劳动定员男职工<100人的工作场所可按25人设1个蹲位;>100人的工作场所每增加50人增设1个蹲位。小便器的数量与蹲位的数量相同	厕所蹲位、小便器数量满足要求	符合
11	《工业企业设计卫生标准》(GBZ 1—2010)7.3.4.2	女厕所:劳动定员女职工<100人的工作场所可按15人设1~2个蹲位;>100人的工作场所每增加30人增设1个蹲位	项目女厕所蹲位数量满足要求	符合

综上所述,该项目辅助用室设置符合职业卫生要求。

9. 职业卫生管理情况调查与评价

(1)职业卫生管理组织机构及职责。安全环境科为公司的职业卫生管理机构,履行相应监管职能,配备职业卫生专职管理人员3名,经培训分别取得主要负责人职业卫生培训合格证和职业卫生管理员培训合格证。职业卫生主要负责人对职业卫生管理工作负总责,依法承担公司职业病危害防治工作的领导责任。分管职业卫生的管理员在职业卫生主要负责人的领导下,根据国家有关职业病危害防治的法律、法规、规章和标准的规定,具体组织实施各项职业病危害防治工作,包括:对公司员工进行职业卫生培训教育,总结推广职业卫生管理先进经验;认真开展职业病危害因素的日常监测;协助有关部门制定岗位职业卫生制度、操作规程,并对执行情况进行监督检查;负责组织职业病危害事故的调查处理;监督建设项目职业卫生"三同时"工作等。

技术部门负责编制生产工艺、技术改进方案，规划安全技术、劳动保护、职业病危害防治措施等，改善劳动者工作环境和条件，采取措施保障劳动者健康权益；编制生产过程的技术文件、技术规程，制作和提供生产过程中的职业病危害因素种类、来源、产生部位等技术资料；对生产、防护设施进行维护、保养检修，确保安全运行。

工会负责监督职工劳动保护工作，维护职工合法权益，定期组织职工职业健康检查；对侵害职工在安全生产方面的合法权益的问题有责任向公司主管部门反映；参加对工伤死亡事故的调查处理；协助公司安全部门做好相关检查，有权制止各种违章作业；协助安全部门做好职业卫生宣传教育。

（2）职业病防治工作计划及落实情况。公司制定有《职业病防治责任制》，每年会制定职业卫生工作计划和实施方案，职业卫生所需费用（包括预防和治理职业病危害、工作场所职业卫生检测、职业健康监护、职业卫生培训、职业病防护设施的购置和维护、个体防护用品的配备等费用）在生产成本中据实列支，做到专款专用，由职业卫生管理员负责计划的执行。

（3）职业卫生管理制度、操作规程及执行情况。公司制定有《职业健康管理制度汇编》《职业健康安全操作规程》《职业健康管理档案》等。每年定期开展工作场所职业卫生检测、职业健康监护检查、职业卫生教育培训、应急预案演练等，各项职业卫生管理制度及操作规程执行情况良好。

（4）职业病危害因素检测。公司建立有工作场所职业病危害因素检测及评价制度，每年定期委托职业卫生技术服务机构进行工作场所职业病危害因素检测，未进行过职业病危害现状评价。根据职业病危害因素检测与评价结果，确定作业场所监测点、监测人群以及监测项目，同时根据接触的危害因素种类，确定不同的监测周期并对检测结果进行评价，结果存入本公司职业卫生档案，并及时将检测结果在职业卫生告知栏中公示。

（5）职业病危害告知。公司有《职业病危害警示与告知制度》，在劳动合同里对存在的职业性有害因素进行告知；组织作业人员定期进行职业性健康检查，将职工健康检查结果告知职工本人；将工作场所职业病危害因素检测结果定期在职业卫生告知牌上公布；在存在有毒有害物质的作业场所，设有职业病危害告知牌，同时在生产区设立各种警告标识、指令标识、提示标识，告知作业人员进入该区域应注意"噪声有害""戴护耳器"等信息；在培训中将企业职业卫生管理制度、操作规程、职业病危害因素及防护设施、应急救援预案和应急医疗救援程序告知职工。

（6）职业卫生培训。定期对在岗员工进行职业卫生培训，并对培训情况进行考核；组织新上岗（转岗）人员在上岗（转岗）前进行职业卫生培训，经考试合格后方可上岗操作。培训记录存入公司职业卫生档案。

（7）警示标识设置。项目生产车间设有"噪声有害""戴护耳器""注意通风"等警示标识。污水处理站、罐区等有警示线、中文警示说明等。作业现场设置了职业病危害告知卡，但告知卡未标明急救电话、职业病危害因素检测结果及检测时间等内容。

（8）职业卫生档案管理。公司建立有职业卫生管理档案，职业卫生档案中包括了职业卫生管理制度档案、职业病防治实施档案、职业卫生教育档案、职业卫生监测档案、职工健康监护档案、应急救援演练档案、职工劳保用品发放台账等。

（9）职业健康监护管理。公司按照《用人单位职业健康监护监督管理办法》的要求定期组织接触职业病危害的职工进行职业健康检查，并将体检结果存入职业健康监护档案和职业卫生档案并及时反馈给个人，对于疑似职业禁忌证及疑似职业病或职业禁忌证的员工及时组织复查。

（10）职业病危害防治经费。公司每年根据实际需要制定职业病危害防治经费计划，用以满足职业健康检查、职业病危害因素检测、购置个体防护用品、维护和更新职业病危害防护设施等职业病危害防治工作的需要，并将职业病危害防治经费列入了公司年度资金计划。2017年，职业病危害防治经费约140万元。

（11）职业卫生管理评价。该项目职业卫生管理情况评价见表6-55。

表6-55　职业卫生管理评价表

序号	依据标准	检查内容	检查结果	评价结论
1	《职业病防治法》第五条	用人单位应当建立、健全职业病防治责任制，加强对职业病防治的管理，提高职业病防治水平，对本单位产生的职业病危害承担责任	建有职业病防治责任制，重视职业卫生管理	符合
2	《职业病防治法》第六条	用人单位的主要负责人对本单位的职业病防治工作全面负责	主要负责人对职业卫生管理工作负责	符合
3	《职业病防治法》第十四条	用人单位应当依照法律、法规要求，严格遵守国家职业卫生标准，落实职业病预防措施，从源头上控制和消除职业病危害	重视职业卫生工作，积极落实职业病预防措施	符合
4	《职业病防治法》第二十条	用人单位应当采取下列职业病防治管理措施：（一）设置或者指定职业卫生管理机构或者组织，配备专职或者兼职的职业卫生管理人员，负责本单位的职业病防治工作；（二）制定职业病防治计划和实施方案；（三）建立、健全职业卫生管理制度和操作规程；（四）建立、健全职业卫生档案和劳动者健康监护档案；（五）建立、健全工作场所职业病危害因素监测及评价制度；（六）建立、健全职业病危害事故应急救援预案	设立组织机构，设置职业卫生管理人员；职业病防治计划、职业卫生管理制度、职业病危害因素监测、职业健康监护档案、应急预案均已设置	符合
5	《职业病防治法》第二十一条	用人单位应当保障职业病防治所需的资金投入，不得挤占、挪用，并对因资金投入不足导致的后果承担责任	设有专项资金用于职业病防治	符合
6	《职业病防治法》第二十四条	产生职业病危害的用人单位，应当在醒目位置设置公告栏，公布有关职业病防治的规章制度、操作规程、职业病危害事故应急救援措施和工作场所职业病危害因素检测结果	设有警示标识	符合
7	《职业病防治法》第三十三条	用人单位与劳动者订立劳动合同（含聘用合同）时，应当将工作过程中可能产生的职业病危害及其后果、职业病防护措施和待遇等如实告知劳动者，并在劳动合同中写明，不得隐瞒或者欺骗	劳动合同中有告知	符合
8	《职业病防治法》第三十四条	用人单位的主要负责人和职业卫生管理人员应当接受职业卫生培训，遵守职业病防治法律、法规，依法组织本单位的职业病防治工作	单位主要负责人和职业卫生管理人员接受职业卫生培训	符合
9	《职业病防治法》第三十五条	对从事接触职业病危害作业的劳动者，用人单位应当按照国务院卫生行政部门的规定组织上岗前、在岗期间和离岗时的职业健康检查，并将检查结果书面告知劳动者。职业健康检查费用由用人单位承担	定期组织职工进行职业健康检查	符合

续表

序号	依据标准	检查内容	检查结果	评价结论
10	《用人单位职业病危害告知与警示标识管理规范》第十条	产生职业病危害的用人单位应当设置公告栏,公布本单位职业病防治的规章制度等内容。设置在办公区域的公告栏,主要公布本单位的职业卫生管理制度和操作规程等;设置在工作场所的公告栏,主要公布存在的职业病危害因素及岗位、健康危害、接触限值、应急救援措施,以及工作场所职业病危害因素检测结果、检测日期、检测机构名称等	作业现场设置了职业卫生公告栏	符合
11	《用人单位职业病危害告知与警示标识管理规范》第十六条	对产生严重职业病危害的作业岗位,除按本规范第十三条的要求设置警示标识外,还应当在其醒目位置设置职业病危害告知卡。告知卡应当标明职业病危害因素名称、理化特性、健康危害、接触限值、防护措施、应急处理及急救电话、职业病危害因素检测结果及检测时间等	作业现场设置了职业病危害告知卡,告知卡未标明急救电话、职业病危害因素检测结果及检测时间等	基本符合
12	《用人单位职业病危害告知与警示标识管理规范》第十二条	用人单位应在产生或存在职业病危害因素的工作场所、作业岗位、设备、材料(产品)包装、储存场所设置相应的警示标识	设有警示标识	符合
13	《用人单位职业病危害告知与警示标识管理规范》第十三条	产生职业病危害的工作场所,应当在工作场所入口处及产生职业病危害的作业岗位或设备附近的醒目位置设置警示标识	设有警示标识	符合

综上所述,该项目依托现有职业卫生体系,各方面工作基本符合《职业病防治法》《工作场所职业卫生管理规定》《用人单位职业病危害告知与警示标识管理规范》等法律、法规的要求,对职业病危害告知卡中内容应进一步完善。

10. 职业病防护措施及建议

该项目采用先进的生产工艺、先进的设备、先进的管理方式,生产过程实现密闭化、自动化,根据控制效果评价检测结果可以得出结论,其生产中噪声强度水平、热处理喷砂工序粉尘浓度和污水处理站硫化氢在空气中的浓度水平均得到了较好的控制,建设单位也采取了一系列的职业病防护设施及管理措施。为更好地做好该项目职业卫生管理工作,避免职业病事故发生,提出以下建议。

(1)职业卫生管理建议。

① 对外委工程,如检维修作业、危废处理作业等,应加强现场的监督管理,做好承包商的管理,落实责任制。

② 与外协单位签订劳动服务协议时,应明确双方在职业病防治工作上的权利与义务,作业岗位存在的职业病危害因素、个体防护用品的配备要求、防护设施的使用维护、职业健康检查等内容一并告知外协单位,要求其做好职业卫生工作。应严格审查承包单位的相应专业技术资质,并监督其在操作过程中采取必要的防护措施,正确配备和使用个体防护用品。

③ 依照《职业卫生档案管理规范》等要求,加强职业卫生基础建设工作,完善职业卫生管理制度、职业卫生档案的相关内容,对档案中的内容要及时进行更新。

④ 进一步做好职业健康检查工作的总结。

⑤ 对开放式作业、有限空间作业，以及设备维护、检修前做好职业病危害识别，必要时制定切实可行的预防、控制和应急措施；做到有专人监护，并设置警示标识。

⑥ 依据《用人单位职业病危害告知与警示标识管理规范》的要求，进一步完善职业病危害告知卡中的内容，标明急救电话、职业病危害因素检测结果及检测时间等。

（2）职业病防护措施及建议。

① 对职业病防护设施应进行经常性维护、检修，确保处于正常状态。

② 对污水处理站，建议在收集区污水口附近安装固定式硫化氢气体检测报警器，报警器的预报值应设定为硫化氢最高容许浓度（MAC）的 1/2：5mg/m³；警报值设定为硫化氢 MAC：10mg/m³。岗位配发的自吸过滤式防毒面具应根据厂家要求定期更换滤毒盒，保证其防毒效果。对污水处理站存在硫化氢的区域要增设事故通风装置，换气次数不应小于 12 次/h；风机开关要求设置在室内、室外便于操作的地点。另外，应保证污水处理站应急通道、应急出口的畅通。

③ 加强有限空间作业的职业卫生检测和防护，严格执行《有限空间安全作业五条规定》。

（3）持续改进。对于项目今后正常生产过程中遇到的职业卫生相关问题，根据实际情况进行持续改进。

11. 评价结论

通过对该项目的职业病危害预评价报告、试生产运行情况、现场职业卫生调查、职业病危害因素检测结果、职业健康检查结果等进行综合分析，结论如下：

（1）"三同时"。该项目职业病危害防护设施与主体工程同时设计、同时施工、同时投入使用，符合《职业病防治法》《建设项目职业病防护设施"三同时"监督管理办法》有关规定。

（2）总平面布置。该项目总平面布置遵从原有厂区布局的整体规划，功能分区明确，总平面布局符合《工业企业设计卫生标准》要求。

（3）生产工艺和设备布局。该项目自动化程度高，主要生产过程实现自动化连续生产，生产设备布局合理，符合《工业企业设计卫生标准》的要求。

（4）建筑卫生学。该项目生产厂房内设置有送风、排风系统；有温度调节风机组；生产车间设有夜间照明、应急事故照明等。该项目的建筑卫生学符合《工业企业设计卫生标准》要求。

（5）职业病危害因素。该项目生产过程中存在的职业病危害因素有噪声、粉尘、硫化氢、高温。

针对生产过程中存在的职业病危害因素，按照职业病危害因素检测的相关方法和要求进行了检测，硫化氢、粉尘、噪声、高温等检测结果均符合职业卫生接触限值的要求。综合现场检测结果及各种职业病危害因素在作业场所中存在的浓度（强度）、分布、危害性大小等因素，确定该项目需重点防护的职业病危害因素是硫化氢和噪声，需要定期开展工作场所职业病危害因素检测。

该项目生产及劳动过程中还会受到自然环境高温和低温的影响，以及倒班作业、视屏作业等影响。

（6）职业病危害防护设施。该项目较全面地考虑了生产过程中产生的各种职业病危害因素，已实施并运行的防尘、防噪声、防高温设施能满足防护需要，现场职业病危害因素检测结果均低于国家职业卫生接触限值，现有防护设施一定程度上控制了工作场所中职业病危害因素的浓（强）度，试运行期间各防护设施运行状态良好。

污水处理站防毒通风设施，不符合《工业企业设计卫生标准》（GBZ 1—2010）中的相关要求，没有设置事故通风装置和防爆通风系统。

（7）应急救援设施。公司制定有完善的应急救援体系，制定了相应的应急预案，并能正常运行，应急救援能力能满足项目的需要。项目的应急救援设施符合国家职业卫生相关法律、法规、标准、规范的要求。

（8）辅助用室。该项目辅助用室符合《工业企业设计卫生标准》（GBZ 1）的相关要求。

（9）个体防护用品。该项目为接触职业病危害因素的作业人员配备了个体防护用品，能够满足防护的需要，符合《个体防护装备选用规范》等要求。

（10）职业卫生管理。公司建立有完善的职业病防治管理制度，设立有职业卫生管理机构、管理岗位，形成了自下而上的职业卫生管理网络，有管理制度及经费保障，各项职业卫生管理工作有序进行，其职业卫生管理基本符合《职业病防治法》及相关法律、法规的要求。日常工作中要及时更新职业卫生档案中的内容。

（11）职业健康检查制度。该项目为接触职业病危害因素的作业人员进行了职业健康检查，建立了职业健康监护档案，基本符合国家有关法律法规的要求。日常管理中要进一步做好职业健康检查的总结工作。

（12）职业病危害因素控制效果评价结论。该项目在试运行期间建立健全了职业病防治组织机构，落实了人员和部门职责，制定了各项职业病防治的管理制度和操作规程，生产运行过程中职业病危害得到了有效控制，为作业人员配备了有效的个体防护用品，制定了有针对性的应急救援预案，落实了各项职业病防护设施经费，有相应的职业病危害防护设施。

该项目在职业病危害防护方面达到竣工验收专项验收条件。

按照《建设项目职业病危害风险分类管理目录（2021年版）》（国卫办职健发〔2021〕5号）的规定，本项目危害类别属于"职业病危害较重的建设项目"。该项目应按照职业病危害较重建设项目进行职业卫生管理。

二、案例分析与评价要点

1. 案例分析

该项目属机械制造业，通过职业卫生现场调查法、职业卫生检测、职业健康检查、检查表法等对该项目试运行期间作业人员的职业病危害因素的接触水平、职业病危害防护设施效果以及职业卫生管理措施等进行评价。

2. 评价要点

职业病危害接触情况、职业病危害预防控制的工程控制情况、职业卫生管理等方面为评价重点，并对建设项目的生产工艺和设备布局、车间建筑卫生设计、职业病危害防护措施、应急救援措施、个体防护措施、职业卫生管理措施、职业健康监护等方面进行评价。

核心概念

职业病危害评价程序、职业病危害预评价、职业病危害控制效果评价、职业病危害现状评价

思考题

1. 简述职业病危害评价要点。
2. 简述职业病危害预评价报告主要内容。
3. 简述职业病危害控制效果评价报告主要内容。
4. 简述职业病危害现状评价报告主要内容。

参考文献

[1] 刘宝龙.职业卫生评价与检测——建设项目职业病危害评价 [M].北京：煤炭工业出版社，2016.
[2] 姜向阳.职业卫生评价与检测——典型行业职业病危害评价要点分析 [M].北京：煤炭工业出版社，2013.
[3] 杨乐华，罗普泉，何滔.建设项目职业病危害评价案例分析 [M].北京：化学工业出版社，2006.

第七章 职业病危害综合评价及其应用

作业场所职业危害因素众多，不同作业场所存在的职业危害因素的种类、浓度或强度等有一定的差异，职业危害接触人数、职业危害预防控制措施、个体防护水平也不尽相同，实际工作中，工作场所中存在的往往不是单一的职业病危害因素，而是多种因素叠加的情况，多种职业病危害因素的交叉作用，会对从业人员健康产生协同性影响，因此，只考虑作业场所中单个危害因素的健康影响，难以有效评估作业场所职业病危害的综合风险，无法反映职业病危害风险水平与有害因素固有危害性和暴露可能性的因果关系，难以确定风险控制的优先权。目前对于复杂的多重职业病危害共同作业对人体造成伤害还没有一种比较明确的评价方式，而在实际的过程中生产环境也十分复杂，评价的过程也比较难，这进一步增强了多重职业病造成危害的严重影响。因此在不同类型作业职业危害风险量化评定方法的基础上，尝试探索研究职业危害风险综合评价模型。

第一节 职业病危害综合评价方法综述

一、职业病危害综合评价方法种类

作业场所危害因素类型多样，进行综合评估才能满足发展的需要，需要从复杂的、趋综合化的多个方面对其进行评价，探讨并提出科学合理、量化实用、操作性强的职业病危害风险评估方法，为高效地识别和管控危险因素提供理论基础。综合评价技术发展迅速，包括不断完善的旧技术和层出不穷的新方法，理论与实践研究齐头并进。从最初组合指标评价到后来的多元统计评价法、数据包络分析法（DEA）、层次分析法（AHP），再到模糊综合评判法（FCE）、灰色系统评价法（GSM）、人工神经网络（ANN）法和失效模式分析（FMEA）等，通过组合化数学方法建立复杂化、多学科化的评价模式。具体来说常用的有以下几种：

1. 定性评价方法

包括专家会议法和专家调查法（Delphi法）。专家会议法是组织专家面对面交流，通过讨论形成评价结果；相反，Delphi法以匿名、反馈的形式进行。两者具有操作简单、结论易于使用的特点，但是不足之处在于其结论的主观性太强，受专家自身的水平影响。

2. 运筹学方法

数据包络分析（DEA）是运筹学、管理科学和数理经济学交叉研究的一个新领域，适用于多输入-多输出的有效性综合评价问题，DEA 方法并不直接对数据进行直接综合，因此应用 DEA 方法建立模型前，无须对数据进行无量纲处理。

3. 统计分析方法

作业场所的职业病危险水平受多个职业病危害因素作用和共同影响，对多个随机变量可采用多元统计方法进行研究分析。多元统计分析是从经典统计学中发展起来的一个分支，是一种解决实际问题的有效的数据处理方法，它能够在多个对象和多个指标互相关联的情况下分析随机变量总的特征、规律以及随机变量之间的相互关系。常用的多元统计分析方法主要包括：多元回归分析、聚类分析、判别分析、主成分分析、因子分析、对应分析、典型相关分析等。

4. 系统工程方法

系统工程方法包括关联矩阵法（IMM）和层次分析法（AHP）等。IMM 是常用的系统综合评价法，用矩阵形式来表示各替代方案有关评价指标的评价值，然后计算各方案评价值的加权和，再通过分析比较，确定评价值的最优方案。AHP 应用较多，通过对待评价对象进行多层次拆解，运用相对量确定多个判断矩阵，通过定性指标模糊量化方法算出层次单排序（权数）和总排序，以作为目标（多指标）、多方案优化决策的系统方法。

5. 模糊数学方法

模糊是指在质上没有明确的定义，在量上没有明确的界限，这种边界不清的模糊概念是事物的一种客观属性。模糊数学是研究和处理有"模糊性"现象的工具。模糊数学方法是利用模糊数学的"隶属度"或"隶属函数"基本理论，描述中介过程的模糊信息量，浮动地选择因素阈值、确定权重，再利用传统的数学方法进行处理，从而科学地得出评价结论的一种方法，适用于综合评价，属于概率风险评价的一个分支。模糊数学方法包括模糊综合评价、模糊积分和模糊识别，其基本原理是引入隶属函数，将一些边界不清、不易定量的因素定量化，对问题进行综合评价。该方法具有系统化的模式，清晰化的结果，可以克服模糊的、难以量化的困难，并用向量结果对非确定性的问题进行完美诠释，对传统数学方法结果单一性的不足进行弥补。但是不能解决各因素权重的确定带有主观性的问题，不容易确定隶属函数。在职业病危害风险评价过程中，为使职业病危害评价结果更详细精确，引入模糊数学方法将是极为有效的。该方法不受单个职业病危害因素种类及受害人数的影响，既可相互比较危害程度大小，同时又可以对多种职业危害因素进行综合评价，避免了过去采用某种有害因素的超标率和合格率作为评价指标，不能对同时存在的多个因素做综合评价的局限性。

6. 数据挖掘技术

数据挖掘是一种从大型数据库或数据仓库中提取隐藏的预测性信息的新技术。它能开采出潜在的模式，找出最有价值的信息，指导商业行为或辅助科学研究。还有很多和数据挖掘这一术语相近的术语，如从数据库中发现知识、数据分析、数据融合等。原始数据可以是结构化的，如关系数据库中的数据，也可以是半结构化的，如文本、图形、图像数据，甚至是分布在网络上的异构型数据。发现知识的方法可以是数学的，也可以是非数学的；可以是演绎的，也可以是归纳的。已有的知识可以被用于信息管理、查询优化、决策支持、过程控制等，还可以用于数据自身的维护。数据挖掘技术是一个多步骤、可能需多次反复的处理过程。其步骤主要包括准备、数据选择、数据预处理、数据缩减、确定数据挖掘的目标、确定知识、发现算法、数据挖掘、模式解释、知识评价。其中最重要的一个步骤是数据挖掘，它是利用某些特定的知识发现算法，在可接受的运算效率的限制下，从有效数据中发现有关的知识。

7. 模糊灰色综合评价方法

在模糊灰色综合评价方法中，提出了以下内容：按两级模糊模式识别建立类别隶属度矩阵；根据灰色理论中的差异信息原理构造灰色隶属度算子；根据类别之间的隶属度信息来确定类别权系数；通过定义平均隶属度，来评价多类别复杂系统中的对象。

二、职业病危害综合评价方法特点

系统综合评价方法应用与研究历史久远，但是仅仅对原有方法的基础研究已经很难达到评价实践的需要，全面地考虑评价对象、外部环境、评价的要求等综合要素，不间断地创新评价方法，是保证评价工作有效进行的关键。其中多种综合方法的优化组合成为理论研究和实践活动中的热门，常见的是模糊数学方法和专家估计法、专家调查法（Delphi法）、层次分析方法的组合应用。模糊综合评价法运用广泛，但是考虑到模型的长处与不足，这就要求与其他的综合评价方法相结合使用，而且需要融合专门学科的专业知识进行组合优化，这种组合优化综合评价的模式成为当今研究热点，也是未来发展的趋势。通过不停地理论分析创新与实践尝试，结合飞速发展的计算机智能，模糊综合评价法会更加准确可靠，简便易操作，更好地应用于各领域。职业卫生内容多样，包含因素复杂、趋综合化，定量因素和定性因素并存，某些因素之间概念、范围重叠，表述具有模糊性，无法直接监测定量结果。职业卫生不仅是关乎职业从事者的自身健康，而且与社会的稳定和发展都有重要的关系。借助于模糊数学理论，结合职业卫生评估现场的具体情况建立一套有效的评价体系是对职业卫生学科发展的完善，同时也是对职业从事者健康的负责，是职业卫生管理与监管工作的关注点所在。为此以模糊综合评价法为基础框架，斟酌模型的长处与不足，依据职业卫生学专业知识进行可行性分析优化，按照评价对象类型特点和评价实际需要融合多种合理可行的评价方法来满足评价实践的需要，是目前职业卫生评价领域的研究重点。经过运用职业卫生学科的专业知识的理论分析与实践尝试，模糊综合评价法会更加准确可靠，简便易操作，可以更好地应用于职业卫生领域，更准确地对职业卫生状况做出评价，更有效地为职业危害防控和职业病防治提供可靠的依据。

第二节　模糊综合风险评估体系的建立

模糊综合风险评估法是对综合指标分析的方法。而模糊逻辑是通过使用模糊集合工作的，是一种精确解决不精确不完全信息的方法，其最大特点就是用它可以比较自处理人类思维的主动性和模糊性。因此对这些诸多因素进行综合，才能做出合理的评价，在多数情况下，评判涉及模糊因素，用模糊数学的方法进行评判是一条可行的也是一条好的途径。

一、模糊综合评价指标体系的建立

构建评价体系因素集，本着科学性与客观性、系统性与综合性、可行性与可操作性、标准性与通用性、动态性与静态性的原则，首先对评估对象做深入系统分析，随后按照其内在的因果、依存、隶属、主辅等逻辑关系进行分解影响因素，同时参照国家法律法规初选因素集，形成目标层次结构，最后征询专家意见确定综合评价体系因素集。

1. 建立评价指标体系的原则

（1）科学性原则。构建职业危害评价指标体系，必须秉持科学严谨的态度，通过客观、可靠的科学分析获得评级指标，反映客观实际和事物的本质以及影响评价对象状况的主要因素。必须以被实践证明且符合实际的科学理论作为基础，指标的选择与层次结构需要具备一定的逻辑性，指标不能太笼统，以免风险识别区分度不够，也不能太烦琐，防止体系太庞大复杂可操作性不强，因此，评价指标体系的选择需要具有一定的代表性但是又不能过于复杂。而且风险评价指标体系应当尽量条理清晰、有理有据，能够简明扼要地反映出每一层次的风险因素，尽可能地保证评估指标体系的科学性和评估结果的客观性。

（2）独立性原则。进行风险评价指标体系的构建时，应当根据项目的结构分出层次，根据不同的层次再对指标进行分类，使得评价指标体系的构建框架清晰明了。同时，评价指标体系的指标选取要尽量避免相互之间的交叉性，保证指标的独立性，这也便于后期进行风险评价。指标体系中同层次的指标应相互独立，这样才能保证对同一指标不会进行重复计算，但是不同层次的指标间可以是从属关系，而不要求独立性。

（3）可行性原则。进行职业病危害评价的目的是为了便于采取相应的预防、管控措施，降低安全事故发生的可能性以及事件发生后的影响程度，因此在进行指标体系构建时，不仅要保证指标获取资料和数据的全面真实，而且要保证评价流程简便，建立的指标体系应该能方便数据资料的收集，能反映事物的可行性，做到评价程序与工作尽量简化。另外，评价指标体系必须能够对不同的风险指标进行比较，而指标之间的比较可分为纵向比较和横向比较，纵向比较指的是对项目处于的不同阶段的风险指标的比较和变化趋势的研究，横向指的是同一阶段风险指标之间的比较。

（4）稳定性原则。建立评价指标体系时，应尽量选取变化比较有规律的指标，对于受外界突发因素影响波动较大的指标是不能入选的，以便于在指标选择后，使得选取指标的因素具有一定的规律性。这种稳定性不是绝对的稳定，而是动态的，因为许多大型建设项目通常具有较大的时间跨度，而项目存在的风险也不可能是一成不变的，当项目随着时间的逐步推进会进入不同的阶段，同时项目风险也会发生变化，不同时期项目面临的主要风险也会不同，因此指标体系的建立要考虑到风险的动态性与可变性。

（5）综合性原则。选择评价要素时应对评价对象的各方面进行考虑，经过对许多被选评价指标要素的进一步筛选及征集专家意见，使建立的指标体系具有代表性，要充分考虑建设项目进行过程中可能出现的各种风险，尽可能做到全面覆盖，不能仅凭主观臆测选取风险因素，这样才能保证综合评价的全面性。

2. 指标体系构建方法

（1）文献法。文献法即为达到某种调查研究目的搜集并分析现存的相关文献资料获取信息的过程，亦称历史文献法，具有历史性、灵活性、继承性和创造性的特点。首先，中文文献，通过相关关键词在 Google 学术搜索引擎、中国知网中文全文数据库（CNKI，包括 CNKI 期刊全文数据库、CNKI 博硕士学位论文全文数据库等）、万方数据资源和维普期刊全文等相关中文搜索、引擎和中文数据库进行检索。其次，外文文献，通过对 Google 学术、PubMed、ScienceDirect、OVID、EBSCO、Wiley Online Library、ASCE、ASME 和 ProQuest 等相关外文搜索引擎和外文数据库进行检索。再者，参考法律规范和现行参考标准及规范。

（2）专题小组讨论。专题小组讨论（focus group discussions）是根据研究目的，针对某问题或主题，按照既定的程序，在一个小组内进行自由的、自愿的座谈讨论，最终获得一致结论或建议。按照一定标准选择并组织专家组，分析整理文献法获得的相关文献资料，并结合职业卫生现场预调查资料，进行小范围的专题小组讨论。

（3）Delphi 法。Delphi 法又称专家规定程序调查法，是在 20 世纪 40 年代由赫尔默（Helmer）和戈登（Gordon）首创的一种重要的专家调查方法。由研究人员拟订专家咨询表，按照既定程序（见图 7-1），以函件的方式进行征询（值得注意的是专家组以匿名方式回馈问卷），历经多轮次的信息交流与反馈修正，专家组的观点一致性逐渐提高，最后可获得高准确率的集体判断结果。它突破了传统的定性分析，能科学有效地统计专家们的意见，不再局限于单纯的定性分析或定量分析，为合理地制定决策和有效地进行评价开阔了思路。Delphi 法结论准确与否的关键取决于两个方面：专家的入选标准和专家的数量。选择专家应首先考虑研究的目的与范围，这就要求专家有足够的相关经验与学识；在不同的研究中，专家组的数量有一定的差异，这是由可用资源决定的，考虑到专家组成员数量统计学样本的代表性，根据中心极限定理（对任意分布，在样本量足够大时，其样本均数的分布近似于正态分布，且样本均数的均数等于原分布的均数）要求应至少邀请专家 30 名。而且要保障整个过程中专家之间相互匿名，研究者不向专家透露参与者的任何信息。

3. 指标权重的确定

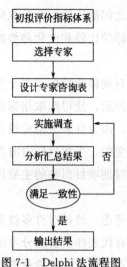

图 7-1　Delphi 法流程图

（1）构建评价指标的判断矩阵。在应用 AHP 分析决策评估问题时，把问题系统化、条理化，分析出影响问题的因素，在明确各评价指标的相互关系的基础上，将复杂问题依据各自从属关系自上而下地分解成若干层次，划分为目标层、准则层及方案层。问题的复杂程度及需要分析的详尽程度决定了递阶层次结构模型中的层次数。一般情况下层次数不受限制，由于每个因素支配的元素过多会给两两比较判断带来困难，所以每一层次中各因素所支配的元素一般在 3～7 个之间。建立一个合适的层次结构体系对于目标问题的解决是非常重要的，如果在层次体系划分和确定各层次元素间的支配关系上有不确定，那么应该重新分析问题，从而确保建立一个合理的递阶层次结构，依据 9 级标度法，专家对一层次评价指标两两之间的重要性进行打分，构建评价指标的判断矩阵，见表 7-1。

表 7-1 9 级标度法

标度	含义
1	表示两个因素相比,具有相同重要性
3	表示两个因素相比,前者比后者稍重要
5	表示两个因素相比,前者比后者明显重要
7	表示两个因素相比,前者比后者很重要
9	表示两个因素相比,前者比后者极重要
2、4、6、8	表示上述相邻判断的中间值
倒数	表示两个因素相比,后者比前者的重要程度

判断矩阵通常写成如下形示:

$$A = \begin{bmatrix} a_{11} & a_{12} & \cdots & a_{1n} \\ a_{21} & a_{22} & \cdots & a_{2n} \\ \cdots & \cdots & \cdots & \cdots \\ a_{n1} & a_{n2} & \cdots & a_{nn} \end{bmatrix}$$

（2）计算判断矩阵的特征向量及各评价指标权重。以计算一级指标的权重为例。先对一级指标判断矩阵 A 的各列求和，然后对每一列进行归一化处理，计算公式为：

$$B_{ij} = \frac{A_{ij}}{\sum A_{ij}} \tag{7-1}$$

式中，A_{ij} 为矩阵 A 每一列中的数值，$\sum A_{ij}$ 为该列的和。经归一化处理后得到一个新的矩阵，记为 B 矩阵，对 B 矩阵的每一行求和，即得到特征向量 SUM；对 B 矩阵每行的和进行归一化处理，即得到各指标的权重 W，计算公式为：

$$W_i = \frac{B_j}{\sum B_j} \tag{7-2}$$

式中，B_j 为矩阵每行的和，$\sum B_j$ 为各行的和。

（3）判断矩阵的一致性检验。矩阵通过专家打分法来建立，有可能存在系统性误差，为了保证指标权重的合理性及正确性，需要对判断矩阵进行一致性检验，没有通过一致性检验的矩阵需进行修正再检验。以计算一级指标权重的判断矩阵为例，计算公式为：

$$\lambda_{\max} = \sum \frac{(A \times W)_i}{n \times W_i} \tag{7-3}$$

$$C.I = \frac{\lambda_{\max} - n}{n-1} \tag{7-4}$$

式中，$\lambda_{\max}$ 为该矩阵的最大特征根，C.I 为矩阵一致性指标，n 为矩阵的阶数。

最后进行一致性检验，计算公式为：

$$C.R = \frac{C.I}{R.I} \tag{7-5}$$

式中，R. I 为平均随机一致性指标，为常量。1～10 阶判断矩阵的 R. I 值见表 7-2。当阶数 n 大于 2 时，判断矩阵的一致性检验结果 C. R<0.10 时，即认为判断矩阵具有合理的一致性。由此，可以计算出其他各级指标权重的判断矩阵的一致性检验结果，均符合一致性要求。

表 7-2　平均随机一致性指标值

n	1	2	3	4	5	6	7	8	9	10
R. I	0	0	0.52	0.89	1.12	1.26	1.36	1.41	1.46	1.49

二、建立模糊综合评价模型评价集

评价集是包含了所有评估级别的集合，评估级别由评价者设定。设被评价对象（目标总体）的因素论域 $\{u_1, u_2, \cdots, u_n\}$，其中 u_i ($i=1, 2, \cdots, n$) 为被评价因素，等级论域 $V=\{v_1, v_2, \cdots, v_n\}$，则 v_j ($j=1, 2, \cdots, n$) 代表第 j 种评价结果，这里的 n 即为评语的等级数，通常情况下设定 3～5 个等级，并采用模糊语言来进行描述。评判指标等级量化与分级是下一步确定各因素对于各评价等级隶属度的前提和基础。研究中采用 5 等级评价集，所采用的模糊语言是"可忽略风险，低风险，中等风险，高风险，极高风险"，具体划分标准见表 7-3。化学物质根据 STEL 与 PC-STEL 的比值作为评判标准，对于目前没有 STEL 的毒物，可采用 MAC（最高容许浓度）；粉尘采用峰接触浓度（PE）来划分评价等级。

表 7-3　职业危害因素分级划分标准

评价等级	化学毒物 STEL/PC-STEL	粉尘 PE	噪声/dB	高温
Ⅰ（可忽略风险）	<0.2	<0.5	<80	0
Ⅱ（低风险）	0.2～0.5	0.5～1.0	80～85	Ⅰ
Ⅲ（中等风险）	0.5～1.0	1.0～2.0	85～90	Ⅱ
Ⅳ（高风险）	1.0～3.0	2.0～5.0	90～95	Ⅲ
Ⅴ（极高风险）	≥3.0	≥5.0	>95	Ⅴ

三、建立模糊综合评价模型隶属度矩阵

隶属度清晰明确地表明了各个评价指标相对于不同等级的归属程度。通过计算各个指标的隶属程度，最终形成模糊矩阵 R，R 的每一行代表一个指标相对于各个评价等级的隶属度，这是处理被评价对象模糊特性的关键步骤。关于本研究中的定性指标，由于很难用定量的方法表达和描述，因此采用专家判断法来确定指标隶属度，即在建立评价等级的基础上，组织一定数量的专家根据被评价企业实际职业危害情况，对各指标做出相应的判断，最终根据专家评价结果统计出各因素属于不同评价等级的隶属度。对于定量指标，首先计算检测结果与限值的比值，然后根据评判标准（表 7-3）将其划分到对应的评价等级，最后统计出各个评价等级的隶属度矩阵 R。

1. 定性因素

无法用具体的量化数值来判断时，通常采用一种模糊的等级评定描述来表达，常见的

有优、良、差等。可采用由专家填写配套的评估问卷，得到的等级分布用百分比来统计，统计处理后的归一化值可直接作为指标隶属度，建立模糊评价矩阵 R。具体理论过程如下：有整数 n 个被评价因素论域中的元素和 m 个评价等级，r_{ij} 表示评价结果向量，评价者 H 名，则对于被某一对象 i 来说，某评价者的评价结果为 u_{i1}^k，u_{i2}^k，$\cdots$，u_{im}^k，如表 7-4 所示。

表 7-4　定性指标评价结果

项目	评语 1	评语 2	评语 3	$\cdots$	评语 n
因素 1	0	1	0	$\cdots$	0
因素 2	0	0	1	0	0
$\cdots$	0	0	0	0	1
因素$\cdots$	0	0	0	0	1

定性指标隶属度矩阵可以按照式（7-6）计算：

$$r_{ij} = \frac{u_{ij}^k}{\sum\limits_{i=1}^{H} u_{ij}^k}(i=1,2,\cdots,n;j=1,2,\cdots,m) \tag{7-6}$$

式中　k——评价结果 u_{ij}^k 中的评价者（$k \leqslant H$）；

　　　i——评价结果 u_{ij}^k 中的评价对象（$i \leqslant n$）；

　　　j——评价对象的评价指标；

　　　H——评价者总数；

　　　n——评价对象数；

　　　m——评价等级数，$m=5$。

2. 定量因素

职业病危害因素如粉尘、噪声和其他一些有毒有害物质是可以直接测得具体数值的，进行此种类型因素评价时需要借助一定的危险程度标准进行分级，分别做出对应的隶属函数。在某层次评价单位中同时具备多种职业有害因素，各因素对该评价单位影响程度的区分则是根据有害因素监测值的变异系数获得的。隶属度根据隶属函数计算，总的来说隶属函数可以分为四种类型，即模糊统计法、指派法、借用已有的"客观"尺度和二元对比排序法。其中常用的是指派法。指派法又分为多种函数分布，如矩形分布、正态分布、柯西分布、梯形分布和抛物线分布等，且每种分布又分为偏大型、中间型和偏小型三种形式，分别适应不同的实际需要。

偏小型：

$$f(x)=\begin{cases} 1 & x<a \\ \dfrac{b-x}{b-a} & a \leqslant x \leqslant b \\ 0 & b<x \end{cases} \tag{7-7}$$

中间型：

$$f(x) = \begin{cases} 1 & x < a \\ \dfrac{b-x}{b-a} & a \leqslant x \leqslant b \\ 0 & b < x \end{cases} \tag{7-8}$$

偏大型：

$$f(x) = \begin{cases} 0 & x < a \\ \dfrac{x-a}{b-a} & a \leqslant x \leqslant b \\ 1 & b < x \end{cases} \tag{7-9}$$

对被评价的每个因素 u_i 量化，即确定被评价的因素相对于各个评价等级的相对隶属度（r_{ij}），进而建立模糊关系矩阵：

$$R = \begin{bmatrix} R/u_1 \\ R/u_2 \\ \cdots \\ R/u_n \end{bmatrix} = \begin{bmatrix} r_{11} & r_{12} & \cdots & r_{1n} \\ r_{21} & r_{22} & \cdots & r_{2n} \\ \cdots & \cdots & \cdots & \cdots \\ r_{n1} & r_{n2} & \cdots & r_{nn} \end{bmatrix} \tag{7-10}$$

四、模糊综合运算

运用加权平均型（·，＋）算子模型合成运算因素权重集 W 和模糊评判矩阵 R，得到评判结果 B，即 $B = W \cdot R$，其中 $B = \{b_1, b_2, \cdots, b_m\}$，$b_1, b_2, \cdots, b_m$ 以隶属程度最高的等级来判定风险程度。对多层次模糊综合评判，即从评价体系的底层指标开始做评判，层层逆推，直至完成目标层的综合评判：首先根据倒数第一层指标的权重和隶属度矩阵进行模糊综合评判，该评判结果向量可形成一组评判矩阵，将其作为上一层指标的隶属度矩阵与上层指标权重结合，又可以得到一组新的评判矩阵……通过多次模糊运算，就可以得到被评价企业总体的职业危害评价结果。

第三节　模糊综合风险评估方法的应用

一、研究对象

北京×××环保科技有限公司成立于 2014 年，一期工程占地 $1.966 \mathrm{hm}^2$，处理工艺采用微孔爆气氧化沟脱氮除磷工艺。处理后的出水补充天然水体，部分出水厂区再利用。

二期工程处理工艺采用 A-A-O-MBR 生化处理工艺，并设置了独立的除臭设备。用人单位接触职业病危害因素的运行岗采用四班两运转工作制，每班工作时间 12h，劳动者全年平均每周工作 3.8 天，全年平均每周工作 45h。用人单位接触职业病危害因素的劳动者共 12 人。

二、危害因素识别

用人单位生产工艺均由控制室设定后，自动运行，运行岗劳动者仅需每隔 2h 对一期格栅间、氧化池鼓风机房、污泥回流泵房、热泵房，二期提升泵房、洗砂间、脱泥房、臭氧间和膜设备间进行巡视。巡检过程中，劳动者可能接触的职业病危害因素为噪声、臭氧、氯气、硫化氢、氨、一氧化碳、甲烷等。对劳动者接触职业病危害因素情况进行分析，见表7-5。

表 7-5　劳动者职业病危害因素接触情况

岗位	人数	工作制度	评价单元	工作场所/设备	职业病危害因素	工作内容	接触时间及频次/(h/d)
运行岗	12	四班两运转	一期工程单元	格栅间	噪声、硫化氢、氨、甲烷、一氧化碳	巡视	0.5
				氧化池鼓风机房	噪声	巡视	0.5
				污泥回流泵房	噪声、硫化氢、氨、甲烷、一氧化碳	巡视	0.5
				热泵房	噪声	巡视	0.5
			二期工程单元	脱泥房	噪声、硫化氢、氨、甲烷、一氧化碳	巡视	0.5
				洗砂间	噪声、硫化氢、氨、甲烷、一氧化碳	巡视	0.5
				提升泵房	噪声、硫化氢、氨、甲烷、一氧化碳	巡视	0.5
				臭氧间	噪声、臭氧	巡视	0.5
				膜设备间	噪声、氯气	巡视	0.5

三、职业病危害因素检测结果

1. 化学有害因素检测结果及评价

按照《工作场所空气中有害物质监测的采样规范》(GBZ 159) 的要求，在正常生产且各职业病防护措施正常运转情况下，采用定点采样的方式进行空气样品采集。

定点采样：选择有代表性的工作地点，每个检测点 1 个工作日采集 3 件样品，以最高值确定其短时间接触容许浓度 (C_{STEL})、最高容许浓度 (C_{MAC})，结合接触时间计算得出每个工作日的时间加权平均容许浓度 (C_{TWA})，以检测及计算结果的最高值进行合格与否的判定。

本次评价范围内劳动者在正常生产过程中接触的化学有害因素检测结果，见表7-6。

表 7-6　工作场所职业病危害因素检测结果表

评价单元	检测/采样点	职业病危害因素	检测范围/(mg/m^3)
一期工程单元	格栅间巡视工位	氨	0.8～0.9
		硫化氢	0.5
		一氧化碳	3.3～3.6
	污泥回流泵房巡视工位	氨	0.7～0.8
		硫化氢	<0.5～0.5
		一氧化碳	2.8～3.3

续表

评价单元	检测/采样点	职业病危害因素	检测范围/(mg/m³)
二期工程单元	提升泵房巡视工位	氨	0.9～1.0
		硫化氢	<0.5～0.5
		一氧化碳	2.8～3.2
	洗砂间巡视工位	氨	0.7～0.8
		硫化氢	0.5
		一氧化碳	3.2～4.2
	脱泥房巡视工位	氨	0.7～0.8
		硫化氢	<0.5
		一氧化碳	3.3～4.3
	膜设备间巡视工位	氯气	<0.13
	臭氧间巡视工位	臭氧	0.03～0.06

2. 物理因素检测结果及评价

按照相关检测规范的要求，在正常生产且各职业病防护措施正常运转情况下，选择有代表性的工作地点进行检测。

噪声：在劳动者耳部高度进行测量。每个测点测量 3 次，依据测定结果计算 8h 暴露等效连续 A 声级。

个体噪声：选择有代表性的对象，将个体噪声计佩戴在劳动者身上，传声器尽量靠近劳动者耳边，检测结果为 8h 暴露等效连续 A 声级。

物理因素检测结果及评价见表 7-7。

表 7-7 噪声强度检测结果及评价表

工种	检测地点	稳态噪声接触时间/(h/d)	稳态噪声检测结果/dB(A)	等效声级($L_{EX,8h}$)/dB(A)	职业接触限值/dB(A)	判定
运行岗	一期格栅间巡视工位	0.5	70.2	—	—	—
			70.3			
			70.5			
	一期氧化池鼓风机房巡视工位	0.5	86.8			
			86.5			
			86.8			
	一期污泥回流泵房巡视工位	0.5	75.1	—	—	—
			75.2			
			75.3			
	一期热泵房巡视工位	0.5	83.6	—	—	—
			83.7			
			83.3			

工种	检测地点	稳态噪声接触时间/(h/d)	稳态噪声检测结果/dB(A)	等效声级($L_{EX,8h}$)/dB(A)	职业接触限值/dB(A)	判定
运行岗	二期臭氧间巡视工位	0.5	80.6	—	—	—
			80.3			
			80.1			
	二期提升泵房巡视工位	0.5	68.2	—	—	—
			68.4			
			68.3			
	二期洗砂间巡视工位	0.5	76.6	—	—	—
			76.2			
			76.7			
	二期脱泥房巡视工位	0.5	87.3	—	—	—
			87.1			
			87.5			
	二期膜设备间巡视工位	0.5	70.0	—	—	—
			69.8			
			70.3			
	运行岗劳动者	4.5	—	82.3	85	符合

由表 7-7 可以看出：运行岗劳动者接触噪声的强度符合《工作场所有害因素职业接触限值 第 2 部分：物理因素》（GBZ 2.2—2007）的要求。

四、职业危害因素隶属度的确定

1. 各评价单元权重系数的确定

根据上述层次分析法，获得不同劳动岗位不同危险因素的分配比重，具体见表 7-8。

表 7-8 劳动岗位职业危害因素的权重分配

岗位	噪声	硫化氢	氨	一氧化碳	臭氧	氯气
格栅间	0.453	0.245	0.152	0.150	—	—
氧化池鼓风机房	1	0	0	0	—	—
污泥回流泵房	0.103	0.445	0.352	0.100	—	—
热泵房	1	0	0	0	—	—
脱泥房	0.208	0.420	0.250	0.122	—	—
洗砂间	0.253	0.345	0.252	0.150	—	—
提升泵房	0.353	0.375	0.202	0.07	—	—
臭氧间	0.257	—	—	—	0.743	—
膜设备间	0.255	—	—	—	—	0.745

2. 定量职业危害因素隶属度的确定

根据表 7-6～表 7-8 的内容并应用前文构建的定量危险因素的隶属函数，计算其在等级论域 $V=\{Ⅰ，Ⅱ，Ⅲ，Ⅳ，Ⅴ\}$ 上的隶属度，各操作单元危害因素的模糊矩阵具体如下：

$$B_1（格栅间）=\begin{bmatrix}0.453 & 0.245 & 0.152 & 0.150\end{bmatrix}\cdot\begin{bmatrix}0.931 & 0.069 & 0 & 0 & 0\\0.876 & 0.124 & 0 & 0 & 0\\0.785 & 0.215 & 0 & 0 & 0\\0.905 & 0.095 & 0 & 0 & 0\end{bmatrix}$$

$$=\begin{bmatrix}0.891 & 0.109 & 0 & 0 & 0\end{bmatrix}$$

$$B_2（氧化池鼓风机房）=\begin{bmatrix}1 & 0 & 0 & 0\end{bmatrix}\cdot\begin{bmatrix}0.321 & 0.581 & 0.031 & 0.031 & 0.036\\0 & 0 & 0 & 0 & 0\\0 & 0 & 0 & 0 & 0\\0 & 0 & 0 & 0 & 0\end{bmatrix}=$$

$$\begin{bmatrix}0.321 & 0.581 & 0.031 & 0.031 & 0.036\end{bmatrix}$$

$$B_3（污泥回流泵房）=\begin{bmatrix}0.103 & 0.445 & 0.352 & 0.100\end{bmatrix}\cdot\begin{bmatrix}0.321 & 0.581 & 0 & 0 & 0\\0.642 & 0.358 & 0 & 0 & 0\\0.254 & 0.565 & 0.181 & 0 & 0\\0.895 & 0.105 & 0 & 0 & 0\end{bmatrix}=$$

$$\begin{bmatrix}0.497 & 0.429 & 0.063 & 0 & 0\end{bmatrix}$$

$$B_4（热泵房）=\begin{bmatrix}1 & 0 & 0 & 0\end{bmatrix}\cdot\begin{bmatrix}0 & 0.681 & 0.319 & 0 & 0\\0 & 0 & 0 & 0 & 0\\0 & 0 & 0 & 0 & 0\\0 & 0 & 0 & 0 & 0\end{bmatrix}=\begin{bmatrix}0 & 0.681 & 0.319 & 0 & 0\end{bmatrix}$$

$$B_5（脱泥房）=\begin{bmatrix}0.208 & 0.420 & 0.250 & 0.122\end{bmatrix}\cdot\begin{bmatrix}0 & 1 & 0 & 0 & 0\\0.522 & 0.308 & 0.170 & 0 & 0\\0.224 & 0.515 & 0.261 & 0 & 0\\0.595 & 0.305 & 0.100 & 0 & 0\end{bmatrix}=$$

$$\begin{bmatrix}0.347 & 0.503 & 0.149 & 0 & 0\end{bmatrix}$$

$$B_6（洗砂间）=\begin{bmatrix}0.253 & 0.345 & 0.252 & 0.150\end{bmatrix}\cdot\begin{bmatrix}0.654 & 0.346 & 0 & 0 & 0\\0.522 & 0.308 & 0.170 & 0 & 0\\0.224 & 0.515 & 0.261 & 0 & 0\\0.355 & 0.525 & 0.120 & 0 & 0\end{bmatrix}=$$

$$\begin{bmatrix}0.404 & 0.402 & 0.143 & 0 & 0\end{bmatrix}$$

$$B_7（提升泵房）=\begin{bmatrix}0.353 & 0.375 & 0.202 & 0.07\end{bmatrix}\cdot\begin{bmatrix}0.333 & 0.667 & 0 & 0 & 0\\0.622 & 0.258 & 0.120 & 0 & 0\\0.234 & 0.527 & 0.239 & 0 & 0\\0.285 & 0.605 & 0.109 & 0 & 0\end{bmatrix}=$$

$$\begin{bmatrix}0.475 & 0.479 & 0.1 & 0 & 0\end{bmatrix}$$

$$B_8 \text{（臭氧间）} = \begin{bmatrix} 0.257 & 0.743 \end{bmatrix} \cdot \begin{bmatrix} 0.356 & 0.644 & 0 & 0 & 0 \\ 1 & 0 & 0 & 0 & 0 \end{bmatrix} = \begin{bmatrix} 0.834 & 0.165 & 0 & 0 & 0 \end{bmatrix}$$

$$B_9 \text{（膜设备间）} = \begin{bmatrix} 0.255 & 0.745 \end{bmatrix} \cdot \begin{bmatrix} 0.356 & 0.644 & 0 & 0 & 0 \\ 0.908 & 0.092 & 0 & 0 & 0 \end{bmatrix} = \begin{bmatrix} 0.767 & 0.233 & 0 & 0 & 0 \end{bmatrix}$$

把各个层级因素的评价等级隶属度进行多级的综合评价最终可以得到该企业职业危害因素总体风险：

$$B_{总} = \begin{bmatrix} B_1 \\ B_2 \\ B_3 \\ B_4 \\ B_5 \\ B_6 \\ B_7 \\ B_8 \\ B_9 \end{bmatrix} \cdot W = \begin{bmatrix} 0.891 & 0.109 & 0 & 0 & 0 \\ 0.321 & 0.581 & 0.031 & 0.031 & 0.036 \\ 0.497 & 0.429 & 0.063 & 0 & 0 \\ 0 & 0.681 & 0.319 & 0 & 0 \\ 0.347 & 0.503 & 0.149 & 0 & 0 \\ 0.404 & 0.402 & 0.143 & 0 & 0 \\ 0.475 & 0.479 & 0.100 & 0 & 0 \\ 0.834 & 0.165 & 0 & 0 & 0 \\ 0.767 & 0.233 & 0 & 0 & 0 \end{bmatrix} \cdot [0.125 \quad 0.067$$

$$0.204 \quad 0.060 \quad 0.109 \quad 0.123 \quad 0.135 \quad 0.083 \quad 0.094]$$

$$= \begin{bmatrix} 0.524 & 0.386 & 0.081 & 0.002 & 0.002 \end{bmatrix}$$

根据隶属度原则可知，该企业职业危害因素总体风险水平为Ⅰ级，隶属度为 52.4%，属于低风险水平。

核心概念

层次分析法、多重职业病危害评价、数据挖掘、模糊数学、模糊综合评价

思考题

1. 模糊综合评价方法的优缺点各是什么？
2. 多重职业病危害因素对人体伤害的特点是什么？
3. 多重职业病危害因素评价方法有哪些？各有什么具体应用条件？
4. 模糊综合评估的步骤有哪些？

参考文献

［1］　茅辉军. 模糊数学模型评价方法在喷涂作业环境职业病危害风险评估中的应用［D］.苏州:苏州大学，2013.

［2］　朱彩菊，卢伟，贾晖，等.大型化工建设项目职业病危害预评价定量方法的探讨［J］.工业卫生与职业病，

2004, 30（4）:197-201.

[3] 杨杰，汪庆庆.建设项目职业病危害预评价方法应用及研究进展 [J].中国卫生工程学, 2009（06）:369-372.

[4] 赵淑岚.建设项目职业病危害预评价工作中定量评价方法探讨 [J].中国工业医学杂志, 2002, 15（3）: 185-186.

[5] 黄璐，段中兴.城市地铁光环境模糊综合评价方法研究 [J].计算机工程与应用, 2014, 50（16）:221-225.

[6] 黄晓慧，崔茂森.基于 AHP 和模糊综合评价的农产品品牌竞争力评价及实证研究 [J].江苏农业科学, 2014, 42（6）.483-486.

[7] 刘选林，赵红.基于模糊层次综合评价法的新疆社会安全危机预警模型的建构 [J].数学的实践与认知, 2012 （10）:32-33.

[8] 李戬.基于 Fuzzy 模型的职业病危害综合风险评估方法研究 [J].中国安全生产科学技术, 2013, 9（9）:90-95.

[9] 倪峰，唐雾雯，徐石明，等.基于 FAHP-模糊综合评判的充换电站火灾风险分析 [J].消防管理研究, 2015, 34 （5）:662-665.

[10] 王醒，马斌，纪琨.基于模糊综合评价的尾矿库安全评价研究 [J].水利与建筑工程学报, 2015, 13（3）: 125-129.

[11] 张峤，邓贵仕.煤矿作业人员安全心理特性模糊综合评价方法研究 [J].工业安全与环保, 2015, 41（6）: 69-72.